氧的奇蹟

開啟氧療新時代

高明見
林哲安
陳興漢 著

財團法人國際醫學科學研究基金會
財團法人腦血管疾病防治基金會

推薦序

國際醫學科學研究基金會董事長
志英植物研究發展基金會董事長

陳介甫 教授

人都希望長壽健康，頭腦清楚的人也知道人終須一死。而人到底可以活多久呢？高級動物的壽命約為成長期的 5 到 7 倍，所以人也可能活到 150 歲（人的成長期約 20 到 25 年）。最長壽的脊椎動物是格陵蘭鯊，可活 400 歲，156 歲才開始找伴侶。金氏世界紀錄認證的當前最長壽老人安德列修女，出生於 1904 年 2 月 11 日，於 2023 年 1 月 17 日去世，得壽 118 年。日本的長壽老人於 2022 年 4 月 19 日去世，享年 119 歲。目前最長壽者是 1907 年 3 月 14 日出生於美國，現住在西班牙的瑪利亞 ‧ 布蘭亞斯 ‧ 莫雷拉。迄今最長壽的人是 1997 年去世的法國人讓那 ‧ 卡爾芒，共享年 122 歲，這些紀錄保持者都是女性。

筆者出生於 1940 年，那時中國人平均壽命不到 40 歲。現在台灣人平均壽命已逾 80 歲，這是現代醫藥學的進步及公共衛生執行的結果。除了戰爭、病原體的感染、車禍等意外死亡（台灣交通事故死亡的人數，2022 年共 3085 人，受傷者近 50 萬人）、自殺，癌症、心血管疾病、呼吸系統、肝腸、腎病是死亡的主因。而癌症在全世界及台灣已是最主要的死亡原因。如 2020 年，全球新增癌 1930 萬例（40 萬為兒童），死亡近 1000 萬例。最常見的是乳腺癌（226 萬），肺癌（221 萬），結腸和直腸癌（193 萬），前列腺癌（141 萬），皮膚癌（非色素瘤）120 萬，胃癌（109 萬）。引起死亡的癌，肺癌（180 萬），結腸和直腸癌（91.6 萬），肝癌（83 萬），胃癌（76.9 萬），乳腺癌（68.5 萬）。預期到 2040 年，新發癌將達 2840 萬例。

癌症細胞是基因突變所引起的，引起的原因包括遺傳、環境及生活方式。

主要的特性是：1. 不斷製造使細胞分裂的信息；2. 不被生長抑制素所抑制；3. 不被免疫系統破壞；4. 其端粒酶使端粒無止境的複製；5. 癌促使發炎；6. 不正常的進行無氧代謝醣類（Warburg effect）；7. 不凋亡；8. 癌基因體不穩定易突變；9. 促使血管新生；10. 會侵入正常組織及轉移到遠方；11. DNA 及 DNA 所環繞的組蛋白（Histone）與小基團的結合，而影響 DNA 的功能（Epigenetics）。

不同抗癌藥的作用機理（藥物抗癌的對策）為：1. 表皮生長因子受體抑制劑（EGFR inhibitors）；2. 細胞週期調節蛋白（Cyclin）的激酶抑制劑（Cyclin-dependent kinase inhibitors）；3. 活化抗毒殺性 T- 淋巴細胞蛋白 -4 抗體的免疫作用（Immune activating anti-CTA4 mAb）；4. 端粒酶抑制劑；5. 抗發炎藥；6. 無氧醣解抑制劑；7. 續活蛋白抑制劑；8. 多腺苷二磷酸聚合酶抑制劑；9. 血管新生抑制劑及血管內皮細胞生

長因子抑制劑；10. 肝細胞生長因子抑制劑（Hepatocyte growth factor inhibitors）；11. 抗病毒藥：人類 20％之癌與乳頭狀瘤病毒（Human papilloma virus, HPV）、肝炎病毒等相關；12. 促使表觀基因重整（Epigenetic reprogramming）。

吸取空氣中的氧，呼出氧化作用後的二氧化碳，是最自然的生理現象，只要做運動，呼吸作用就加強、加快，也因之身體如果長期缺氧，就會得病，所以補充氧氣也就是最天然的養生防癌之道。本書，由林哲安院士及陳興漢醫師從他們臨床的經驗及大量的文獻而撰寫出來的。

在兩位的序文及第 1 章導論中，先介紹本書的內容及微壓氧的應用。在第 2 章討論細胞的結構與氧氣的關聯性。接著第 3 章介紹呼吸系統，第 4 章空氣汙染對健康的危害，及第 5 章 COVID-19 對健康的影響，這對 COVID-19 的相關報導是積極的方向。COVID-19（嚴重特殊傳染性肺炎）是 SARS-CoV-2（嚴重急性呼吸道症候群冠狀病毒 2 型，以下簡稱冠狀病毒）引起的世界性流行病。氧氣的作用與缺氧的後果。冠狀病毒與肺遠端氣囊內皮細胞、成纖維細胞的血管加壓素轉換酶（angiotensin-converting enzyme, ACE）結合，使這些細胞釋放細胞素（Cytokines）、發炎，影響先天性免疫細胞及後天性免疫細胞（B 及 T 細胞）的作用，及作用於血小板促使凝血而影響心血管系統，使細胞凋亡等 2022 年諾貝爾醫學獎得主，瑞典遺傳學家佩博（Pääbo）為三萬年前存在但已滅絕的尼安德塔人從事基因組定序，他在尼安德塔人的基因序列上發現類似被冠狀病毒感染的證據，並推測尼安德塔人與智人發生基因轉移，而使現在的一些人類帶有遺傳性危險因子，使得被冠狀病毒感染時病況加劇。

第 6 章說明光合作用與氧氣之重要性。第 7 章說明氧氣特性。第 8 章說明缺氧。第 9 章介紹什麼是自由基及自由基的危害。第 10 章介紹微壓氧治療的機轉、效果、安全性等。第 11 章說明飲用高含氧水之研究報導。第 12 章說明氧療對腦部之重要性。二位作者在百忙之中還能撰寫出一本告訴我們如何追求健康長壽的好書，是筆者欽佩之處，故樂於推薦。

2023 年 4 月 28 日　筆於台北

推薦序

國防醫學院外科學系教授／三軍總醫院整形外科 主治醫師
中華長生美學再生醫學會理事長／英國阿斯頓大學生命與健康學院藥學博士
前三總燒傷中心、整形外科、細胞治療中心主任／前台灣燒傷暨傷口照護學會理事長

戴念梓 醫師／博士／教授

戴念國骨科診所院長／台北榮民總醫院骨科專科醫師
國立中興大學化學工程博士／美國史丹福醫學中心研究員
前桃園敏盛醫院傷口中心主任／ 2016 年生策會國家新創獎得主

戴念國 醫師／博士

聖經創世紀：「耶和華神用地上的塵土造人，將生氣吹在他的鼻孔裡，他就成了有靈的活人。」

人類生命的延續至少需要三大要素：陽光、空氣、水。人類生活在陸地上，不可以一分鐘呼吸不到新鮮的空氣，而空氣中最重要的成分就是占比 20% 的氧氣！就連優游於水中的魚兒，也不可以離開溶解於水中的氧氣而活命。

戴念梓教授從事整形外科、燒燙傷、慢性困難傷口與細胞治療多年，戴念國博士也從事骨科、困難傷口與再生醫學多年，其中高壓氧的治療對於發炎反應的控制與血液微循環的促進都有充分的科學實證，也已經成為常規的醫療方式。對於微壓氧氣的醫療應用，可以作用於

全身各器官與組織，並且方便於各種臨床環境條件下使用，可說是醫學應用的一大創舉，令人振奮與期待！

隨著醫學的進步，拓展了我們對呼吸治療方法的理解與應用，而氧療作為一種既古老而又新穎的治療方式，正以其獨特的魅力吸引著越來越多的專業人士和患者。《氧的奇蹟——開啟氧療新時代》新書的問世，無疑是這一趨勢的最新見證，也是對於氧療領域的一次深入探索。

這本書的獨特之處在於它不僅是一本普及性的介紹書籍，更是一本專業性的指南。從基礎的氧療原理、研究報告到前沿的臨床應用，從傳統的氧氣療法到最新的微壓氧氣應用技術，本書涵蓋了氧療領域的方方面面。無論是醫學專業人士還是對氧療感興趣的讀者、病友與親友，都能在這本書中找到豐富的知識和實用的技巧。

除了專業性之外，本書的可讀性也是它的一大優勢。作者以通俗易懂的文字，生動形象的案例與圖表分析，將複雜的概念解釋得淋漓盡致，讓讀者在閱讀中既能獲得知識，又能感受到樂趣。不管您是初學者還是專家，都能在這裡找到屬於自己的收穫。

最後，我們要衷心推薦《氧的奇蹟》新書給所有關心健康的讀者。無論您是想更深入了解微壓氧療，還是想尋找新的治療方法，這本書都將是您的不二之選。願這本書能為您打開一扇通往健康之路的大門，讓氧氣的神奇力量為您帶來無盡的希望和幸福！

推薦序

台北醫學大學教授

李慶國 教授

作為長期致力於天然藥物化學及其活性成分研究的學者，閱讀《氧的奇蹟——開啟氧療新時代》給我帶來了深刻的啟發。

本書不僅深入探討了氧氣在醫學上的重要應用，更從一個全新的視角，結合現代科學與傳統知識，展現了氧氣對人體健康的深遠影響。

我的研究重心在於探索天然藥物的化學成分及其對人體健康的益處，特別是如何透過天然成分來預防和治療疾病。《氧的奇蹟》這本書提供了一個寶貴的視角，讓我們理解到氧氣——這一最基本的天然元素——如何被用於促進健康和疾病恢復。書中結合了豐富的科學研究與臨床案例，讓我們看到氧療在現代醫療中的應用與發展潛力。

在我看來，這本書不僅對於醫學專業人士是一份難得的資源，對於關注自身健康管理的讀者也提供了重要的指導。它強調了一個基本但經常被忽視的事實：氧氣，作為生命的基石，對於維持健康和預防疾病具有關鍵作用。

我強烈推薦《氧的奇蹟——開啟氧療新時代》給所有對於提升生活質量、關注健康和自然治療方法有興趣的人。透過閱讀這本書，您將會發現，結合傳統醫學和現代科學，我們能夠更好地利用周遭的自然資源——如氧氣——來促進健康和治療疾病。

推薦序

台大食品研究所所長

潘敏雄 教授

在我的科研生涯中，我始終關注食品化學、保健與功能性食品以及如何通過化學預防來抵禦疾病。

《氧的奇蹟——開啟氧療新時代》這本書，為我們揭開了氧氣在維護生命和健康中不可或缺的角色，與我的研究領域形成了有趣的交集。

這本書深入淺出地探討了氧氣如何通過不同的機制對人體產生積極影響，尤其是在提高疾病預防和康復效率方面的應用。對於我們這些致力於通過自然和科學方法改善公共健康的專業人士來說，作者提供的見解不僅有助於深化我們對氧氣生物學效應的理解，也為如何利用這些知識促進健康和疾病管理提供了寶貴的參考。

我特別讚賞本書中對於「微壓氧治療（Minihyperbaric Oxygen Therapy）」的詳細討論及「飲用高含氧水」的研究報導，這一新興治療方法展示了如何通過增加氧氣供應來促進疾病康復和細胞再生，這與我的研究領域——探索天然成分和食品對人體健康的益處——形成了完美的契合。

《氧的奇蹟——開啟氧療新時代》不僅是一本科學探討氧氣在醫學上應用的著作，更是一本向廣大讀者展示如何利用我們周圍最常見的元素——氧氣——來提升生活品質的指南。我強烈推薦這本書給所有對自然科學、健康保健和疾病預防感興趣的讀者，無論是學術界的同仁還是公眾。

推薦序

群寶基因科技有限公司

曾憲群 董事長

陽光、空氣、水是萬物存活的三大要素，其中空氣中的氧氣至關重要，人體缺氧 3 分鐘便可造成神經系統的傷害，嚴重者甚至死亡。美國勞倫茲實驗室的報告指出：氧在我們人體中無所不在，人體新陳代謝要正常運作 95% 與氧氣息息相關。

所謂醫者父母心，很敬佩林哲安院士與陳興漢醫師為了廣大民眾的健康，增加對氧氣的了解，寫了這本《氧的奇蹟——開啟氧療新時代》一書。閱讀本書內容時，感受到該書蒐集及整理了相當多的文獻及資料，從氧氣的特性、氧療的種類：常壓下的呼吸氧氣、微壓氧、高壓氧及經由腸胃道飲用高含氧水等，都講得清清楚楚，從專業的觀點去分析氧氣對人體的健康促進的重要性、對臨床疾病的治療，甚至運用到逆齡抗衰老的種種功效，可謂是將氧氣科學與人體健康的關係，透過此書做了一個最好的詮釋。

在一般人的認知中，了解氧氣是經由呼吸道進入肺部進行氣體交換，然而，比較不知道的是還有一種是經由腸胃道用喝的氧，也就是離子態的氧。離子態的氧藉由水及鹽當載體製成高溶氧水，在喝高溶氧水的同時也達到人體補充氧氣的效果，增加國人對補氧需求的便利性。

研究報導指出：將離子氧的成分結合凝膠，可達到促進傷口癒合的效果，在保養品項中，可修復紫外光照射皮膚帶來的粒線體傷害、甚至可以預防新冠肺炎感染。離子氧的發明又將氧的應用，帶入到一個全新的境界。

期盼本書的出版能增加國人對氧氣在人體健康維護上的知識，認識氧氣使用的正確觀念，達到疾病預防勝於治療的目的。

推薦序

浩綸興業股份有限公司

何文琮 總經理

Bio-sustaining gas「Bio」為生物學名詞，意為「生命」（life）或「生活」（living）。大部分人會認為 sustaining gas 是指「氧」（oxygen），但其實還包含高壓氧、常壓氧、氙氣、氫氣、氦氣、氬氣、臭氧、二氧化氫等治療性氣體。

Oxidation（氧化作用）和 oxygenation（氧飽和作用）不同。Oxidation 是指電子從某化學分子「抓住」（grabbing）、「佔有」（taking up），或「清除」（scavenging）某物。Oxygenation 則是指氧分子數量增加。許多物質（例如維他命 C）在化學反應中會引起不增加氧分子量的氧化作用（oxidation），而氧則能引起氧化作用同時增加氧分子量，這才稱為「氧飽和作用」（oxygenation）。

生存和痊癒有賴於體內的化學平衡。一些化學反應往所謂的「氧化作用」方向，另一些化學作用則往反方向，叫做「還原作用」。所有生命過程仰賴這兩種作用的動態平衡。身體所吸入的氧氣和糖（從食物和分解體內脂肪、澱粉而來）起作用，產生二氧化碳、水和能量，能量儲存於 ATP（adenosine triphosphate 三磷酸腺甘）中，ATP 是我們賴以生存、思考和活動的燃料。

氧的利用是從食物（葡萄糖、脂肪酸、胺基酸）中獲得氫（H）作為粒線體（mitochondrion）的燃料。粒線體（mitochondrion）將葡萄糖等原料氧化形成能量，並分泌出含水間質液，稱為外泌體（Exosome）訊息囊泡，進行各類生物基轉如轉移生長因子、抗發炎因子、組織修復、免疫調節的遺傳物質等，修復受損細胞組織。

氣體吸收的方式有：1. 口鼻吸入最為直接，可以通過呼吸器、面罩或鼻管等；2. 飲用高濃度含氣體水；3. 注射氣體生理食鹽水，經由肌肉或靜脈注射，完成生物體內運輸；4. 利用擴散效應（透皮導入），在足夠氣體分壓下，氣體可以輕易透過皮膚進入血管，進而擴散到全身各處。

說到呼吸，一般人會聯想到鼻子和嘴，但我們的皮膚也在呼吸，即在皮膚組織內燃燒糖分，把它分解成二氧化碳和水，並通過汗孔與外界空氣交換。皮膚呼吸、散發皮膚熱、排泄有害物質（皮膚毒素）蒸發水分等都是重要的活動，雖然皮膚呼吸量僅是肺呼吸量的 1%，但如果皮膚呼吸停止 40 分鐘，就會導致死亡。氧氣是生命延續的基本要求。事實上，氧氣占我們身體的三分之二，氧氣佔水總重量的 88.9%。

本書詳盡說明氧氣在正常呼吸維持生命外，對疾病的幫助及運用，是對讀者相當完整的參考書籍，十分推薦！

2024 年 4 月 23 日　敬筆

作者序

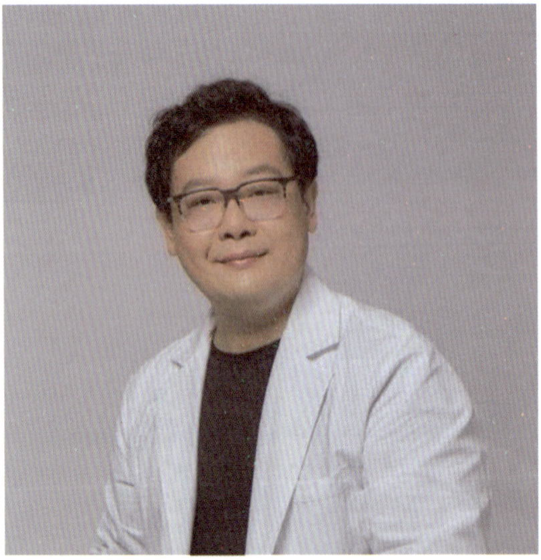

國際醫學科學研究基金會執行董事
烏克蘭國家科學院院士

林哲安 院士

你常在空氣迴圈差的空間生活，甚至運動？

在地下室運動，密閉空間開會？

你的家裡為了避免外面的灰塵，所以緊閉門窗，只開空調？

你曾有高山症不適？

你曾做化療的不適？

你曾有偏頭痛不適？

你曾有月經來時不適？

如果你曾有體驗過這些病苦，你一定要來看本書。本書將告訴你真正的解決之道：「微壓補氧」。

在醫學院，神經內科教授常問醫學生一個問題：「疼痛，到底是好還是壞？」藥理學教授常問醫學生一個問題：「疼痛，要吃消炎藥還是止痛藥？」

回答這個問題，需從演化的角度來看。

疼痛，是演化留下的產物，是細胞發出的求救信號。疼痛，因為組織發炎，透過神經傳導，發出訊號喚醒自癒力。所以疼痛，是好事。

不痛，也就意味著，這個機制已經失效，無法及時提出警訊，來處理組織發炎或器官受損的問題。舉個國人也熟悉的例子來說，肝臟，因為沒有神經分布，所以我們常說肝臟是個沉默的器官，因此往往察覺不對勁的時候，經過腹部超音波檢查，已經是肝硬化末期甚或是肝癌級別的病症了。所以，疼痛，是個好的機制。

那麼，釐清疼痛的機制後，下一個問題：疼痛的時候，要吃藥嗎？止痛藥好，還是消炎藥呢？

各位要知道，疼痛的原因是組織發炎了，透過神經回饋讓大腦有所警覺，是一套演化下來爭取時間保護生命的反射機制。所以要解決的不是疼痛，是要解決引起疼痛的原因：「細胞組織發炎了！」

這個也容易比喻，一些高檔的轎車有安全感應系統，可以避免車子被小偷竊盜。

而當安全警報鈴響了，當然是要抓小偷解決問題（消炎），而不只是把警報關閉（止痛）。不過，有些車子的震動警報係數調得太敏感，所以生活中常出現一些困擾，例如一台重量級的卡車經過引起路面震動，這時候警報系統常常鈴聲大作且止歇不下來，讓車主好生尷尬外，也讓鄰居不勝其擾。您說，這是不是跟我們疼痛的反應很像呢？因為演化的歷程中，有些人的身體的警報系統，就是比較敏感，所以他常常感到痛，常常覺得不舒服。往往這類型的朋友，也都有免疫失調症、三高……等的體質，也就是「發炎體」的疾病體質。

發炎體，是一個專業用語，發炎體的疾病分為 6 級，分別是：

- **第一級，過敏性疾病：**異位性皮膚炎、濕疹、汗皰疹、鼻炎、氣喘。
- **第二級，周邊自律神經失調：**胃食道逆流、瓣膜閉鎖不全、易暈、脹氣、手腳冰冷、盜汗、心悸。
- **第三級，腦神經發炎：**精神疾病失眠、多夢、強迫症、妥瑞、ADHD、恐慌、精神分裂。
- **第四級，代謝症候群：**糖尿病、高血脂、高血壓、中風、心肌梗塞等。
- **第五級，免疫系統叛變：**自體免疫疾病（紅斑性狼瘡、類風濕、甲狀腺、乾癬、乾燥症等）。
- **第六級，免疫細胞喪失戰力：**病毒感染（病毒性肝炎、癌症、帶狀性泡疹、單純性泡疹）、癌症。

發炎體疾病，屬於慢性疾病，很難有藥物可以直接治癒。

這類發炎體疾病朋友，如以吃止痛藥的方法來排除疼痛，等於是把警報系統暫時關閉，那麼就容易陷入錯誤的困境中，因為非但沒解決發炎的問題，也讓警報系統長期失效。所以，根本的解決方案，應該是「解除組織發炎的問題」。

提到組織發炎的原因，可以簡單分為 3 大類：

1. **新陳代謝的發炎：**細胞缺乏養分或代謝廢物累積。例如痛風就是尿酸積累過剩。
2. **組織缺氧的發炎：**目前沒有藥物可以治療。
3. **細菌、病毒、真菌等感染造成的發炎：**這類的疾病自從抗生素與疫苗的發明後，人類的壽命長度往前邁進了一大步！如果說工業革命是西方超越東方的重要轉折點，那麼抗生素的發現無疑是西方醫學一步崛起的最大原因。但是，自此也讓人們產生錯誤觀念：藥物可以治癒所有疑難雜病。

面對這 3 類的發炎，現在主流醫學就是以藥物控制為手段。實際臨床經驗，藥物只能控制病情，解決部分問題，剩餘的病治不好，只能持續監控，所以稱為慢性疾病，然後長期監控下，仍持續惡化，最終演變成下一個疾病。

實際上，第一類代謝造成的發炎，我們可以透過精準營養補充、正確飲食方式、運動流汗代謝、熱療水療排毒等方式來調整。而不是服用那麼多藥物來抑制身體的發炎。

第二類缺氧造成的發炎，就應該從源頭來處理：補氧。利用壓力可以減少時間的浪費，就跟壓力鍋燉肉一樣。所以最有效的補氧，就是利用壓力來增加補氧的效率。

「微壓補氧」，適合現在生活步調快的族群：「亞健康在健康防病防變、亞疾病在慢病調理、疾病在疾病防復」，無創無毒無副作用的健康生活方式。希望透過本書的介紹讓大家知道：適度運用醫學氣體也是一種治病的方式。

對一名醫者來說，治病的方式，越多越好！

對患者，對家屬來說，治病的選擇，越多越好。

與讀者共勉之。

作者序

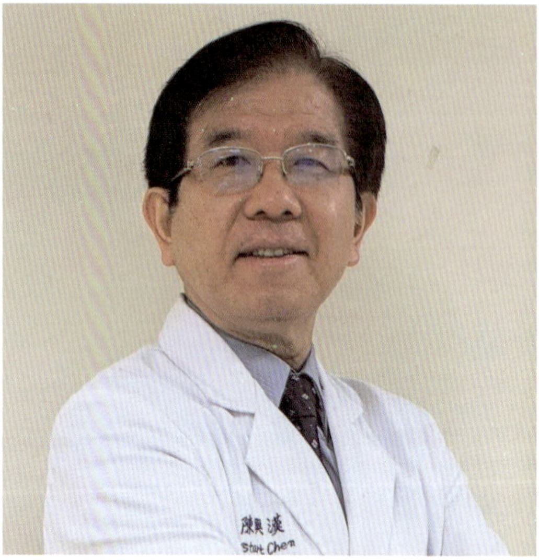

桃園敏盛綜合醫院高壓氧治療中心
桃園敏盛綜合醫院
前醫療副院長、醫事副院長
中華民國職業病醫學會前理事長

陳興漢 主任

氧氣是生命存活的基本元素之一，對於人體的健康與疾病治療都有著極大的效用。

「微壓氧」是一種新興的氧療法，治療方式為使用者須進入微壓氧艙後，將艙內加壓小於 1.4 大氣壓且呼吸純氧的治療方式，已被證明對眾多疾病有顯著的療效。

現代醫學之父威廉・奧斯勒爵士（Sir William Osler）（1848 ～ 1919）說：「醫師的首要職責之一，就是教育民眾不要吃藥。（One of the first duties of the physician is to educate the masses not to take Medicine.）」余有幸能追隨威廉爵士之理念，秉持以「醫療氣體治療（Medical Gas Therapy）」之核心價值，從事教導民眾以氧療預防及治療疾病。「醫療氣體治療」是國外行之多年的治療方式，使用的氣體包括：氧氣（Oxygen）、氫氣（Hydrogen）、醫療臭氧（Medical Ozone）等均為有效、價廉、少副作用的治療方式。

「缺氧為萬病之源」、「氧療活血身康泰」，個人從事高壓氧治療近 36 年，治癒了無數疑難雜症，對於以氧氣作為治療氣體產生的療效有無比的信心。

2019 年 11 月新冠狀肺炎病毒「COVID-19」造成全球經濟及民眾生活受到影響。從媒體中陸續看到確診者在家猝死的消息，「快樂缺氧」、「隱形缺氧」或「沉默缺氧」成為民眾關心的問題。在門診時，時常有民眾詢問如何吸氧或喝高溶氧水以提升免疫力，對於氧療的選擇及使用有高度的關注，這也是激發寫這本書的動機，提供氧療方面的專業知識分享。

人體細胞缺氧時，會造成細胞質內的粒線體產生能量不足，造成細胞核內染色體之病變，導致癌症的發生。如何提升體內氧氣含量平衡是非常重要的，也是防癌最重要的工作。氧氣療法包括：常壓下呼吸純氧、微壓氧療法、高壓氧療法等，因使用者的目的或病情需要而有不同的選擇。高壓氧療法已經在臨床醫療和健康保健領域得到肯定及廣泛的應用。

「微壓氧療法」是使用者需進入壓力艙在微壓下呼吸高濃度的氧氣。氧氣經由呼吸進入人體後，進入血液循環系統到各組織器官，進行細胞代謝功能和增強身體的免疫力。

微氧療法的用途包括：治療呼吸系統疾病、心血管疾病、腦血管疾病、運動損傷等治療；還可幫助身體恢復疲勞，提高身體免疫力，改善人體的皮膚質量和防癌等效益。

微壓氧療法也被廣泛用於美容、健身、理療養生等行業；許多美容院、健身房、水療館、養生館等場所都提供不同方式的氧氣療法服務，幫助顧客減少壓力、舒緩疲勞，增強身體的健康和美容效果，並進入到社區或自宅追求居家養生的舒適性、隱私性、方便性等。

微壓氧治療是有效的輔助性治療工具，價錢便宜且不會造成人體成癮性。

為了使讀者們能夠容易了解本書的順序及條理性，將各章節排序如下說明：

第 1 章，說明人體是由細胞所組成，疾病的發生都是因為細胞出現問題，故對於細胞的了解是非常重要的。

第 2 章，細胞的結構與氧氣之關聯性，包括：細胞的結構及運作、氧氣與細胞的關聯性、飲食與細胞的關聯性。

第 3 章，呼吸系統：從呼吸系統的解剖學、生理學、病理學做說明。

第 4 章，空氣汙染對健康的危害，包括：空氣汙染成因、PM 2.5

對人體的傷害。

近年來，全球各國受到新冠疫情嚴重的影響，第 5 章說明新冠肺炎 Covid 19 對健康的危害、新冠肺炎 Covid 19 的成因及傷害、快樂缺氧、長新冠簡介等。

第 6 章，光合作用與氧氣的重要性，包括：光合作用、氧氣對細胞之重要性、氧氣與飲食之關聯性。

第 7 章，氧氣，包括：氧氣的特性、氧氣治療的種類。

第 8 章，缺氧（Hypoxia），包括：缺氧的成因與類型、缺氧的症狀、缺氧對人體的傷害、缺氧與癌症的關聯性。

第 9 章，自由基，包括：自由基的定義及種類、自由基產生途徑及對人體的危害。

第 10 章，微壓氧治療（Minihyperbaric Oxygen Therapy），包括：微壓氧定義及物理定律、微壓氧療種類、微壓氧對人體效益機轉、微壓氧在疾病的治療、微壓氧在身心靈效益、微壓氧的操作安全及注意事項、微壓氧產業未來展望等章節，期盼對讀者們有所助益。

第 11 章，飲用高溶氧水之研究報導：說明經由腸胃道飲用高溶氧水對人體效益之研究。

第 12 章，說明氧療對腦部之重要性。

余從事高壓氧療法多年，深切感受到氧氣對人體的效益及重要性，有幸與東方醫學學養豐富的林哲安院士、高明見教授合著此書，目的是運用中西醫學及微壓氧療對身心靈等之機轉、成效及在文獻的報導，使讀者了解到吸氧氣治療及飲用高溶氧水對疾病預防、抗癌、防癌及健康養生的正確性及重要性。

期盼《氧的奇蹟——開啟氧療新時代》的出版，具有拋磚引玉的作用，帶動國內有志之士對氧氣醫學領域的研究及討論，以造福民眾。

作者序

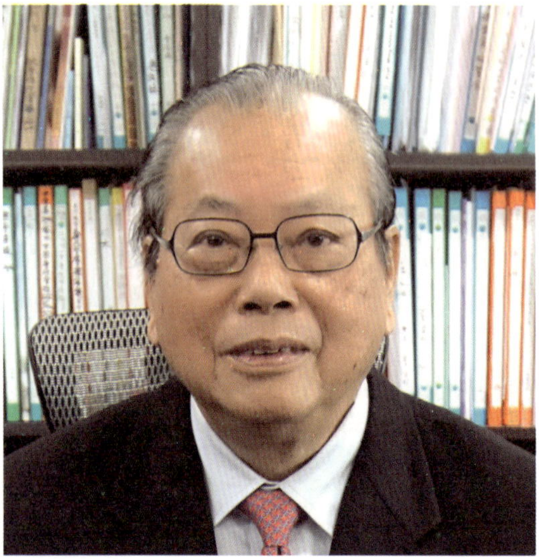

台大醫學院名譽教授
腦血管疾病防治基金會董事長
高明見 醫師

台灣正面臨高齡化社會的挑戰，腦血管疾病，尤其是腦中風，已成為導致成人失智及失能的主要原因。每年新發生的腦中風病例超過三萬人，隨著時間推移，這一數字預計將進一步增加。

以往對於缺血性中風的治療選項相對有限，但自 1995 年血栓溶解劑（Recombinant tissue-type plasminogen activator, rt-PA）的開發以來，治療局面有了重大突破。這種藥物在發病後三小時內靜脈注射，可溶解血管內的血栓，恢復血流，避免進一步的神經功能損傷。在台灣，經過本人與腦中風學會的共同努力和推廣，rt-PA 的施打率已達到歐美先進國家的水平，使得眾多中風患者受益。

本書呈現了作者群多年來在各自的領域深耕研究，並致力於推動新型療法的應用。林醫師在氧氣治療的研究上有豐富的經驗，尤其是對於微壓氧療法的推廣，經過審慎評估，患者在壓力艙內以微壓狀態呼吸高濃度氧氣，能有效增強氧氣進入血液循環系統，進而達到身體的各個組織器官。這種輔助療法對於處於亞急性階段，甚至是慢性階段的中風患者，能夠顯著促進其康復過程。

同時，本書中提到的高溶氧水應用也具有潛力，這是一種可飲用的含氧水，被認為能有效支持和加速康復過程。我們以深入淺出的方式探討了氧氣對細胞、組織器官以及人體健康和疾病的關係及其重要性，特別是在腦心血管疾病的康復過程中。我們希望這本書能為從事氧氣醫學領域的研究與應用者提供重要的參考，同時也為廣大讀者帶來養生和健康維護的寶貴知識。

通過對**缺血性中風的深入研究**和**微壓氧療法及高溶氧水應用的推廣**，本書為中風預防和治療工作開闢了新的途徑。隨著這些療法的進一步研究和應用，有望為更多的中風患者帶來康復的希望，並顯著改善他們的生活品質。

Contents
目錄

第 1 章

導　論

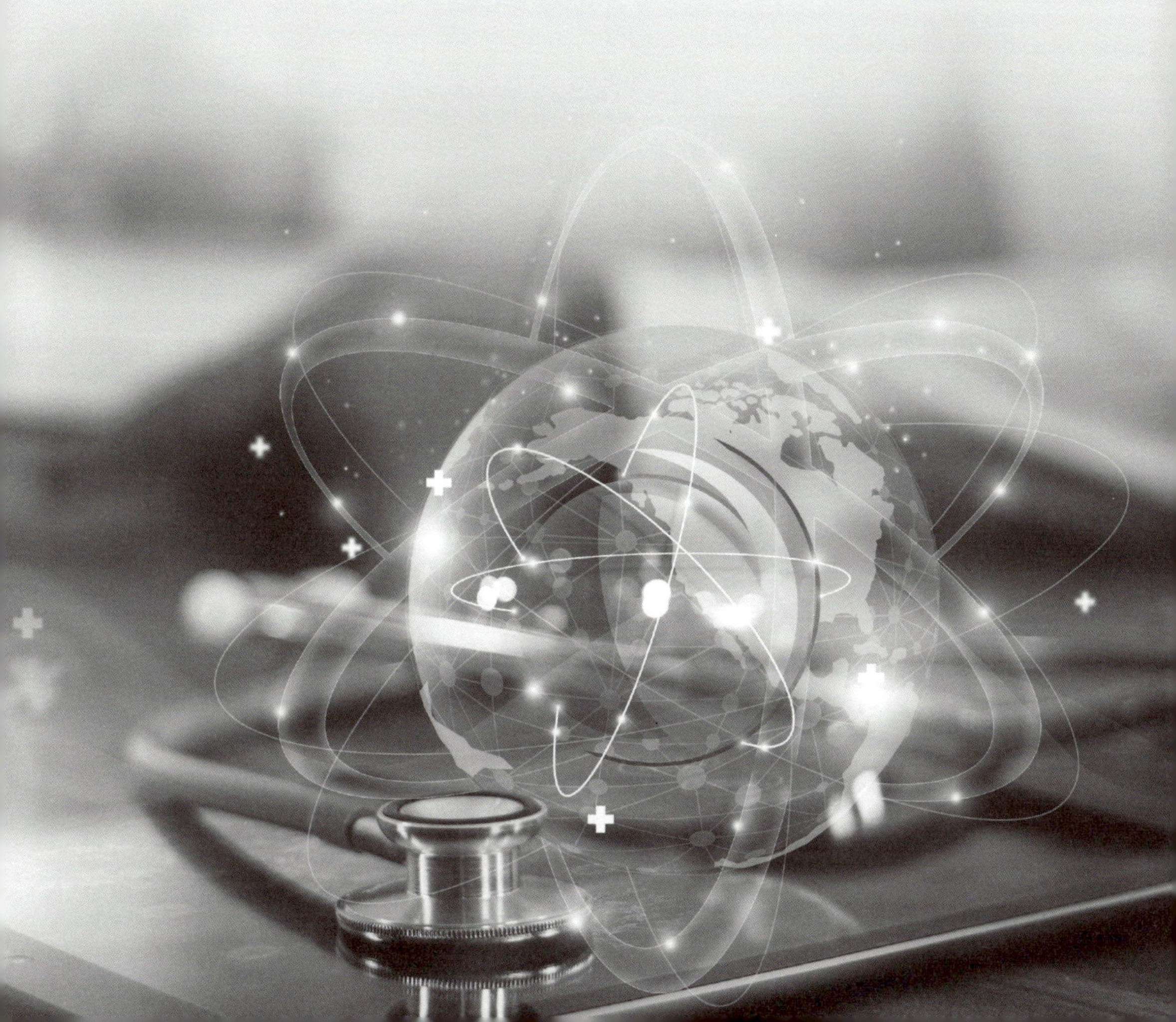

「陽光、空氣、水」是人體活命的三大要素，其中以「空氣中的氧氣」為最重要元素，氧氣是保持人體健康關鍵因素。人類可以一週不飲水，數月不曬太陽，但是若沒有呼吸空氣中的氧氣，可能 3 分鐘就會喪命。18 世紀後期發現氧氣（Oxygen）具有臨床治療的價值，開啟了醫療氣體療法（Medical gas therapy）運用在醫學上。

2019 年 11 月新冠狀病毒造成全球「COVID-19」經濟及民眾生活受到影響，病毒變異的特性、疫情走向仍充滿變數。從媒體中陸續傳出確診者在家猝死的消息，「快樂缺氧」、「隱形缺氧」或「沉默缺氧」成為民眾關心的問題，民眾為提升免疫力對於氧氣的重要性受到關注，帶動吸氧或喝高溶氧水的話題討論。

「微壓氧」是一種氧氣療法，它需要一個微壓氧艙，在治療時人們需要進入微壓氧艙內，開始加壓其微壓氧艙內壓力要小於 1.4 大氣壓且呼吸大於空氣中 21% 的氧氣濃度。有別於高壓氧治療，人們在高壓氧艙治療時其壓力要大於 1.4 大氣壓且呼吸 100% 的純氧。

微壓氧治療過程通常需要 30 分鐘到 1 個小時不等，具體時間取決於進艙者的需求和醫生的建議。進艙者在微壓艙內可經由面罩或鼻管呼吸提供的氧氣，保持靜坐或放鬆躺臥。

微壓氧治療的原理是基於進艙者在艙內微壓環境下，呼吸大於 21%的氧氣濃度，使人體細胞更提升氧氣濃度及血液中的高含氧量進入體循環系統，高含量血的氧氣可以促進細胞修復和增加細胞的能量生產，改善及避免細胞缺氧狀況。

微壓氧治療提高組織氧合作用和血液氧含量，增加氧氣在細胞內的利用率，減輕身體的壓力反應和炎症反應，減少身體受損的風險。

人體細胞缺氧為造成疾病的萬病之源頭，造成人體慢性病的發生；長期缺氧可造成細胞核的病變，導致癌症的發生。**如何提升細胞的含氧量是預防癌症發生的首要步驟，微壓氧治療是為人體補充氧氣的重要工具。**

微壓氧治療雖是有效和安全的氧氣療法。然而，畢竟進艙者還是在壓力下及氧氣的環境下接受治療，在治療時要比照高壓氧治療規範注意安全。

治療前，進艙者應該與醫生討論了解風險和益處，確定治療是否適合他們。治療艙內的氧氣濃度和壓力需要經過精確的調節。

治療中，艙外的操艙員要了解艙外控制台前儀表板壓力計所顯示艙內壓力的大小，不要超過 1.4 大氣壓力，控制吸氧的治療時間，監控進艙者在治療途中的狀況。在加壓時，要觀察進艙者耳壓平衡的狀況，若進艙者感覺耳膜疼痛時要立即停止加壓，以避免耳擠壓傷害。治療途中，進艙者反應身體不適有氧氣中毒跡象時，要請進艙者取下面罩或鼻管停止吸氧，改為呼吸艙內的空氣，若症狀改善可繼續治療，若症狀無改善或更嚴重時要出艙以利安全。

治療後，進艙者出現任何不適症狀需立即反應以便觀察可能原因及即時處置。微壓氧治療對身體和心理健康都有重要的影響，可以促進各種機能的改善和發展，是一種安全有效的治療方法，可以幫助許多人改善生活質量和健康狀態。然而，進艙者在接受此類治療之前應該諮詢專業醫師的意見和建議，以確定治療的適用性和安全性。

第 2 章

細胞的結構與氧氣之關聯性

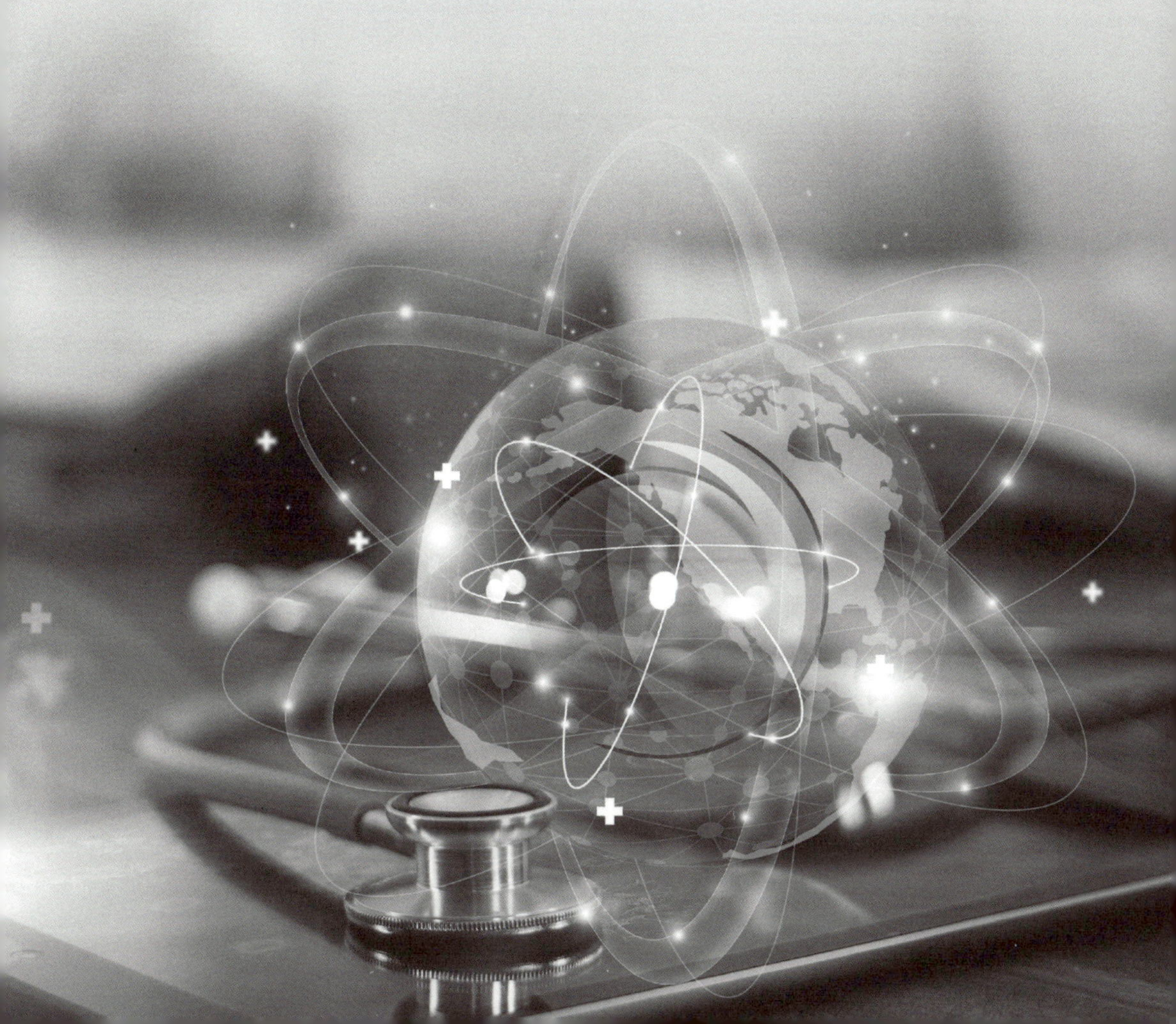

人體的細胞總數量很難精確測量，因隨著時間和生理狀態的變化而不同。

2013 年美國普林斯頓大學的生物學家和統計學家聯合進行研究，將人體分解成了多個器官和組織，估算出每個器官和組織的平均細胞數量，最終得出了成年人體內大約有 37.2 兆個細胞。該研究還發現不同器官和組織的細胞數量差異很大。皮膚和腸道的表面組織具有大量細胞，骨骼和脾臟的細胞數量較少。2016 年的研究報告估計，成年人的細胞數量在 15 兆至 70 兆之間。2019 年的研究報告人體細胞數量大約是 30 兆至 40 兆個。

不論細胞數量的估計值如何，人體內的每個細胞是非常重要的，協調完成人體各種生理和心理活動。

人體內許多種類的細胞，細胞形成組織、器官和系統，共同協調身體的各種生理和生化功能。這些細胞的特點和功能各不相同，通過相互作用和協作，在人體內發揮重要作用，維持身體健康和生命活動的正常運轉。

這些細胞都具有不同的形態、結構和功能，它們之間的協同作用和相互作用形成了複雜的生物系統和生命活動。

心肌細胞負責心臟的收縮和泵血功能，免疫細胞則負責識別和攻擊外來病原體，肝細胞則負責代謝和分解毒素。

人體細胞是生命的基本組成單位，它們擁有多種結構和功能，通過協同作用實現人體的生命活動。

了解細胞的結構、功能和命運等訊息對於瞭解人體的生物學和疾病的發生機制有著重要的意義。

第 1 節 細胞的結構及運作

細胞膜成分及結構

細胞膜是細胞外表的薄層包覆著細胞質和細胞核，作為保護和調節細胞內外物質交換的作用。細胞膜結構是由脂質分子形成的雙層膜，疏水的脂質尾部會聚集在一起使細胞膜形成疏水屏障，而親水的頭部暴露在膜的兩側。蛋白質嵌入在細胞膜中，可以穿過整個膜連接膜的兩側，也可以只位於膜的一側。

細胞膜的主要成分包括脂質、蛋白質和碳水化合物。

脂 質	• 細胞膜最主要成分，約占膜質量的 50%～ 60%。
成 分	• 分為磷脂、三酸甘油脂、膽固醇等。磷脂是最主要的脂質成分。
排 列	• 一個疏水的尾端和一個親水的頭端，排成雙層結構的細胞膜。

圖 2-1：細胞膜的脂質

成　分	• 約占細胞膜質量的 20%～ 30%。
功　能	• 傳遞訊息、媒介物質運輸、酶作用等。
作　用	• 分為穿過膜的跨膜蛋白和位於膜表面的周邊蛋白兩種。

圖 2-2：細胞膜的蛋白質

成　分	• 約占細胞膜質量的 20%～ 30%。
作　用	• 與蛋白質結合形成糖蛋白。
功　用	• 糖蛋白在細胞膜具有辨識和訊息傳遞的功用。

圖 2-3：細胞膜的碳水化合物

保護細胞膜方法

- 保持細胞膜完整性：維持磷脂質、膽固醇成分以保護細胞膜。
- 抗氧化作用：抗氧化劑可降低細胞膜被氧化的風險。例如維生素 C、E、多酚等。
- 控制細胞內外環境：維持細胞內外濃度差，避免溶液滲漏對細胞膜破壞。
- 減少毒素影響：避免吸煙、酗酒，減少對細胞膜損害。
- 合理飲食：攝取足夠蛋白質、脂肪、維生素等有助細胞膜完整性。

圖 2-4：保護細胞膜的方法

強化細胞膜功能方法

- 減少細胞膜傷害：避免吸煙、過度飲酒。
- 攝取足夠必需脂肪酸：攝取足夠的 Omega-3 和 Omega-6 脂肪酸。
- 保持良好的生活習慣等多種方式。
- 適當的運動：促進血液循環，增加細胞膜的供氧量和營養供應。
- 控制細胞內外環境：控制細胞內外環境濃度和溫度。
- 合理飲食：攝取維生素 C、E、A 等和多酚等降低細胞膜被氧化風險。

圖 2-5：強化細胞膜功能方法

細胞膜的電位

細胞膜電位的變化會影響細胞功能和健康，心臟病和神經系統疾病其細胞膜電位會出現異常，導致細胞興奮性和信息傳導的紊亂。維持正常細胞膜電位對細胞正常功能運作和人體健康是非常重要的。

電位差	• 細胞膜內外所帶電荷的電位差。細胞膜內部帶有負電荷，外部帶有正電荷形成細胞膜電位。
電位大小	• 在 -40 至 -80 毫伏之間，取決於細胞類型和狀態。
作用	• 細胞膜電位維持和調節對於細胞內外物質運輸、細胞興奮和信號傳導、細胞形態和運動等。

圖 2-6：細胞膜電位

維持細胞膜電位的機制

離子泵	• 通過消耗能量將離子從低濃度區域輸送到高濃度區域，從而維持細胞內外離子濃度的差異產生電位。
離子通道	• 控制離子的進出，從而調節細胞膜電位的大小和穩定性。

圖 2-7：維持細胞膜電位的機制

粒線體結構及功能

粒線體主要功能是產生細胞所需的能量，也是細胞呼吸的主要場所，還參與細胞代謝、鈣離子平衡等。粒線體的結構由外膜、內膜和基質等組成。

外 膜	• 磷脂和蛋白質組成具有保護和穩定功能。 • 外膜孔道控制物質進出，是粒線體與細胞質間主要通道。
內 膜	• 由摺疊形成內膜小囊，內膜小囊是粒線體行細胞呼吸場所。內膜上有呼吸鏈蛋白質、ATP 合成酶，參與細胞呼吸和 ATP 產生。
基 質	• 含蛋白質、核酸、磷脂和離子等物質。ATP 濃度非常高是粒線體產生主要產物。

圖 2-8：氧氣對粒線體作用

粒線體是細胞能量生產中心，氧氣是粒線體維持生命中具有重要作用，其作用是雙重的既是能量生成，也是導致氧化損傷的潛在危險物質，在過高氧氣壓力下，氧分子的活性會增強更容易與脂質和蛋白質，形成氧自由基和過氧化物等有害物質，對細胞產生損傷。氧自由基是極活躍的化學物質，可與細胞內蛋白質、脂質和 DNA 等發生氧化反應，引起細胞損傷和死亡。

細胞和組織需要維持適當的氧氣水平，以保持正常的生理功能和結構完整性。微壓氧可以減少氧自由基的生成，增強線粒體的功能和穩定性，有助於維持細胞的健康狀態。

提供能量	• 通過呼吸鏈運轉將食物能量轉化為三磷酸腺苷（ATP）為細胞提供能量。
氧化磷酸化作用	• 氧氣是呼吸鏈中的末端受體，在接受電子時與氫原子結合形成水，從而產生 ATP。
氧化作用	• 氧氣還參予脂肪酸代謝和細胞凋亡過程。

圖 2-9：氧氣對粒線體作用

細胞核結構

細胞核是細胞的核心儲存 DNA 分子，是細胞分裂和增殖的結構。細胞核中的 DNA 是細胞基因庫控制著細胞的生長、發育和功能。

DNA 序列改變會導致細胞突變和不正常細胞增殖，形成惡性腫瘤。細胞核的穩定性對細胞正常生理狀態和健康非常重要。

結構組成	• 主要由核膜、核孔、染色質和核仁。
功　用	• 細胞中心控制器，負責基因表達和 DNA 複製。
染 色 質	• DNA 和蛋白質複合物形成核體。 • 染色質結構和狀態影響基因的表達。

圖 2-10：細胞核結構

核膜是一層兩個膜片組成的複合膜，保護著細胞核及控制物質進出細胞核。核膜內層與外層之間稱為核腔，核腔內含有核質和核仁。核孔是細胞核膜上的小孔，細胞核與細胞質之間的通道。核仁由蛋白質和 RNA 分子組成，控制物質的進出，例如 mRNA、tRNA 和核蛋白質。核仁是蛋白質合成地方，rRNA 合成組裝成核糖體，然後進入細胞質進行蛋白質合成。核仁還參與 DNA 修復、RNA 處理和基因表達等過程。

脫氧核糖核酸（Deoxyribonucleic acid, DNA）結構

結　構	• 由兩條互相繞繞的單股 DNA（single-stranded DNA）形成螺旋結構。
組　成	• 由一系列核苷酸（nucleotide）構成，由一個磷酸、一個脫氧核糖和一個鹼基組成的核苷酸以磷酸骨架相連，形成一條長鏈。
DNA 鹼基	• 腺嘌呤、鳥嘌呤、胸腺嘧啶和胞嘧啶。腺嘌呤與胸腺嘧啶配對，鳥嘌呤與胞嘧啶配對，稱為鹼基配對（base pairing）。

圖 2-11：脫氧核糖核酸（Deoxyribonucleic acid, DNA）結構

由核苷酸（nucleotide）構成長鏈狀分子，功能為儲存和傳遞遺傳信息。

DNA 分子由四種核苷酸組成，包括：腺嘌呤（adenine，簡稱 A）、鳥嘌呤（thymine，簡稱 T）、鹼基胞嘧啶（cytosine，簡稱 C）和鹼基鳥嘌呤（guanine，簡稱 G）。這些核苷酸通過磷酸二酯鍵連接起來形成長鏈，並且形成雙螺旋結構。

DNA 的糖是脫氧核糖（Deoxyribose），稱為脫氧核糖核酸（Deoxyribonucleic acid），DNA 鹼基序列確定細胞如何生長、發育、新代謝作用至關重要。

脫氧核糖核酸（Deoxyribonucleic acid, DNA）特性

組　成	• 存於細胞核，由染色體（chromosome）組成。染色體是一段段 DNA 序列和組蛋白（histone）蛋白質組成。
功　能	• 傳遞和儲存生物遺傳信息，基因序列信息控制細胞生物化學反應和遺傳表現，影響生物形態和性狀。
重要性	• 參與細胞分裂和複製過程，保證每個細胞擁有相同的基因組成。 • 是生命維持和傳承的重要基礎。

圖 2-12：脫氧核糖核酸（Deoxyribonucleic acid, DNA）特性

人體內的細胞有許多不同的最終命運，取決於它們所屬的細胞類型和所處的生理和病理環境。

表 2-1：人體細胞的最終命運

項　目	說　明
血球細胞	紅血球、白血球和血小板等，輸送氧氣、抵抗感染和止血。
皮膚細胞	角質細胞、黑色素細胞和汗腺細胞等。 負責保護身體、調節體溫和製造色素。
上皮細胞	表面和內部腔道的保護層，負責分泌物質和吸收營養。

續下頁

續上頁

項　目	說　明
內皮細胞	構成血管內膜，負責調節血管壁通透性和生理活性物質。
肌肉細胞	骨骼肌、心臟肌和平滑肌細胞等，負責運動、收縮和生成力量產生肢體運動。
脂肪細胞	儲存脂肪和能量，提供能量和保護器官等功能。
骨骼細胞	成骨細胞、成骨母細胞和骨吸收細胞等。 負責維持骨組織的形成、修復和代謝。
結締組織細胞	軟骨細胞、骨細胞和膠原細胞等。 負責支撐和連接身體各部分。
神經元	負責傳遞信息和控制身體功能，協調生理和心理活動。
胃腸道細胞	腸上皮細胞、腸道內分泌細胞和腸道平滑肌細胞等。 負責吸收營養、分泌消化液和推動食物。
胰島細胞	胰島素分泌細胞和葡萄糖調節素分泌細胞等。 負責調節血糖水平。
肝細胞	負責代謝和分解許多物質、合成膽汁和存儲糖原等。
腎臟細胞	腎小球上皮細胞、腎小管上皮細胞和間質細胞等。 負責過濾血液、排泄代謝產物和調節體液平衡。
轉化細胞	尿路系統的細胞，負責尿液的儲存和排放。
生殖細胞	精子和卵子，負責繁殖後代。
免疫細胞	B 細胞、T 細胞、自然殺手細胞、巨噬細胞等。 負責識別和攻擊外來物質和異常細胞。

細胞最終的命運取決於種類和所處環境，有些會自然死亡或凋亡，有些會繁殖和分化，而另一些則可能轉化為癌細胞。

常見的細胞命運如下。

- 自然死亡：細胞壽命很短如血小板和皮膚表皮細胞，通常是自然的過程。
- 繁殖和分化：成年後，細胞的繁殖和分化速度會減緩。
- 凋亡：細胞損傷或感染，助於清除受損或異常的細胞，維護健康。
- 轉化為癌細胞：細胞基因突變轉化為癌細胞，具增殖能力和避免凋亡。

圖 2-13：細胞的命運

細胞的組成及功能

細胞組成	• 由細胞質、細胞核和細胞膜等組成。 • 不同類型細胞有特殊結構，紅血球含有血紅蛋白、神經元含有軸突和根突等。
生物合成	• 蛋白質、核酸和脂質等，在細胞生命週期和功能有作用。 • 細胞功能：不同的細胞在人體中有不同的功能，些細胞具有再生和修復受損組織的能力。
信息傳遞	• 細胞間透過信息、神經元傳遞和物理接觸進行傳遞和調節，協調各器官和系統運作。

圖 2-14：細胞的組成及功能

造成細胞老化的因素

細胞老化是複雜過程涉及到多個因素，Werner 症候群是基因突變引起的遺傳性疾病，患者容易出現早期老化現象，包括：皮膚老化、白髮、白內障等。細胞老化涉及到多個因素，氧化壓力、DNA 損傷、營養不良、環境因素和基因等。

細胞老化過程可能與細胞自身調節機制失靈有關。細胞凋亡和細胞增殖之間的平衡失調可能導致細胞壽命減少和老化加速。造成細胞老化的因素如下圖。

營養不良	• 細胞代謝能量不足，功能和生命週期生負面影響，加速老化。
環境因素	• 紫外線、汙染物、化學物質、放射線等加速細胞老化。
基因因素	• 遺傳基因也可能影響細胞老化過程。
氧化壓力	• 細胞內外產生自由基對細胞造成損害。自由基導致細胞結構和功能損壞加速細胞老化。
DNA 損傷	• 自然老化、環境因素導致 DNA 修復能力降低，增加細胞死亡、老化、癌症。

圖 2-15：細胞老化因素之一

糖化產物	• 糖分和蛋白質結合後產生的化合物，高血糖體內累積會破壞蛋白質結構，引起細胞損傷和老化。
染色體縮短	• 染色體末端端粒在細胞分裂會縮短，到一定程度細胞會停止分裂，可能與癌症、心血管疾病有關。
免疫力老化	• 年齡增長免疫細胞數量和功能下降，影響防禦能力。 • 導致感染、癌症、自身免疫疾病等風險。

圖 2-16：細胞老化因素之二

氧氣在防止細胞老化之重要性

氧氣在防止細胞老化中扮演重要的角色，因為氧氣是生命活動中不可或缺的物質，且對能量代謝、細胞呼吸、新陳代謝產物消除、DNA 修復等有重要作用。

新陳代謝	• 促進細胞代謝，改善細胞內營養物質的運輸和利用效率，增加細胞能量水平，延緩細胞老化。
抗氧化力	• 增加抗氧化能力促進體內抗氧化酶活性，減少自由基產生，降低 DNA 損傷和細胞老化。 • 保護細胞膜，增加穩定性，防止細胞受到外界損傷。
增強活力	• 刺激細胞分裂，增加細胞更新和修復頻率，延緩細胞老化進程。

圖 2-17：氧氣在防止細胞老化之重要性

不過，當氧氣濃度過高時可能會產生自由基，從而導致氧化損傷和細胞老化。適量的氧氣攝入可以有益於細胞健康，但過量的氧氣攝入則可能會對細胞造成傷害。

防止細胞老化需要綜合考慮多種因素，包括：生活方式、飲食習慣、運動習慣、心理狀態等，保持良好生活習慣和健康生活方式，才能有效延緩細胞老化發生。長期的精神壓力會影響體內荷爾蒙分泌和免疫系統，從而加速細胞老化的發生。保持心理健康、減少壓力和焦慮對於細胞的健康是非常重要的。

氧氣對細胞健康和年輕有著極其重要的作用。過量的氧氣可能導致自由基的產生，進而加速 DNA 損傷和細胞老化的進程。保持適當的氧氣水平和生活習慣對健康養生是非常重要的。

抗氧化劑	• 減緩或阻止細胞氧化損傷的物質，減少自由基產生。 • 包括維生素 C、維生素 E、葉酸、硒等。
適度運動	• 促進新陳代謝、加速血液循環和增加細胞氧氣供應。 • 減少體內脂肪積累，減少慢性病發生風險。
健康飲食	• 適量攝取高質量蛋白質、碳水化合物、脂肪、維生素和礦物質，保持細胞正常代謝水平，減少細胞氧化損傷和老化風險。

圖 2-18：減緩細胞老化之步驟

氧氣防止細胞老化機制

能　量	• 促進細胞能量生成和消耗，使細胞保持正常代謝水平。
DNA	• 促進細胞 DNA 修復，防止 DNA 損壞和突變發生。
延　緩	• 延緩細胞的老化過程。

圖 2-19：氧氣在防止細胞老化之效用

DNA 受損與發生癌症關聯性

當細胞核的 DNA 受損傷時細胞會嘗試修復損傷，如果修復不當或無法修復，會導致細胞異常增生形成腫瘤及癌症發生。癌症可在身體任何細胞發生，發生因素如下。

因素	說明
內部因素	• 細胞錯誤修復或自然退化過程。 • 基因突變。
外部因素	• 自由基、化學物質、輻射。 • 病毒感染、紫外線、煙草煙霧。

圖 2-20：癌症發生因素

正常細胞轉變成癌細胞過程

正常細胞轉變成癌細胞的過程是由一連串的遺傳變異所引起，逐漸改變細胞的行為和功能，開始以不正常的方式生長和分裂形成腫瘤。

不是每個腫瘤都會發展成癌症，有些是良性，有些是惡性會擴散和侵犯身體其他組織。

因每個人身體狀況和基因結構不同，對於同樣的致癌因素，不同的人有不同的發病風險。

癌症是由多種因素組合而成。正常細胞變成癌細胞的過程稱為癌化（carcinogenesis），主要包括三個步驟：起始階段、促進階段和進展階段。

異常細胞生長	• 癌細胞會不斷生長和分裂，形成腫瘤。 • 癌細胞基因和染色體發生異常，細胞無法運作。
失控細胞增殖	• 正常細胞在生長和分裂會死亡或老化，但癌細胞能夠無限制地增殖。
異常細胞死亡	• 癌細胞會逃避自然死亡程序，繼續存活和增殖。

圖 2-21：正常細胞轉變成癌細胞的過程

起始階段	• 細胞基因（DNA）受到損傷，由外部致癌物或內部基因突變或染色體異常，使得細胞呈現異常增殖。
促進階段	• 異常細胞增殖和增生形成腫瘤。 • 可能需要多年或十幾年才能發現。
進展階段	• 腫瘤繼續生長或擴散到身體其他部位，形成轉移性腫瘤。

圖 2-22：癌細胞之發展階段

DNA 與癌症的關聯性

正常情況下細胞 DNA 具有修復機制，能夠及時修復從而保護基因的穩定性。當 DNA 發生嚴重損傷時如不能被修復，細胞可能會發生癌變。細胞核的 DNA 發生基因突變，失去正常細胞的生長和分裂調控機制。基因突變來自環境中致癌物質或遺傳因素所致。當癌細胞行成後就會不受控制的增長和分裂致腫瘤成長。

癌症是基因突變引起，導致細胞生長和分裂受到持續刺激，或者抑制細胞的自我毀滅機制。這突變使細胞長期處於異常狀態最終導致癌症。DNA 修復機制可及時修復 DNA 損傷。但是，一些基因突變可能導致 DNA 修復機制失效，使細胞 DNA 受到持續的損傷最終可能導致癌症。保護 DNA 健康和避免 DNA 損傷有助於預防癌症發生。

- 基因突變、環境、化學物質、病毒感染、放射性物質、飲食習慣等。
- 吸煙和飲酒和環境因素。
- DNA 受損導致細胞部正常分化及複製。
- 免疫系統失調或異常失去識別和清除異常細胞。
- 基因突變致細胞失去正常生長和分化控制，形成癌細胞。

圖 2-23：癌症發生的原因

氧氣修護 DNA 機轉

DNA 損傷是細胞老化、疾病或癌症的根本原因之一。氧氣可以通過多種途徑修復 DNA 損傷，保護細胞免受老化、防範疾病或癌症發生。但過量的氧氣會產生自由基，增加 DNA 損傷風險，保持適當的氧氣水平非常重要。

氧氣促進 DNA 修復的機制如下。

- 激活 DNA 修復酵素：刺激細胞內 DNA 修復酵素，促進 DNA 修復。
- 抑制 DNA 損傷酵素：抑制酵素活性，降低 DNA 損傷發生。
- 活化細胞修復能力：刺激細胞自身對 DNA 修復及更新。
- 清除自由基：氧氣可清除自由基，保護 DNA 免受損。

圖 2-24：氧氣促進 DNA 修復的機制

氧氣可阻止癌化發生過程嗎？

氧氣對細胞核代謝和生存，維持細胞健康和正常功能是非常重要。研究顯示氧氣有一定程度阻止癌細胞的生長和擴散，但並非所有的癌細胞都對氧氣發生作用，氧氣不是一種完全有效的治療方法稱為輔助性治療。

人體缺氧會導致細胞損傷，使細胞核DNA發生異常導致癌症發生，如何防止細胞缺氧選用正確的補氧工具可依據個人的情況和遵循專科醫生的建議進行。

氧氣會增快癌症發生嗎？

氧氣對於正常細胞或癌症細胞的生長和存活都是必要的。隨著醫學科技的進步及研究顯示，細胞缺氧是致癌的關鍵，癌症細胞在缺氧情況下更加容易轉移及復發，高壓氧治療可增加化療、放射線性電療的療效、增強病患免疫能力、為癌症病患可使用的輔助性治療。使用氧氣在治療癌症時要謹慎使用，治療前要告知病患及家屬，氧氣對病患的效益極可能風險，並簽署告知同意書方可執行。

2009年Rockwell S, Dobrucki IT等人研究指出：氧氣對細胞有益且可促進正常細胞生長和代謝。癌細胞對氧氣的需求較高，在缺氧的情況下，癌細胞可能會更容易生存和增殖，缺氧也可使癌細胞對放射治療效果不佳。

文獻報導氧氣對癌症的作用，包括：缺氧會導致腫瘤發生、生長和轉移的重要因素之一，氧氣在腫瘤治療中具有潛在的效益值得進一步研究。少數文獻報導，過多的氧氣可能會增加癌細胞的發生風險，是因為細胞中的氧分子與其他分子結合產生自由基，造成細胞受損稱為「氧化應激」。

細胞呼吸傳遞鏈的過程

細胞呼吸傳遞鏈過程，包括：醣解、Krebs 循環、傳遞鏈和化學滲透偶聯等步驟，產生的能量被利用來維持細胞正常運作，也產生了水和二氧化碳等代謝產物。在呼吸鏈中蛋白質和酶協同作用，將電子從較高的能量狀態運輸到較低的能量狀態，同時逐步釋放出能量。細胞呼吸傳遞鏈分為下列主要步驟。

醣　　解	• 在細胞質葡萄糖被分解成丙酮酸代謝產物，同時產生少量 ATP。
Krebs 循環	• 在粒線體丙酮酸被分解成 CO_2 和水，產生更多 ATP 和電子載體分子 NADH 和 $FADH_2$。
傳　遞　鏈	• 在粒線體內膜 NADH 和 $FADH_2$ 的電子被運輸到呼吸鏈上，同時產生能量。

圖 2-25：細胞呼吸傳遞鏈的過程

第 2 節 氧氣與細胞的關聯性

氧氣是細胞呼吸過程中的重要物質，它通過細胞呼吸傳遞鏈提供能量，促進細胞代謝和生存。缺氧會影響細胞代謝導致能量不足和代謝失調。在缺血和組織缺氧下，氧氣缺乏可以導致細胞死亡，進而影響器官和組織的正常功能。

氧氣在細胞的進出途徑，當細胞內的氧氣濃度可以受到許多因素的調節，如代謝活動、血液循環、呼吸、壓力等。

氧氣是細胞內重要的分子，通過不同的途徑進入和離開細胞。以下是幾種常見的進出途徑。

- 擴散：氧氣可通過細胞膜脂質雙層直接擴散進入細胞內。是氧氣在細胞內外交換最常見的方式。
- 細胞內外氧氣濃度差異影響氧氣進出，氧氣濃度外部比內部高時會進入細胞，反之則會釋放出去。
- 氧氣運輸蛋白：紅血球血紅蛋白的蛋白質專門運輸氧氣。氧氣進肺部與血紅蛋白結合形成氧合血紅蛋白，運輸到身體各器官。
- 活性轉運：透過特定載體蛋白將氧氣從細胞外運輸進入細胞內部，或將細胞內的氧氣運輸到細胞外。
- 氧化磷酸化：氧氣在粒線體呼吸鏈中參與 ATP 的產生。

圖 2-26：氧氣在細胞的進出途徑

細胞膜缺氧會造成何種傷害

細胞膜缺氧會對細胞膜結構和功能造成傷害，影響細胞膜的傳導、轉運和分泌、代謝和生理功能等。保持正常的氧氣供應是維持細胞膜結構和功能穩定的關鍵。

細胞膜缺氧還會對細胞膜上的脂質分子造成氧化損傷。細胞膜上的脂質分子通常包含不飽和脂肪酸，這些不飽和脂肪酸容易受到氧自由基的攻擊，形成脂質過氧化物和其他氧化產物，進一步損壞細胞膜的結構和功能。

此外，缺氧還會引起細胞膜上的一些膜蛋白發生異常，從而影響膜蛋白的功能和相互作用。

細胞膜缺氧是引起心肌梗死、腦中風和缺血性疾病的主要原因之一，缺血性疾病包括冠心病、糖尿病、高血壓等。

細胞膜缺氧與慢性疾病：肺炎、慢性阻塞性肺病、癌症等的發生和進展有關。

維持細胞膜正常的氧氣供應是維持細胞正常生理功能和預防疾病的重要措施之一。細胞膜缺氧會對細胞膜結構和功能造成傷害，說明如下。

膜電位下降	• 膜蛋白活性降低使膜電位下降，影響離子通道開啟和關閉和傳導功能。
酸鹼平衡失調	• 細胞內外 pH 值不同步，酸鹼平衡失調，影響細胞正常功能。
水分平衡失調	• 細胞膜容易破裂或變形，影響細胞穩定。

圖 2-27：細胞膜缺氧的傷害之一

細胞代謝受損	• 細胞缺氧影響細胞呼吸作用，阻礙能量產生 ATP，無法進行蛋白質、脂肪等合成和代謝，影響細胞正常生理功能。
氧化應激增加	• 缺氧使細胞氧化還原反應失衡，產生更多自由基造成氧化應激增加，導致細胞膜損傷和功能異常。
細胞死亡	• 缺氧時間過長導致細胞能量耗盡，引起細胞死亡。蛋白質、酶等活性降低，使細胞更受損，增加細胞死亡。

圖 2-28：細胞膜缺氧的傷害之二

氧氣補充對細胞膜受損的幫助

細胞膜受損是多因素引起的，單純氧氣補充並不能完全解決問題，需要營養狀況、適當運動、生活習慣等，才能達到更好的保護和修復細胞膜的效果。

功　用	• 促進細胞呼吸作用，提高細胞內 ATP 產生，增強細胞膜代謝和修復功能。
效　益	• 清除細胞內自由基和氧化物質等有害物質，減少對細胞膜損傷。
注　意	• 補充氧氣時需要控制適當的濃度和時間，以免對細胞膜造成負面影響。

圖 2-29：氧氣補充對細胞膜受損的幫助

氧氣對細胞質的重要性

氧氣對細胞質的作用是維持細胞正常代謝和生命活力的必需物質，缺乏氧氣會對細胞質產生嚴重的影響。

氧氣參與細胞質作用如下。

氧化還原	• 氧氣進入細胞質行氧化還原反應，氧氣為氧化劑接受電子從化合物轉移，同時氧氣自身被還原。
提供能量	• 氧氣在粒線體參與呼吸鏈電子傳遞，電子氧化還原反應形成水分子，並產生能量 ATP 為細胞提供能量。
氧氣作用	• 參與脂質代謝和蛋白質代謝，也調節細胞凋亡過程，氧氣有助於維持細胞穩定性和生命活力。

圖 2-30：氧氣對細胞質的作用

過量或缺乏氧氣可能對細胞質造成負面影響，產生氧化應激反應，保持適當的氧氣濃度和代謝狀態對細胞運作至關重要。

細胞缺乏氧氣就無法進行代謝過程導致能量產生不足，影響細胞質代謝過程正常運作。

氧氣對細胞質的重要性說明如下。

維持細胞呼吸：氧氣參與粒線體呼吸鏈過程，產生大量 ATP 能量，支持細胞代謝和生存。

參與氧化還原反應：抗氧化反應、脂質代謝和蛋白質代謝等，維持細胞質各分子穩定和功能。

調節細胞凋亡：細胞質氧氣濃度和代謝狀態與維持細胞穩定和生命活力，參與免疫調節、細胞分裂和分化等。

圖 2-31：氧氣對細胞質的重要性

缺氧對細胞核的傷害

缺氧會對細胞核的基因表達和 DNA 修復等產生嚴重影響，影響細胞正常生理功能和對健康產生傷害。

細胞核缺氧對基因表達是一個複雜過程，包括轉錄、翻譯和核糖體合成等步驟。細胞核缺氧可影響細胞週期進程和染色體分裂，對細胞分裂和增殖產生嚴重的影響。

維持細胞核正常的氧氣供應是維持細胞正常生理功能和預防疾病的重要措施之一。

調節失控	• 細胞核內轉錄因子和調控因子受抑制或調節失衡，影響細胞核基因表達和調控。
健康傷害	• 影響細胞分化、增殖、凋亡等，對細胞正常發育和健康產生嚴重影響。
癌　　變	• 影響 DNA 修復和重複編碼等導致 DNA 損傷和異常，增加細胞突變和癌變。

圖 2-32：缺氧對細胞核的傷害之一

- 突變：DNA 合成過程產生突變，影響細胞正常基因轉錄和翻譯過程。
- 氧化損傷：細胞內自由基過多導致 DNA 鏈斷裂、鹼基損傷。
- DNA 損傷和突變：增加基因突變風險，導致細胞異常增殖和癌變。
- 酸化：缺氧使 DNA 的鹼基受到酸性環境影響而損傷。
- 細胞週期失調：產生異常的細胞分裂導致細胞死亡和組織損傷。
- 細胞凋亡失調：導致細胞死亡和組織損傷。
- 轉錄和翻譯異常：細胞內蛋白質表達和調控失衡，影響細胞功能和代謝。

圖 2-33：缺氧對細胞核的傷害之二

氧氣補充對 DNA 的重要性

氧氣是 DNA 正常運作的必要氣體，DNA 合成過程需要氧氣依賴進行。當細胞缺氧或低氧環境時，會導致 DNA 損傷和突變增加，對身體健康產生負面影響。

氧氣補充對 DNA 的正常運作和修復非常重要以降低 DNA 傷害和突變風險。氧氣補充對 DNA 的重要性說明如下。

效　益	• 幫助細胞維持正常的氧氣水平，有助於 DNA 的正常合成、修復和保護。
免疫力	• 提高身體免疫力和抵抗力。
心肺循環	• 改善心血管和呼吸系統功能，促進血液循環和氧氣運輸，提高細胞對氧氣的利用效率，促進身體健康。

圖 2-34：氧氣補充對 DNA 的重要性

第 3 節 氧氣與飲食之關聯性

食物提供人體能量

食物中的能量主要來自碳水化合物和脂肪，而蛋白質的能量貢獻比較小。

食物提供給人體能量分為三大類：碳水化合物、脂肪和蛋白質。

碳水化合物	• 包括：糖、澱粉和纖維素。人體攝入碳水化合物後，被分解成葡萄糖，進入細胞進行代謝產生能量。
脂肪	• 包括：飽和脂肪酸、不飽和脂肪酸和膽固醇等。人體攝入脂肪後，被分解成脂肪酸和甘油，進入細胞進行代謝產生能量。
蛋白質	• 當人體攝入蛋白質後，被分解成胺基酸，進入細胞進行代謝產生能量。

圖 2-35：食物提供人體能量的種類

三大類食物產生的卡路里

食物是供給人體能量的重要來源，不同種類的食物所含的能量也不盡相同。三大類食物產生的卡路里總量是不同的，這些數值僅為估計值，實際情況可能因食物種類、製備方式和攝取量等因素而有所不同。

碳水化合物是由碳、氫、氧三種元素組成的有機化合物。碳水化合物經過代謝過程後會釋放出葡萄糖，常見的碳水化合物食物包括：米飯、麵食、麵包、水果、蔬菜等。

脂肪是由碳、氫、氧三種元素組成的有機化合物，每克脂肪產生 9 卡路里的能量，這是因為脂肪中的化學鍵能量較高。脂肪對於人體健康提供必需脂肪酸和脂溶性維生素等。常見的脂肪食物包括動物性脂肪、植物油和堅果等。

蛋白質可分解成氨基酸，常見的蛋白質食物包括：肉類、豆類、蛋類、乳製品等。

酒精也是提供能量的物質，每 1 克酒精提供 7 千卡的能量，比蛋白質和碳水化合物每克所提供的能量（4 千卡 / 克）高，比脂肪（9 千卡 / 克）稍低。

過量的酒精攝入對身體健康造成肝臟損傷、心臟病、高血壓、中風和癌症等。建議適度飲酒或避免飲酒。

不同人的能量需求不同，取決於身體大小、年齡、性別、身體活動水平和代謝率等因素。因此，建議每個人根據自己的需要和健康狀況來控制能量攝入。

在飲食中選擇均衡的食物來源，適當控制攝取量，有助於維持身體健康，大約數值如下。

碳水化合物	• 每克碳水化合物產生 4 卡路里的能量。 • 100 克白飯約含 28 克碳水化合物，產生約 112 卡路里能量。
脂肪	• 每克脂肪產生 9 卡路里的能量。 • 100 克牛肉約含有 10 克脂肪，產生約 90 卡路里能量。
蛋白質	• 每克蛋白質產生 4 卡路里的能量。 • 一個雞蛋約含有 6 克蛋白質，產生約 24 卡路里能量。

圖 2-36：食物提供人體能量

氧氣與食用能量的關係

氧氣與食用的能量有密切關係，因為身體燃燒食物時需要氧氣參與代謝反應產生能量。

身體將碳水化合物、脂肪和蛋白質分解成葡萄糖、脂肪酸和氨基酸，然後通過細胞呼吸作用將它們與氧氣結合產生能量。

如果身體缺乏氧氣，無法進行正常的細胞呼吸作用，能量代謝過程就會受到影響，導致疲勞、缺氧和代謝紊亂等問題。

保持良好的呼吸功能和充足的氧氣供應是非常重要，能夠幫助身體正常地消化食物，維持身體健康。

呼吸系統與消化系統產生能量的差異

呼吸系統和消化系統都是人體能量代謝的重要組成部分，它們在能量產生和利用方面發揮不同的作用。理解這些差異對於保持身體健康和選擇合適的飲食和運動方式非常重要。

呼吸系統主要通過氧化代謝葡萄糖來產生能量，而消化系統可以從碳水化合物、脂肪和蛋白質中提取能量。

如果身體缺乏碳水化合物，呼吸系統就無法產生能量，而消化系統則可以從脂肪和蛋白質中提取能量。

呼吸系統在產生能量同時會產生二氧化碳和水，可通過呼吸道和尿液排出體外。消化系統在代謝營養素時會產生氨和尿素，可通過腎臟和肝臟排出體外。

呼吸系統產生的能量受到運動、呼吸和心血管系統等因素的影響。消化系統產生的能量則受到飲食、食物種類和消化器官的狀態等因素的影響。呼吸系統和消化系統在產生能量方面存在著較大的差異。

呼吸系統	消化系統
□在細胞粒線體發生，經氧化代謝產生能量。	□將吃進的營養物質轉化成能量。
□氧氣與葡萄糖結合產生能量。	□需要時間消化、分解、吸收。
□產生能量直接且迅速，能量利用率高。	□產生能量時間較長，能量利用率低。

圖 2-37：呼吸系統與消化系統產生能量的差異

呼吸系統和消化系統在產生能量方面還有以下幾點不同。

呼吸系統

- 經由呼吸過程將葡萄糖分解為 ATPT 產生能量。
- 能量生產效率高，因直接進行氧化代謝。
- 用於維持身體正常運作，不易儲存。

消化系統

- 分解食物中的醣、脂肪和蛋白質等營養素等提取能量。
- 能量生產效率低，需要消耗更多能量進行營養素分解和轉換。
- 副產品比呼吸系統多，需要額外能量來排出體外。
- 產生的能量可被儲存為脂肪，並在身體需要時進行使用。

圖 2-38：呼吸系統與消化系統產生能量的差異

呼吸系統與消化系統產生氧氣量的差異

呼吸系統和消化系統在產生氧氣方面存在著明顯的差異，包括：產生氧氣量的差異、能量產生的速率差異、能量效率的差異以及使用的物質不同等。

這些差異使得這兩個系統在身體的能量代謝過程中發揮著不同的角色和作用。

呼吸系統

- 經由呼吸作用將氧氣帶入人體，利用氧氣進行細胞呼吸作用，產生能量和二氧化碳。
- 產生的氧氣量是相對穩定和可控的，因氧氣是通過肺部進入人體，在血液中運輸到細胞中使用。
- 產生的能量來自細胞呼吸作用，利用氧氣分解葡萄糖釋放能量。產生的能量維持肌肉運動、呼吸、心跳等。
- 產生的能量是相對穩定和可控的，主要取決於呼吸進入人體的氧氣量和食物代謝的速率。

消化系統

- 經由消化食物提供身體所需的營養物質，營養物質的代謝需要氧氣參與。
- 產生的氧氣主要是從血液中獲得，是通過直接呼吸進入人體。
- 產生的氧氣量通常是受限制的，且無法像呼吸系統那樣受到控制。
- 產生的能量通常是不穩定和不可控的，取決於食物種類和消化吸收效率。
- 受到飲食習慣、身體狀況和腸道微生物等因素影響。

圖 2-39：呼吸系統與消化系統產生氧氣量的差異

第 3 章

呼吸系統
(Respiratory system)

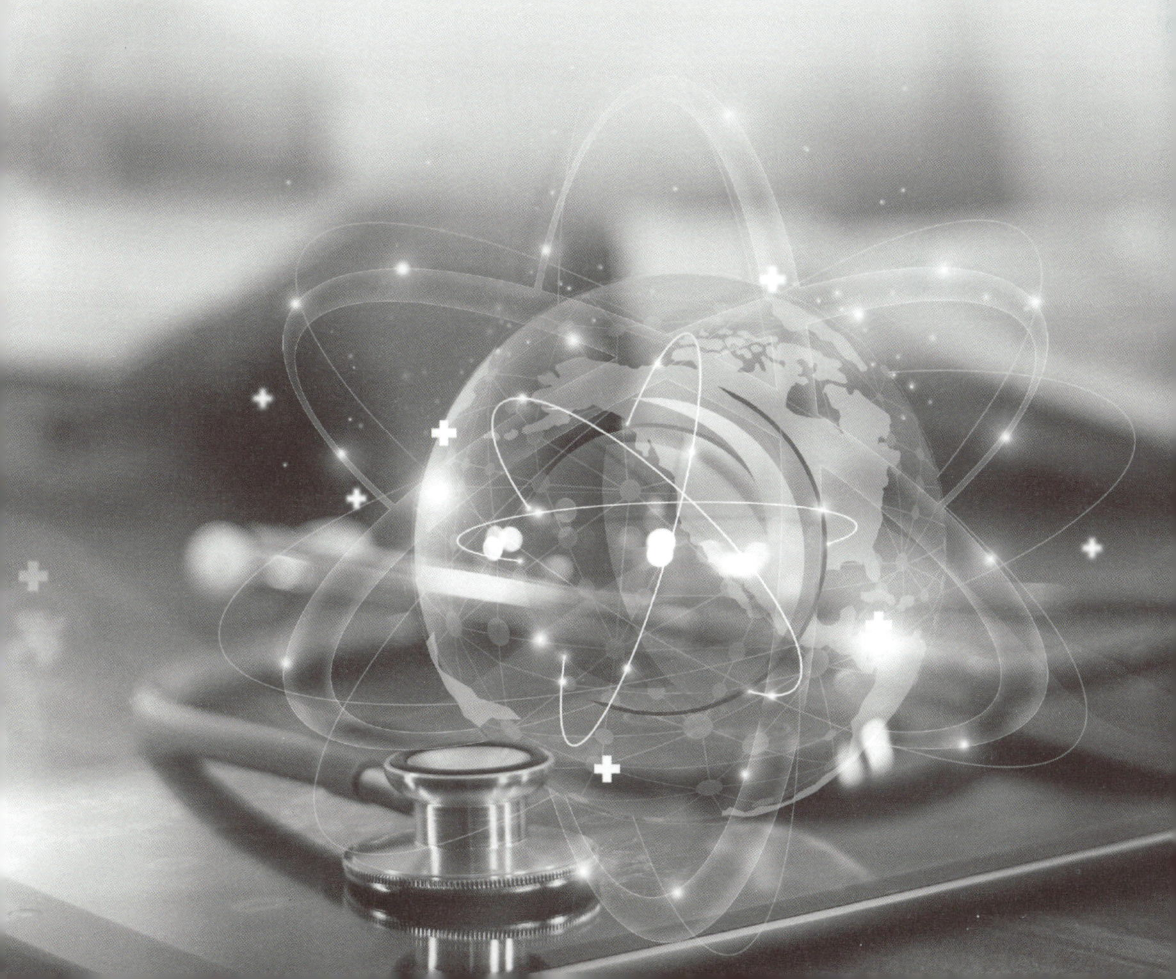

呼吸系統的主要功能是吸入氧氣並將其運送到身體組織，同時排出代謝產物二氧化碳。

呼吸系統也有其他重要的功能，包括維持體內的酸鹼平衡、調節血壓、保護呼吸道等。由於呼吸系統的重要性，任何與呼吸有關的問題都需要及時處理，以保護人體健康。

呼吸系統是執行機體和外界進行氣體交換的器官，由呼吸道和肺二部分組成。從解剖上來區分：鼻、咽、喉為上呼吸道系統；氣管、支氣管、細支氣管、肺泡等則是下呼吸道系統。

肺是外在環境與血液內氣體交換的場所，鼻、咽、喉及氣管則是氣體的通道。呼吸道的壁內有骨或軟骨支持以保證氣流的暢通。肺主要由支氣管分支及肺泡構成。

上呼吸道	• 呼吸道以聲門為界限，以上稱作上呼吸道。 • 包括：鼻、鼻道、鼻竇、喉和咽。
下呼吸道	• 呼吸道以聲門為界限，以下稱作下呼吸道。 • 喉結、氣管、支氣管、次級支氣管、細小支氣管、肺泡管和肺泡。
功　能	• 人體呼吸過程中空氣所要通過的器官總稱。 • 氣體交換、氧氣進入血液、二氧化碳排出血液 只在肺泡中進行。

圖 3-1：呼吸系統

第 1 節 呼吸系統解剖學

呼吸系統鼻腔和鼻咽部包括：鼻孔、鼻中隔、鼻甲和鼻突等。鼻腔和鼻咽部是呼吸系統的進氣口，空氣通過鼻腔和鼻咽部進入呼吸道系統。

1. **鼻子結構**：鼻子在臉的中央，位在嘴和前額之間。鼻子的外部如三角錐，下方有二個鼻孔，解剖分為：鼻骨、鼻中隔、上鼻甲、下鼻甲、鼻腔、鼻粘膜、鼻毛和鼻竇。鼻子由骨骼、軟骨、肌肉及皮膚組成。鼻子對體外的開口稱作鼻孔，鼻孔是空氣進入鼻腔內的開口處，兩孔氣流速度不同，且每隔幾小時就會交換一次。鼻腔內後部是鼻竇，位於鼻兩側的顱骨下，是感應嗅覺的神經，鼻腔連接咽喉與消化系統共用管道，再分支進入呼吸系統至肺部。鼻子肌肉呈海綿狀，鼻腔的大小可進行改變。在靜止狀態下兩個鼻孔呼吸的空氣量不是相等的，稱作鼻週期為正常生理現象。呼吸時有一個鼻孔的空氣量會減少，以便保持鼻甲黏膜纖毛清除率、維持鼻腔呼吸道阻力並調節鼻腔的溫度。經過一段時間後會發生交替，而之前通氣量降低的鼻孔的氣量將增加。
2. **喉結構**：一個位於氣管和口腔之間的管道，由甲狀軟骨、杓狀軟骨、隆突軟骨、橫隔膜肌和聲帶等組成。聲帶能夠震動發聲，而喉也是進食和呼吸的交叉點。

3. **氣管結構**：一個約 10 ～ 12 cm 長的管道，從喉下端延伸到胸腔，分叉成左右兩支支氣管。氣管由 C 形軟骨和平滑肌組成，保護和支撐氣道，並且能夠自由彎曲以適應頸部和胸部運動。
4. **支氣管和肺結構**：支氣管是氣管分叉後的分支管道，進一步分支成小的支氣管和末梢氣道，最終進入肺部。肺由左右兩個葉子組成，充滿著小的氣囊結構，稱為肺泡。肺泡是氣體交換的主要場所，進行氧氣和二氧化碳的交換。
5. **呼吸肌肉**：呼吸肌肉是控制呼吸的主要肌肉，包括橫隔膜和肋骨間肌肉等。當呼吸肌肉收縮時，胸腔擴大，氣體被吸入肺部；當呼吸肌肉鬆弛時，胸腔收縮，氣體被排出體外。

呼吸肌肉主要有以下幾種

橫隔膜	• 位於胸腔和腹腔之間，控制呼吸的主要肌肉。 • 當橫隔膜收縮時，胸腔擴大，使得肺部充滿空氣。 • 當橫隔膜鬆弛時，胸腔收縮，使得肺部排出空氣。
肋間肌肉	• 位於肋骨之間使肋骨上升和向外擴張來控制呼吸。 • 肋骨間肌肉收縮時，胸腔擴大，使得肺部充滿空氣。 • 肋骨間肌肉鬆弛時，胸腔收縮，使得肺部排出空氣。
頸部肌肉	• 頸部前肌、頸部側肌和頸部後肌等。 • 當肌肉收縮時提高喉部和氣管的位置，使氣道更為暢通。

圖 3-2：呼吸肌肉

肺臟構造

肺臟位於胸腔分為左肺和右肺，左右兩肺中間為縱膈腔。肺下方有一橫膈膜分開胸腔及腹腔。左右兩肺均裂分為五個肺葉，其中右肺有三肺葉（上葉、中葉和下葉），左肺只有兩肺葉（上葉和下葉）。每片肺葉均由數千萬甚至更多的小氣囊組成，這些小氣囊被稱為肺泡。肺泡之間由極為細小的管道——即小支氣管相連。小支氣管彙聚形成支氣管。支氣管共計兩條，左右兩肺各連一條。兩條支氣管匯合形成氣管。氣管與口鼻相通。

肺的主要功能是將氧氣從空氣運送到血液中，並將二氧化碳從血液排至空氣中。人吸氣時，空氣首先進入氣管，然後依次進入支氣管、小支氣管和肺泡。空氣中的氧氣穿過肺泡壁進入血液。血液隨後將氧氣輸送至人體的所有細胞。與此同時，在相反的方向，人體細胞排出的二氧化碳穿過肺泡壁，依次進入小支氣管和支氣管，最後通過氣管從口鼻排出人體。

肺的支氣管經分枝成細支氣管其末端膨大成囊，囊的四周有很多小囊泡即為肺泡（alveolus、複數 alveoli），是由單層上皮細胞所構成。肺泡壁覆有肺泡上皮。肺泡有豐富的毛細血管用於擴大氧氣交換的表面積。肺泡平均直徑 0.2 毫米，為肺部氣體交換的主要部位，也是肺的功能單位。肺泡與肺部毛細血管緊密相連助於氣體快速擴散。相鄰兩肺泡間稱為肺泡間隔，含有毛細血管及彈性纖維、網狀纖維。彈性纖維包繞肺泡使肺泡具良好彈性。肺泡平均直徑 0.2 毫米，成人約有 3.5 億個肺泡，總面積近 100 平方米。

肺泡孔（Alveolar pores）

數量	• 為肺泡間小孔，一個肺泡上可有 1～6 個。
功能	• 此孔連接相鄰肺泡，肺泡擴張時完全張開呈卵圓形或圓形，為溝通相鄰肺泡內氣體的孔道。
病理	• 當支氣管阻塞時肺泡孔可建立側支通氣，進行有限的氣體交換。

圖 3-3：肺泡孔

肺泡隔

定義	• 肺泡之間的組織。
成分	• 富含毛細血管網、彈性纖維、網狀纖維和膠原纖維等結締組織。
結構	• 肺泡一面開口於肺泡囊，肺泡管或呼吸性細支氣管；另一面與肺泡隔結締組織和血管密接。

圖 3-4：肺泡隔

氣－血屏障（Blood-air barrier）

定　義	● 肺泡腔內的氧氣與肺泡隔毛細血管內血液攜帶的二氧化碳間進行氣體交換所通過的結構稱之。
構　成	● 由肺泡表面液體層、I 型肺泡細胞與基膜、薄層結締組織、毛細血管基膜與連續內皮構成。
病　理	● 厚度約為 0.2 ～ 0.5 μm。 ● 間質性肺炎致肺泡隔結締組織水腫、炎症細胞浸潤。 ● 肺換氣功能發生障礙。

圖 3-5：氣－血屏障

肺泡壁

表 3-1：肺泡壁由單層扁平上皮構成

項　目	說　明
小肺泡細胞為扁平上皮細胞（I 型細胞）	● 又稱 I 型肺泡細胞，厚約 0.1 微米，基底部是基底膜，無增殖能力。 ● 肺泡表面大部分為此種細胞、其基膜緊貼毛細血管。
大肺泡細胞為分泌上皮細胞（II 型細胞）	● 又稱 II 型肺泡細胞。 ● 分泌表面活性物質調節肺泡表面張力。 ● 表面活性物質具有降低肺泡表面張力，穩定肺泡。 ● 會不斷分化、增殖，修補損壞肺泡上皮作用。
隔細胞	● 位於肺泡間隔中，進入肺泡腔內稱塵細胞。 ● 塵細胞細胞質內有塵埃顆粒屬於吞噬細胞。
肺巨噬細胞	● 來自血液單核細胞。
塵細胞	● 為心衰竭患者其肺內吞噬血紅蛋白分解物的巨噬細胞。 ● 毛細血管內皮對液體通透性比肺泡細胞內皮要高，心衰竭患者體液會滲出到結締組織造成間質性肺水腫。
肺泡隔（Alveolar septum）：是相鄰肺泡壁間的結構，由結締組織和毛細血管組成。有連續的毛細血管網與肺泡壁相貼。肺泡隔彈性纖維其彈性回縮可促使擴張的肺泡回縮。如彈性纖維退化變性，肺泡彈性減弱回縮變差，久之將使肺泡擴大導致肺氣腫。	

第 2 節 呼吸系統生理學

呼吸由延髓和腦幹腦橋區域的呼吸中樞控制。影響呼吸驅動來自外界因素和中樞化學感受器之間的化學反饋。呼吸中樞也受到大腦皮層、下視丘腦、肌肉和肺臟等傷害影響新陳代謝。呼吸系統的生理過程涉及多個器官和組織，包括鼻腔、喉嚨、氣管、支氣管、肺和呼吸肌肉。這些器官和組織共同工作，使空氣進入肺部，進行氣體交換，並排出二氧化碳。

呼吸系統生理學研究人體如何將空氣吸入、運送到肺部並進行氣體交換，包括氧氣和二氧化碳。在肺泡表面形成一層粘液層稱為表面活性物質（surfactant）。表面活性物質有降低肺泡表面張力、穩定肺泡大小的作用。

- 鼻腔上皮組織有纖毛可將灰塵和細菌混合黏液排送到咽喉。
- 鼻腔壁黏膜助於濕潤空氣並吸附雜質防止進入肺中。
- 鼻被鼻中隔分二個鼻腔，鼻腔內鼻毛是過濾及吸附空氣中雜質。
- 呼吸道表面有分泌液和纖毛能溫暖冷卻、濕潤和淨化吸入空氣，保護呼吸器官。
- 肺部各氣管纖毛將黏液形成痰經由氣管排送到咽喉，可被咳出或咽下進入食道被胃酸分解。

圖 3-6：空氣進入鼻腔之情況

呼吸系統的生理過程包括呼吸氣流的產生、氣體運輸、氣體交換以及體液和電解質平衡的調節。呼吸系統生理學研究人體如何進行氣體交換，以及如何調節體液和電解質平衡，對維持身體正常功能至關重要。呼吸系統還參與了調節酸鹼平衡、調節心血管功能、調節免疫功能和控制呼吸節律。呼吸系統的正常功能對維持人體的正常生理和代謝過程至關重要。呼吸系統的生理過程說明如下。

- 氣體運輸：空氣從口鼻進入呼吸道系統到達肺部。氧氣通過肺泡壁進入血液中，二氧化碳則從血液中擴散到肺泡中排出體外。
- 呼吸氣流產生：呼吸氣流是由橫隔膜收縮所產生。當橫隔膜收縮時胸腔擴大，氣壓降低，空氣便會被吸入肺部。
- 氣體交換：氧氣通過呼吸系統進入體內後被運輸到身體組織進行代謝。
- 體液和電解質平衡調節：呼吸深度和頻率增加，身體排出二氧化碳降低血液的二氧化碳濃度，維持體液和電解質平衡。

圖 3-7：呼吸系統的生理過程

- 人體呼吸氣體進入肺泡內，在肺泡的毛細血管血液行氣體交換。
- 肺部的氣體交換是通過肺泡和肺毛細血管之間的擴散進行的。
- 肺泡和肺毛細血管壁約 0.5 微米，氣體通過這些壁進行氣體交換。
- 肺泡中氧氣濃度高於血液氧氣濃度，氧氣會經肺泡壁進入血液。血液二氧化碳濃度高於肺泡濃度，會經肺泡壁進入肺泡呼出體外。

圖 3-8：氣體在肺泡之氣體交換

肺泡通氣量（Alveolar ventilation, VA）

可確切反映有效通氣的增加或減少，深而慢的呼吸較淺而快的呼吸為好。

解剖無效腔和肺泡無效腔合稱生理無效腔（生理死腔），不能進行氣體交換稱為死腔通氣（dead space ventilation, VD）。正常情況下通氣／血流比例正常，肺泡死腔量極小可忽略不計，因此生理死腔量基本上等於解剖死腔量。

生理死腔量增大發生在：肺血管血流量減少或肺血管栓塞，造成換氣功能異常。肺泡通氣量減少發生在：肺通氣量減少和／或生理死腔量增大。

定　義	• 靜息下每分鐘吸到肺泡行氣體交換的有效通氣量。
死腔肺泡	• 細支氣管以上的氣道僅作氣體傳導，不參與肺泡氣體交換，是為解剖無效腔或死腔。
無 效 腔	• 部分進入肺泡氣體因無進行肺泡毛細血管與氣體交換，無法進行氣體交換，是為肺泡無效腔。

圖 3-9：肺泡通氣量（Alveolar ventilation, VA）

肺功能檢查（Pulmonary Function Test，PFT）

健康狀況好的人其肺活量大，影響肺活量減少因素包括：肺結核、肺纖維化、肺不張、肺葉切除、脊柱後凸、胸膜增厚、胸膜炎或氣胸等。呼吸功能檢查為掌握肺容積、肺容量指標及肺通氣功能具有臨床意義。

表 3-2：肺功能檢查（Pulmonary Function Test，PFT）

項　目	說　明
檢查目的	● 檢查支氣管性氣喘、慢性阻塞性肺病受損及嚴重性。 ● 高危險群的篩檢，與疾病診斷。 ● 追蹤肺部疾病並評估治療效果。 ● 手術前及手術拔管後之考量依據。 ● 評估職業環境對肺部受損影響。
適應症	● 體格檢查。 ● 從事粉塵作業之勞工或罹患塵肺症者。 ● 咳嗽或不明原因之呼吸困難、胸悶。
檢查前注意事項	● 檢查當日勿使用支氣管擴張劑，症狀嚴重可使用藥物但請告知檢驗人員；以免影響檢查的準確性。 ● 將活動式假牙取下，用力吹氣情形下導致活動式假牙脫落。 ● 身高、體重、年齡、性別、抽菸史，檢查前會先記錄。
檢查做法	● 受檢者夾上鼻夾，口含吹管用嘴巴呼吸，以站立姿勢且不要低頭做幾次輕鬆呼吸讓呼吸道暢通。 ● 聽從檢查人員指示，進行檢查。 ● 請受檢者用嘴巴用力吸飽氣後，在不換氣下一口氣以嘴巴用力吹氣持續 6 秒鐘。 ● 肺功能單項檢查至少需重複 3 次以上以提高其準確性。
注意事項	● 檢查過程發生失頭暈、胸痛、胸悶、咳血、氣喘等，請立即告知檢查人員。

表 3-3：肺功能檢查之專有名詞

項　目	說　明
肺活量	＝ 潮氣量＋補吸氣量＋補呼氣量
潮氣量	指每次呼吸時吸入或呼出的氣體量。
補吸氣量（吸氣儲備量）	指平靜吸氣末，再儘力吸氣所能吸入的氣體量。
補呼氣量（呼氣儲備量）	指平靜呼氣末，再儘力呼氣所能呼出的氣體量。

一、肺容積（the pulmonary volumes）與肺容量（the pulmonary capacities）

表 3-4：肺功能檢查之專有名詞

項目		說明
肺容積	潮氣量（Tidal Volume, TV）	• 每次正常呼吸下所吸進呼出的容積，約400～600 ml。
	吸氣儲備容積（Inspiratory Reserve Volume, IRV）	• 正常吸氣後，再用全力吸氣後所多吸入的氣體容積，通常約 3000 ml。
	呼氣儲備容積（Expiratory Reserve Volume, ERV）	• 在正常呼氣後，再用全力呼氣後所吐出的氣體容積，通常接近 1100 ml。
	殘氣量（Residual Volume, RV）	• 用力呼氣到不能再呼為止時，肺中仍存留的氣體容積。正常大約為 1100 ml。
肺容量	肺活量（Vital Capacity, VC ＝ IRV ＋ TV ＋ ERV）	• 最大呼氣後再用力吸氣的最大吸氣量。
	吸氣量（Inspiratory Capacity, IC ＝ TV ＋ RV）	• 一個人在正常呼吸下開始吸氣，其所能吸入的最大氣體量，也就是等於潮氣容積加上吸氣儲備容積。大約為 3500 ml。
	功能儲備量（Functional Residual Capacity, FRC ＝ ERV ＋ RV）	• 安靜呼氣（passive expiration）狀態下，留在肺內的空氣。
	總肺容量（Total Lung Capacity, TLC ＝ IC ＋ FRC）	• 儘可能吸氣之後，肺中容積的總和。

二、肺通氣功能項目與臨床意義

表 3-5：肺通氣功能項目與臨床意義

測定項目	定義及臨床意義
每分鐘通氣量（MV）	• 每分鐘吸入或呼出肺的氣體總量，即潮氣量與呼吸頻率的乘積。 • 正常成人安靜下，每分鐘通氣量約6 ～8 L。 • MV > 10L 是過度通氣可造成呼吸性鹼中毒。 • MV < 3L 是通氣不足可造成呼吸性酸中毒。
肺泡通氣量	• 每分鐘吸入肺泡與血液進行氣體交換的新鮮空氣量。肺泡通氣量＝（潮氣量－無效腔氣量）× 呼吸頻率。
最大自主通氣量（MVV）	• 在單位時間內以最大力量進行深而快的呼吸通氣量。若設定單位時間為 1 分鐘，稱為每分鐘最大通氣量。MVV ＝ Vt×RR。 • MVV 實測值占預計值之 80% 以上為正常。 • MVV 與 FEV1 正相關，MVV ＝ FEV1×35。 • 檢測肺彈性、氣道阻力、胸廓彈性和呼吸肌力量。 • 阻塞性通氣障礙時 MVV 明顯降低。 • 限制性通氣障礙時 MVV 可正常或降低。
用力肺活量（FVC）和第一秒用力呼氣量（FEV1）	• FVC 是最大吸氣後，儘快呼氣所能呼出的最大氣量。正常人 3 秒內可將肺活量全部呼出，第 1、2、3 秒所呼出氣量各占 FVC 的百分率正常分別為 83%、96%、99%。 • FVC 是測定呼吸道有無阻力的重要指標。 • 第 1 秒肺活量（FEV1）占整個肺活量百分比表示，稱 1 秒率（FEV1 / FVC），正常值應 > 80%。 • < 80% 提示氣道阻塞性通氣障礙，如 COPD、Asthma 急性發作，FEV1 及 FEV1 / FVC 皆↓。 • 限制性通氣障礙患者，雖呼出氣流不受限制，但肺彈性及胸廓順應性↓，呼氣運動迅速減弱，使絕大部分肺活量在極短時間內迅速呼出，FEV1 / FVC 可正常或接近 100%，包括：彌漫性肺間質疾病、胸廓畸形。
用力呼氣中段流量（FEF25%～75%）	• 測定氣道阻塞的敏感指標，用力呼氣曲線分成四等份算出中間 50% 部分的容量與時間的比。
最大呼氣流率（PEFR）	• 深吸氣後以最大速度向呼氣流量計內吹氣，記錄讀數，取 3 次平均值。 • 若平均值明顯降低，表是氣道阻塞，常用於氣喘患者的監測。

血紅素與氧氣結合的特徵

血液中的氧氣主要以氧合血紅素（HbO）形式運輸，當血液流經 PO2 高的肺部時，Hb 與 O2 結合形成 HbO2；當血液流經 PO2 低的組織時，HbO2 迅速解離釋放 O2 成為去氧 Hb。100 毫升血液中血色素（Hb）所能結合的最大氧氣量稱為血色素的氧容量。血色素氧含量和氧容量的百分比稱為血色素氧飽和度。例如，血色素濃度在 15g/100 ml 血液時，血色素的氧容量＝ 15×1.34 ＝ 20.1 ml/100 ml 血液，如血色素的氧含量是 20.1 ml，則 Hb 氧飽和度是 100%。如果血色素氧含量實際是 15 ml，則血色素氧飽和度＝ 15 / 20×100%＝ 75%。

氧解離曲線（Oxygen dissociation curve）

或稱氧合血紅蛋白解離曲線（Oxyhemoglobin dissociation curve），表示氧分壓（PO2）與血紅蛋白（Hb）結合飽和度關係的曲線，呈「S」形可分為上、中、下三段。氧解離曲線以氧分壓（PO2）值為橫坐標，血氧飽和度為縱坐標。血液中的氧氣以溶解和結合兩種形式存在，其中氧氣溶解的量極少，僅占血液總氧含量的約 1.5%，結合的氧占 98.5% 左右。氧氣與血紅素的結合形式稱之氧合血紅蛋白（HbO2 血紅蛋白（Hemoglobin, Hb）是紅細胞內的色蛋白，它的分子結構特徵使之成為極好的運送氧氣的工具。血紅蛋白還參與二氧化碳的運輸。當氧氣分子與血紅蛋白結合時，形成氧合血紅蛋白（HbO2），當氧氣分子從血紅蛋白中釋放時，形成脫氧血紅蛋白（Hb）。血氧結合曲線的形狀對血氧濃度和運輸至組織的氧氣量有重要影響，在肺功能測試中測量血氧飽和度和氧氣壓力，使用血氧結合曲線來評估肺功能是否正常。

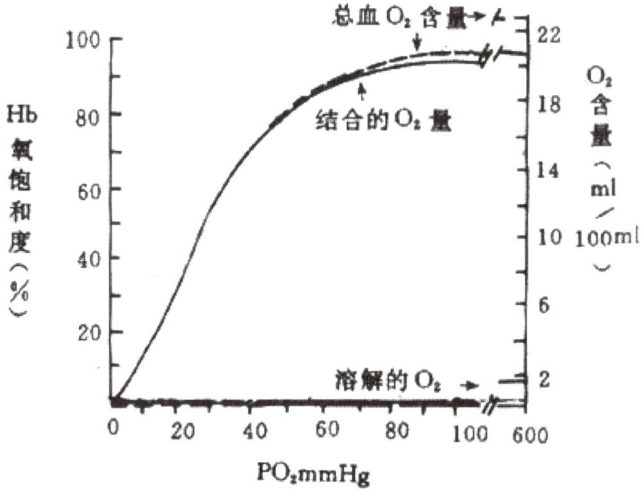

資料來源：A+ 醫學百科

圖 3-10：血氧解離曲線

氧解離曲線上段	• 曲線較平坦，只要 Po2 不低於 60 mmHg，血紅蛋白氧飽和度仍能保持在 90% 以上載氧能力。
氧解離曲線中段	• 曲線較陡，當 Po2 在 60 ～ 40 mmHg 範圍稍有下降，進而釋放氧氣，滿足機體需求。
氧解離曲線下段	• 曲線最陡，當 Po2 下降 40 ～ 15 mmHg，血氧血紅素氧飽和度會大大下降，使氧氣大量釋放出來，滿足組織需求。

圖 3-11：氧解離曲線之各段說明

氧解離曲線的特點及意義

肺泡通氣量的增加幾乎無助於 O2 的攝取；反之，如使 PO2 下降到 70 mmHg，血紅素氧飽和度為 94%，也只降低 3.4%。只要 PO2 不低於 60 mmHg，血紅素氧飽和度仍能保持在 90% 以上，血液仍可攜帶足夠量的 O2，不致發生明顯的低血氧症。

血液流經組織液時釋放出的氧氣容積所占動脈血血氧含量的百分數稱為血氧的利用係數，安靜時為 25% 左右。以心輸出量 5 公升計算，安靜狀態下人體每分耗氧氣量約為 250 毫升。

氧解離曲線上段	• PO2 為 100 mmHg 時（相當於動脈血 PO2），血紅素氧飽和度為 97.4%，血氧含量約為 19.4 ml%；若吸入氧氣 PO2 提高到 150 mmHg，血紅素氧飽和度為 100%，只增加了 2.6%。
氧解離曲線中段	• 相當於 PO2 40 ～ 60 mmHg，相當於混合靜脈血的 PO2，此時血紅素氧飽和度約為 75%，血氧含量約 14.4 ml%，即每 100 ml 血液流過組織時釋放了 5 ml O2。
氧解離曲線下段	• PO2 可降至 15 mmHg，血紅素血氧飽和度進一步解離，血氧含量約 4.4 ml%，每 100 毫升血液能供給組織 15 毫升氧氣，氧氣的利用係數提高到 75% 是安靜時的 3 倍。

圖 3-12：血氧解離曲線說明

氧氣濃度高的環境	• 氧氣會與血紅蛋白結合，形成飽和的氧合血紅蛋白。
氧氣濃度低的環境	• 當血紅蛋白運輸到組織時，氧氣濃度較低，血紅蛋白釋放氧氣，成為脫氧血紅蛋白。

圖 3-13：飽和氧合血紅蛋白與脫氧血紅蛋白

血氧結合曲線形狀	• 取決於血紅蛋白的親和力和環境中氧氣壓力的高低。
正常情況	• 曲線呈 S 形，當血紅蛋白分子與氧氣結合增加，曲線上升的越快。
飽和度達一定程度後	• 曲線上升速度減緩，剩餘的血紅蛋白分子需要更高的氧氣濃度才能結合氧氣。

圖 3-14：血氧結合曲線形狀的變化

血氧結合曲線 P50 值的意義

血紅蛋白與氧的親和力可用 P50 來反映，它是指血紅蛋白氧飽和度為 50%時的血氧分壓，正常為 26 ～ 27 mmHg。P50 增大反映血紅蛋白與氧的親和力降低，反之血紅蛋白與氧的親和力增高。

當紅血球細胞內 2，3 二磷酸甘油酸（2，3-DPG）增多、酸中毒、血溫度高、二氧化碳分壓升高時，血紅蛋白與氧的親和力降低，氧解離曲線向右移；反之則向左移。

P50 值	• 表示當血紅蛋白飽和度為 50% 時，氧氣壓力的值。
P50 值越低	• 表示血紅蛋白對氧氣的親和力越高，此時低氧環境下血紅蛋白更容易結合氧氣。
P50 值越高	• 血紅蛋白對氧氣的親和力較低，此時在高氧環境下血紅蛋白更容易釋放氧氣。

圖 3-15：血氧結合曲線 P50 值的意義

血氧曲線向右偏移	• 表示血紅蛋白對氧氣的親和力降低，此時在同樣氧氣壓力下血紅蛋白釋放更多的氧氣，在組織中氧氣的供應量增加。
曲線偏右或偏左因素	• （偏右）酸中毒、高碳酸血症、高溫、高海拔。 • （偏左）低溫、低碳酸血症等。
血氧曲線向左偏移	• 表示血紅蛋白對氧氣的親和力增加，此時在同樣氧氣壓力下血紅蛋白釋放更少的氧氣，在組織中氧氣的供應量減少。

圖 3-16：血氧解離曲線向右或向左說明

在微壓氧艙吸氧對血氧解離曲線的影響

吸氧可以改變血氧結合曲線偏移，可增加血紅蛋白對氧氣的親和力，減少氧氣在組織中的釋放，對疾病治療和運動表現等產生積極影響。

但同時也需要注意，過度吸氧也可能對人體產生負面影響，例如氧中毒等。因此，人在微壓氧艙吸氧時會對血氧結合曲線產生影響。人在微壓氧艙吸氧時，應該注意控制時間和劑量，適當調整吸氧濃度以確保安全和有效性。吸氧可以增加血液中氧氣的濃度，進而增加血紅蛋白的氧氣飽和度。

人在微壓氧艙吸氧對血氧結合曲線的影響，說明如下。

血氧解離曲線向左移	• 吸微壓氧增加血紅蛋白對氧氣的親和力，減少氧氣在組織中的釋放。
降低 P50 值	• 吸微壓氧可降低 P50 值，增加血紅蛋白對氧氣的親和力，減少氧氣在組織中的釋放。
縮小曲線範圍	• 即使在不同的氧氣壓力下，使氧氣的運輸更加穩定，對登山者和飛行員等有益。

圖 3-17：人在微壓氧艙吸氧對血氧結合曲線的影響

氧氣和二氧化碳以物理溶解的量很少，在肺進行氣體交換時進入血液的氧氣和二氧化碳是先行物理性溶解提高分壓，再行化學方式結合；當氧氣和二氧化碳從血液釋放時，是以物理溶解的量先行逸出使氣體分壓下降，以化學結合的氧氣和二氧化碳再分離出來補充所失去的溶解氣體量。溶解的和化學結合的兩者之間處於動態平衡。

人在安靜狀態下氧氣耗氧量約為 250 毫升／分鐘，如仰賴物理溶解的氧量來提供身體所需，會提高心輸出量或肺泡內氧氣分壓對人體是不好的，所幸身體大部分氧氣和二氧化碳是以化學方式結合供應身體所需，有效減輕心臟和呼吸器官的負擔。

存在形式	• 氧氣以物理溶解和化學結合於血液中。
氧 含 量	• 氧氣溶解量僅占血液總氧含量約 1.5%。 • 氧氣結合形式存在血液中約占 98.5%。
溶 解 量	• 溫度 38℃時，1 個大氣壓的氧氣在 100 毫升血液中溶解量是 2.36 毫升。 • 動脈血氧氣分壓（PO2），每 100 毫升血液含氧氣溶解量為（2.36×13.3）/ 101.0 = 0.31 毫升。

圖 3-18：氧在血液中存在的形式

存在形式	• 二氧化碳以物理溶解和化學結合於血液。
溶解量	• 二氧化碳在 100 毫升血液中溶解的量是 48 毫升。
靜脈溶解量	• 靜脈血二氧化碳的分壓為 48 毫米水銀汞柱（mmHg） • 每 100 毫升血液二氧化碳的溶解量為 $(48\times6.12)/101.08=2.9$ 毫升。

圖 3-19：二氧化碳在血液中存在的形式

血氧分壓（Partial pressure of oxygen，PO2）

氧氣必須溶解於血中行成血氧分壓 PO2，才會有氧氣與血紅素的結合。動脈血從肺內攝取氧氣形成動脈血氧分壓（PaO2），反映出肺毛細血管的攝氧狀況，即是外呼吸狀況的指標。

定義	• 為物理溶解於血液中的氧所產生的張力。 • 常溫常壓下，每 100 毫升 l 血中溶解的氧氣僅 0.3 毫升。
正常時	• 動脈血氧分壓約 100 mmHg。 • 靜脈血氧分壓約 40 mmHg。
取決於	• 動脈血氧分壓取決吸入氣體氧分壓和肺外呼吸功能。 • 靜脈血氧分壓反映內呼吸狀況。

圖 3-20：血氧分壓（PaO2）

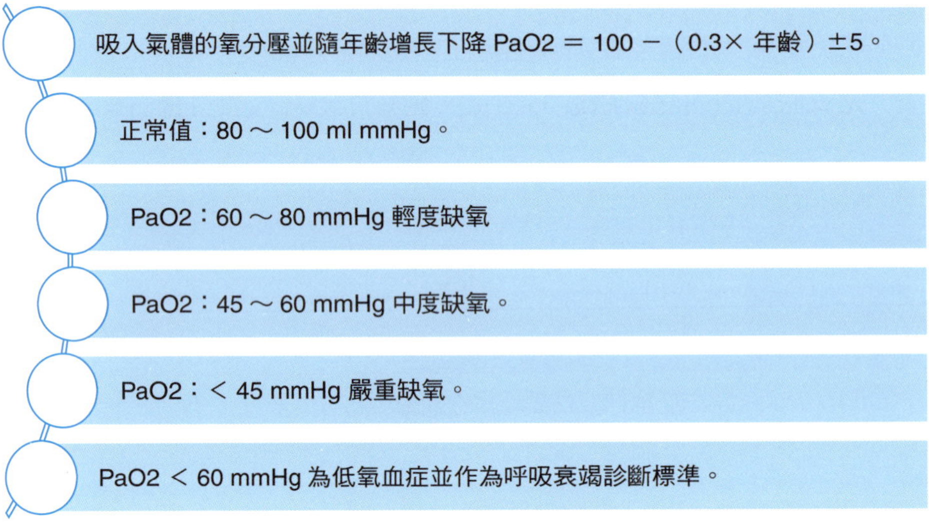
吸入氣體的氧分壓並隨年齡增長下降 PaO2 = 100 －（0.3× 年齡）±5。
正常值：80 ～ 100 ml mmHg。
PaO2：60 ～ 80 mmHg 輕度缺氧
PaO2：45 ～ 60 mmHg 中度缺氧。
PaO2：< 45 mmHg 嚴重缺氧。
PaO2 < 60 mmHg 為低氧血症並作為呼吸衰竭診斷標準。

圖 3-21：血氧分壓判讀

動脈血氧分壓

動脈血壓分壓（PaO2）是缺氧最敏感的指標。人體組織血氧分壓為 30 mmHg，故動脈血氧分壓需大於 30 mmHg 才能進行氣體交換，若動脈血氧分壓小於或等於 20 mmHg，則腦細胞不能再從血中攝取氧氣，人體有氧代謝即停止，故動脈血氧分壓為 20 mmHg 為死亡線。

氣體的彌散取決於組織血氧和動脈血氧分壓的差異，當兩者分壓差愈大則彌散愈快。動脈血氧分壓會隨吸入氧濃度（FiO2）的升高而升高。

靜脈血氧分壓（PvO2）

是反映體內內呼吸狀態的指標。動脈血進入人體會被各組織器官所利用，因各組織器官耗氧量不同，如心臟利用氧氣最多其攝氧率約57%、腎臟約 6.5%。上、下腔及心內靜脈血匯入右房、右室再進入肺動脈後可代表為靜脈血。

表 3-6：血氧說明

項　目	說　明
血氧容量（Oxygen binding capacity, CO2 max）	100 毫升血液中血紅蛋白被氧充分飽和的最大攜氧量。 正常為 20 ml/dl，值的高低可反映血液攜帶氧的能力。
血氧含量（Oxygen content, CO2）	100 毫升血液中實際含有的氧量。 取決於血氧分壓和血氧容量。 正常動脈血氧含量（CaO2）約 19 ml/dl，靜脈血氧含量（CvO2）約 14 ml/dl。 動靜脈血氧含量差（Da-vO2）反映組織攝氧能力，正常約 5 ml/dl。
血氧飽和度（Oxygen saturation, SO2）	血液中氧合血紅蛋白占總血紅蛋白的百分數。 約等於血氧含量與血氧容量的比值。 正常動脈血氧飽和度（SaO2）為 95%～98%。 靜脈血氧飽和度（SvO2）為 70%～75%。 取決於血氧分壓，可用氧合血紅蛋白解離曲線表示。

第 3 節 呼吸系統病理學

呼吸系統病理學是研究與呼吸系統相關的疾病的學科。呼吸系統疾病可能會對呼吸系統造成不同的影響和損傷，對於生活品質和健康都會產生負面影響。下面是一些常見的呼吸系統疾病。

1. **鼻子常見的疾病**：包括鼻炎、鼻塞、流鼻涕、流鼻血、鼻前庭炎、鼻前庭濕疹、酒槽鼻、鼻纖維丘疹、鼻竇炎等。
2. **炎症**：鼻孔發炎、由感冒引發的打噴嚏、過敏性鼻炎流鼻血。鼻孔內的毛細血管脆弱，血管受到破壞後，血液從鼻孔里流出。
3. **過敏性鼻炎**：由於過度敏感引起的鼻黏膜炎症，導致鼻塞、流涕、打噴嚏和嗓子癢等症狀。
4. **鼻敏感**：因為免疫系統受到空氣中的過敏原影響而導致的鼻炎症狀。
5. **鼻竇炎**：鼻腔中之黏膜腫脹及發炎的病症。
6. **鼻中隔偏曲**：鼻中隔未處在中央的位置，可能因為內天或外傷所造成。
7. **鼻癤**：即鼻前庭毛囊、皮脂腺或汗腺的局限性化膿性炎症。
8. **鼻咽癌**：發生於鼻咽腔或上咽喉部的癌症。
9. **空鼻症候群**：是指手術過度移除鼻甲（通常為下鼻甲）後所造成的鼻腔**異常**。

10. 上呼吸道感染：是指發生在上呼吸道（鼻腔、鼻竇、咽頭和喉嚨）的急性感染。

11. 腫瘤：基底細胞癌、鱗狀細胞癌，偶發肉瘤和黑色素瘤。

12. 肺炎：是肺部感染通常由細菌、病毒或真菌引起，會導致呼吸困難、咳嗽、咳痰和發燒等症狀。

13. 肺纖維化：通常由炎症或其他致病因素引起，導致肺組織受損和纖維化，最終導致呼吸困難和氧氣不足。

14. 支氣管哮喘：特徵是呼吸道收縮和分泌物增多，導致呼吸困難、喘鳴和胸悶等症狀。

15. 肺氣腫：通常與吸煙有關導致肺組織氣囊化和呼吸道損傷，導致呼吸困難和氧氣不足。

16. 慢性阻塞性肺疾病（COPD）：是慢性肺部疾病通常由吸煙或長期暴露於空氣汙染物造成，包括慢性支氣管炎和肺氣腫等疾病導致呼吸道慢性炎症和氣流受限。支氣管哮喘是氣道過敏性疾病，主要特徵是氣道過度反應和炎症。它會導致呼吸道收縮和黏液分泌，導致呼吸困難、咳嗽和喘鳴。

17. 肺癌：通常由長期吸煙或暴露於其他致癌物質引起。它最初可能沒有症狀，但隨著腫瘤的增長，可能會導致呼吸困難、咳嗽和咳痰等症狀。

18. 肺栓塞：是由於血管內的血栓阻塞肺動脈引起的疾病，導致呼吸困難、胸痛和咳嗽等症狀。

19. 肺動脈高壓：是肺動脈的壓力過高，通常由肺部疾病或心臟病引起，導致呼吸困難、胸痛和水腫等症狀。

20. 呼吸窘迫綜合症：是導致呼吸困難的症狀群，通常由心臟病、肺部疾病或肌肉無力引起，導致呼吸困難、疲勞和咳嗽等症狀。嗅覺減退是氣味感知能力下降的症狀，成因為疾病或外傷所造成，最常見的是上呼吸道感染和顱腦外傷，也可能是鼻息肉、鼻竇炎，荷爾蒙失調和牙齒問題。殺蟲劑、溶劑、藥物、頭頸部癌症放射治療可能會造成嗅覺減退。

呼氣時肺泡縮小，表面活性物質密度增加，表面張力降低，防止肺泡過度塌陷；吸氣時肺泡擴張，表面活性物質密度減小，肺泡回縮力加大，可防止肺泡過度膨脹。表面活性物質的缺乏或變性均可引起肺不張，過度通氣可造成表面活性物質缺乏；吸入毒氣可直接破壞表面活性物質。新生兒透明膜病是因為II型肺泡細胞發育不良，表面活性物質合成和分泌障礙，致使肺泡表面張力增大，嬰兒出生後肺泡不能擴張，出現新生兒呼吸窘迫症。II型肺泡細胞有分裂、增殖並分化為II型肺泡細胞的潛能，故具有修復受損傷上皮的作用。

肺組織缺氧時肺表面活性物質分泌會減少，引起肺泡不張不能進行氣體交換。新生嬰兒肺不張症是缺乏肺表面活性物質所致。慢性支氣管炎或支氣管哮喘時，肺泡長期處於過度膨脹狀態會使肺泡的彈性纖維失去彈性並遭破壞，形成肺氣腫影響呼吸機能。

21. 被定義為呼吸不舒服、困難或吃力的感覺，分為：呼吸急促或呼吸過緩區分。外界各種刺激、疼痛和情緒會通過大腦皮層和下丘腦影響呼吸功能。血液中溶解的二氧化碳分壓（PaCO2）變化會影響人體酸鹼值 pH 值。當動脈血 PaO2 降至 40 mmHg 以下時，通常會出現呼吸困難。過度換氣會導致 PaCO2 降低，動脈血管收縮，從而降低腦血流量和顱內壓。相反，PaCO2 增加會導致顱內壓增加，最終導致意識水平下降、腦幹反射及姿勢和運動反應改變。

第 4 章

空氣汙染對健康的危害

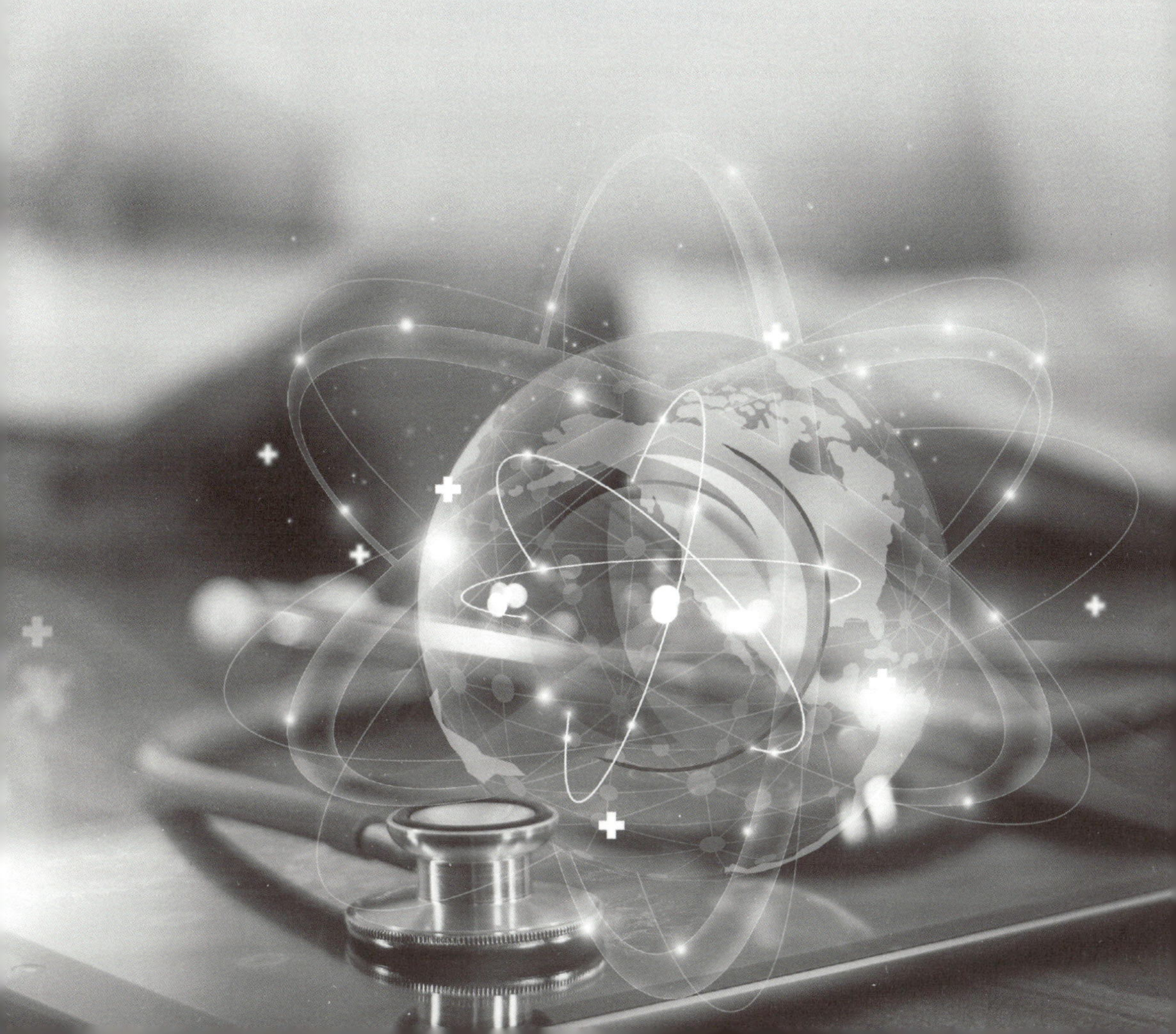

第 1 節 空氣汙染成因

空氣汙染指危害人體健康及周邊環境物質所對大氣層造成的汙染。這些物質可能是氣體、固體或液體懸浮物等。在日常生活中呼吸最普遍的物質是一氧化碳，其次是二氧化碳，然後是其他氣體。

2008 年，布萊克史密斯研究所報告將室內空氣汙染和城市空氣品質列為世界最嚴重的致命汙染問題。

2014 年世界衛生組織報告，2012 年空氣汙染導致全球 700 萬人死亡。空氣汙染成因與影響包括：（1）溫室效應、（2）顆粒物汙染、（3）增加紫外線輻射、（4）酸雨、（5）增加地面臭氧濃度、（6）增加氮氧化物濃度。

空氣汙染物質	• 空氣中的物質，對人類健康和生態環境產生有害影響。
種類	• 固態顆粒、液態液滴、氣體。 • 天然的或是人造的。
原因	• 初級汙染物：火山噴發菸灰、車廢氣一氧化碳，工廠排放二氧化硫。 • 次生汙染物：是由初級汙染物反應形成的。

圖 4-1：空氣汙染物質、種類、原因

煙塵等粒子覆蓋植物的葉片，阻礙植物吸收陽光，降低光合作用的效率。二氧化硫、二氧化氮溶於空氣中的水份，形成酸雨、酸霧、酸雪，或直接溶於水體（湖泊、溪澗），降低水土酸鹼度，使植物和水中生物死亡。

表 4-1：初級汙染物

項　目	說　明
硫氧化物（SOx）	• 煤和石油燃燒會產生二氧化硫（SO2）。 • 受到 NO2 氧化形成 H2SO4 即酸雨成分。
氮氧化物（NOx）	• 高溫燃燒產生二氧化氮（NO2）成棕色煙霧具刺鼻味。
一氧化碳（CO）	• 無色、無味、無刺激性，不完全燃燒產生。 • 汽車廢氣是主要來源及燒柴火。
揮發性有機物	• 甲烷（CH4）或非甲烷。 • 甲烷是溫室氣體導致全球暖化。 • 芳香非甲烷苯類、甲苯、二甲苯可能導致白血病。 • 1,3- 丁二烯是有害健康的分子。
氯氟烴（CFCs）	• 從空調、冰箱、噴霧劑產生。 • 破壞臭氧層使紫外線到達地球，導致皮膚癌、眼疾。
氨氣（NH3）	• 農業肥料或藥物合成成分。 • 氨氣與氮氧化物和硫發生反應，形成次生顆粒。
放射性廢料	• 核爆、戰爭爆破產生的放射性廢料。
有毒金屬	• 鉛和汞的合成物。

表 4-2：次生汙染物

項　目	說　明
霾	大量燃煤，混合煙霧和二氧化硫產生。 汽車和工業排放廢氣在紫外線照射下形成。 與初級汙染物混合形成。
硝酸過氧化乙醯	由 NOx 和揮發性有機化合物反應形成。
臭氧	臭氧是太陽輻射光化反應形成，稱為光化臭氧。 光化臭氧是光化學煙霧的（photochemical smog）主要成分。

顆粒物（Particulate matter, PM）說明

項目	說明
定　義	• 或稱粒狀物、懸浮微粒、大氣微粒物質，是懸浮在空氣中的固態或液態粒子。
起　源	• 火山爆發、沙塵暴、火災、浪花等。
分　類	• 直徑小於或等於 10 微米的顆粒物稱為可吸入顆粒物（PM10），不能被身體防禦機制阻擋，可直達肺部。 • 直徑小於或等於 2.5 微米的顆粒物稱為細顆粒物（PM2.5），可穿透肺泡到達血液。

圖 4-2：顆粒物說明

空氣品質預報是利用各種技術對空氣中的汙染物濃度及其時空分布進行預測。

空氣品質預報方法包括：數值預報、統計預報、潛勢預報。空氣汙染指數（Air Pollution Index, API）是表達空氣汙染程度的數值，每個國家的標準不同。

第 2 節 空氣汙染對人體健康的傷害

空氣汙染對人體健康的傷害，說明如下。

1. **呼吸系統**：細微懸浮粒子和氮氧化物等進入人體呼吸系統後會對呼吸道和肺部造成傷害。空氣汙染物質可以引起喉嚨、鼻子和肺部的刺激，導致喉嚨痛、鼻塞、氣喘、支氣管炎和肺炎等呼吸系統疾病。長期暴露於空氣汙染下會增加呼吸道感染、支氣管炎、肺炎和慢性阻塞性肺病等疾病。
2. **心血管系統**：空氣汙染微細顆粒物質會進入血液循環系統，對血管內皮細胞造成損傷，促進血管壁硬化和斑塊形成，造成心臟病、中風和高血壓等，特別是老年人和患有心臟病的人更具傷害性。
3. **神經系統**：長期暴露於空氣汙染下的老年人，其認知和記憶能力可能會出現下降。鉛和汞可以損害神經系統，導致失智症、認知障礙和其他神經系統問題。
4. **免疫系統**：容易受到病毒和細菌的攻擊，增加感染疾病的風險。
5. **癌症**：某些空氣汙染物質，如二氧化硫、氮氧化物和一氧化碳被認為與某些癌症，如肺癌和膀胱癌等有關。
6. **其他健康問題**：造成腎臟疾病、眼睛問題、生殖問題和兒童發育問題等。

2006 年 Pope, C. A., Dockery 等人報導：細小的顆粒物（PM2.5）在空氣汙染中占有重要地位。這些顆粒物在呼吸道中停留較長時間，與許多健康問題有關，包括：心血管疾病、呼吸系統疾病和癌症等。

2010 年 Brook, R. D., Rajagopalan 等人報導：空氣汙染是心血管疾病的重要危險因素之一。本研究微美國心臟協會的科學聲明，詳細介紹了顆粒物汙染與心血管疾病之間的相關性。

2019 年 Thurston, G. D., & Kipen, H 等人報導：空氣汙染可以通過增加體內氧化應激水平而危害人體健康。本研究說明氧化應激與空氣汙染之間的關係，並探討了該領域的最新研究進展。

2019 年 Li, H., Cai, J., Chen 等人發表：空氣中的顆粒物可以刺激人體產生應激激素影響健康。本研究透過隨機雙盲、交叉試驗，探討了空氣汙染對應激激素水平的影響，並評估了使用空氣淨化器對人體健康的效益。

台灣進入工業化社會帶來經濟成長，但也對環境帶來汙染，空氣汙染對健康產生極大的危害。

PM2.5 是指大氣中直徑小於或等於 2.5 微米的細懸浮微粒，含重金屬與汙染物質，經呼吸道到肺泡進入血液循環，造成呼吸道和心血管疾病和癌症。

2013 年世界衛生組織所轄的國際癌症研究總署認為 PM 2.5 是一級致癌物。霾害、交通運輸排放之廢氣、火力發電廠、鋼鐵與石化產業工廠排放廢氣等都是造成 PM 2.5 增加的原因。空氣中 PM2.5 的平均濃度越高，導致肺癌、中風、缺血性心臟病、慢性肺病會相對風險上升。

根據環保署的監測數字顯示臺灣 PM2.5 的平均濃度超過 WHO 規範的 2 倍。臺灣空氣中的 PM2.5 每增加 10，會增加許多疾病的死亡率，包含肺癌死亡增加 12%，缺血心臟病死亡增加 16%，所有心肺疾病死亡增加 10%，罹患肺癌與兒童氣喘的風險提高了 15%，中風、心臟疾病與慢性呼吸道疾病的風險增加了 25%。

近年來臺灣的氣喘病人逐年快速升高，研究支持氣喘兒可能與空氣汙染有關。空氣汙染中的 PM2.5 被 WHO 認定是一級致癌物質，空氣汙染發現與肺癌、肝癌、腎臟癌，膀胱癌等有關。

癌症一直是台灣十大死因之首，肺癌又是台灣癌症中的第一殺手，近年來年紀且不吸菸卻得到了肺癌，讓人不難想像可能與臺灣近年來的嚴重空氣汙染有關。

空氣汙染進入血液循環之後會破壞血管內壁造成發炎，造成動脈硬化和血栓，傷及心臟冠狀動脈造成心肌梗塞，塞到腦血管就造成中風，空氣汙染會造成心血管疾病和失智症與腦部的退化。

第 5 章

新冠肺炎 Covid 19 對健康的危害

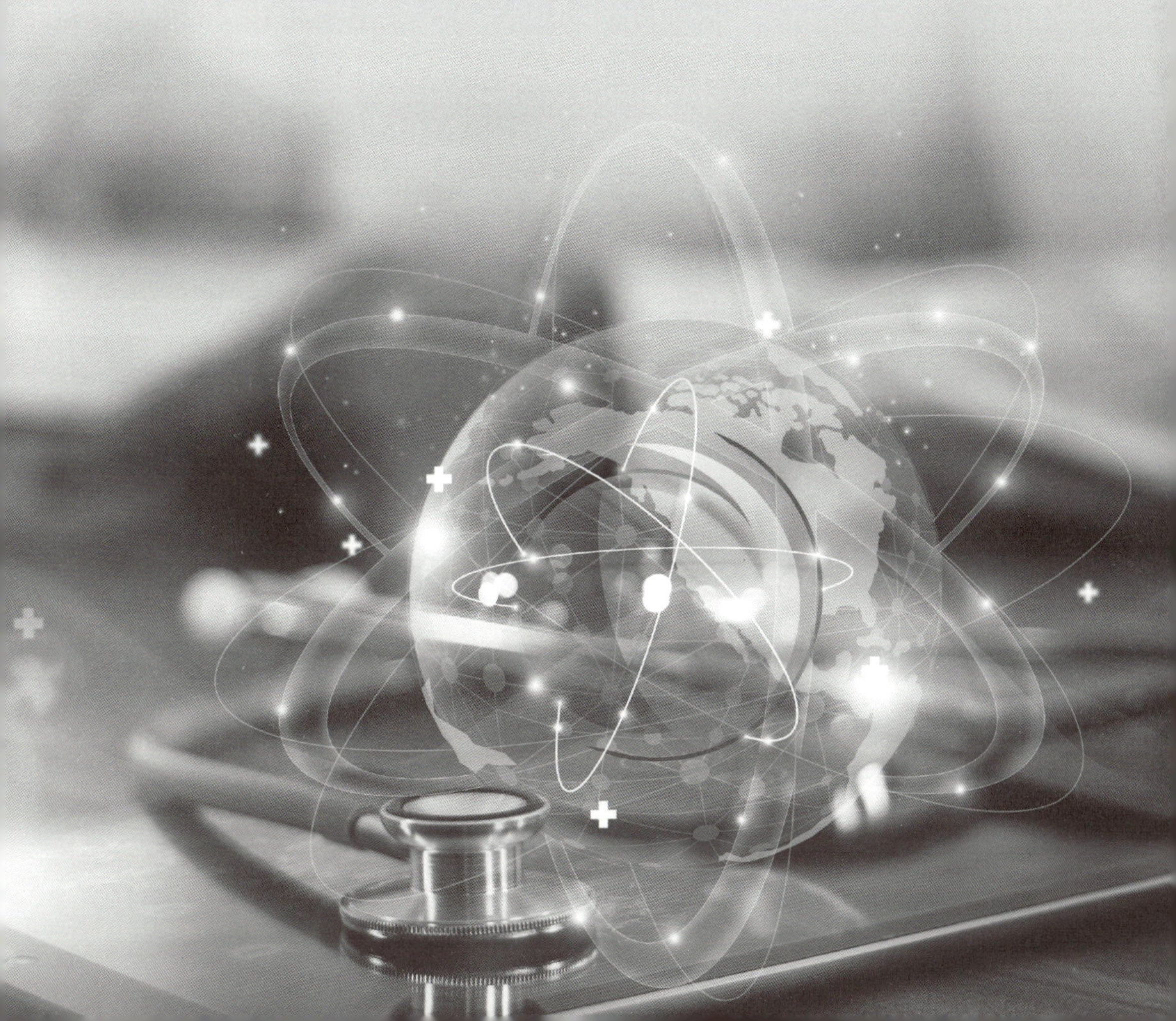

第 1 節 新冠肺炎 Covid 19 的成因及傷害

新冠病毒是一種冠狀病毒，全名為「嚴重急性呼吸系統綜合症冠狀病毒 2 型」（Severe Acute Respiratory Syndrome Coronavirus 2，簡稱 SARS-CoV-2），也被稱為新型冠狀病毒。新冠病毒感染導致的疾病被稱為「新型冠狀病毒肺炎」（Coronavirus Disease 2019，簡稱 COVID-19）。嚴重急性呼吸道症候群冠狀病毒 2 型（severe acute respiratory syndrome coronavirus 2, SARS-CoV-2），簡稱 2 型新冠病毒。是具有包膜的正鏈單股 RNA 病毒。

病毒的宿主包括：哺乳動物和禽類動物，是造成 2019 年底爆發的嚴重特殊傳染性肺炎（COVID-19）。該病毒可透過人類上呼吸道入侵人體，以多種細胞表面表現的 ACE2 為受體達到感染；主要感染器官包括：肺部、心臟、腎臟等多個主要器官。

新冠病毒是一種可以引起呼吸系統疾病的冠狀病毒。2019 年 12 月上旬，中國湖北省省會武漢市發現了首例不明原因肺炎病例。2020 年 1 月中旬在疫情爆發期間，從一位陽性患者樣本的核酸檢測以及基因組測序發現此病毒，臨床症狀為低燒、無力與口鼻症狀、乾咳、腸胃不適。截至 2022 年 5 月 30 日，全球逾 5.28 億名確診個案，其中逾 628.7 萬人死亡，目前數字仍在迅速攀升中且各國死亡人數也在增加。湖北省武漢市展開呼吸道疾病及相關疾病監測，發現不明原因病毒性肺炎病例。個案臨床表現主要為發熱，少數病人呼吸困難，胸部 X 光片呈雙肺浸潤性病灶。中國大陸通知病原體初步判定為新型冠狀病毒，該病毒不同於以往發現的人類冠狀病毒。冠狀病毒病（COVID-19）的病原體已被確定為包膜 RNA β 冠狀病毒家族的新成員。

冠狀病毒（CoV）為有外套膜之 RNA 病毒，在電子顯微鏡下看到類似皇冠的突起得名。世衛組織指出：感染新冠病毒後約 5 ～ 6 天會出現症狀。新冠病毒引起的炎症可能導致年輕人心臟問題。衛生福利部於 2020 年 1 月 15 日公告，新增「嚴重特殊傳染性肺炎」為第五類法定傳染病。

新冠肺炎的併發症

新冠肺炎是呼吸道和肺部首當其衝受傷的部位，感染後 2 ～ 14 天會出現發燒、咳嗽和呼吸急促等症狀，不過有部分是無症狀患者。新冠肺炎引發的併發症包括：急性呼吸窘迫症候群（Acute respiratory distress syndrome, ARDS）、心律不整（Arrhythmia）、心因性休克（Cardiogenic Shock）、肌痛症（Myalgia）、疲勞、其他併發症等。

新冠病毒不只會攻擊肺部，人體各器官都有機會遭到病毒侵襲，說明如下：

1. **肺部纖維化**：近 9 成毛玻璃病變，慢性病患或年長者更容易出現嚴重的肺部感染，輕症出現上呼吸道感染，嚴重則導致肺炎（Pneumonia），甚至引起急性呼吸窘迫症候群（Acute respiratory distress syndrome, ARDS），死亡率相當高。感染或敗血症（Sepsis）也會引起 ARDS，造成肺部的小血管漏液，液體堆積在肺氣囊或肺泡中，使氧氣難以進入血液，只能提供氧氣和機械式呼吸輔助，進行支持性療法。
2. **肝損傷**：肝細胞受損會釋出更多的酵素到血液中。國際醫學期刊《刺胳針》（Lancet）研究指出，不論輕症或重症患者都存在一定比例的肝臟功能異常，可能來自病毒攻擊肝臟、治療用藥導致，或是 ARDS 的併發症引起的。病毒進入血液會隨著靜脈擴散到身體各處，肝臟血液有 3/4 來自於肝門靜脈，所以病毒更容易攻擊肝臟。身體的鐵質是由肝臟負責代謝與儲存，若肝臟受損不能如常代謝，當含鐵量高的血液流經臉部皮膚時，容易出現臉色發黑。

3. **腎臟**：有些患者出現急性腎損傷（Acute Kidney Injury），嚴重者需要進行腎臟移植。世界衛生組織（WHO）表示新冠肺炎會導致體內氧氣循環不足，損害腎臟。

4. **腸胃道系統**：確診患者出現噁心或腹瀉。《新英格蘭醫學雜誌》（The New England Journal of Medicine）的研究報告病人的糞便樣本對新冠肺炎呈現陽性反應，仍無證據會透過糞便傳染。患者嗅覺味覺喪失的比例提高，也常伴隨腹瀉的腸胃道症狀。

5. **心臟及血管**：新冠肺炎病毒容易結合 ACE2 蛋白。ACE2 蛋白存在肺泡內，影響全身血壓調整的腎素一血管張力素系統（Renin-Angiotensin-Aldosterone System, RAAS）內，導致血壓調整更加失衡而增加死亡率，而心律不整者服用奎寧要尤其小心。

6. **免疫系統**：過度的發炎反應會產生大量細胞激素，引發細胞激素風暴（Cytokine storm），失控的免疫反應會造成器官的損傷及衰竭，嚴重引發敗血症、休克、甚至死亡。輕症治療使用奎寧是降低過多的免疫反應。

ACE2 受體（Angiotensin Converting Enzyme 2 receptor）存在於人體細胞表面的蛋白質，負責調節血管收縮和擴張以維持正常的血壓和心血管健康。ACE2 受體可調節肺部細胞的功能，呼吸道黏液產生和肺部炎症反應等。ACE2 是一種膜蛋白，廣泛分布於人體的各種組織和器官，包括肺部、心臟、腎臟、消化道等。ACE2 在調節血管壓力、維持心臟和腎臟功能等方面具有重要作用。當罹患新冠病毒感染會對上述器官造成傷害，影響患者多個器官功能受損。ACE2 受體具有調節免疫反應和炎症反應功能。

ACE2 受體是重要治療靶點。使用 ACE 抑制劑或者 Angiotensin II receptor blockers（ARBs）來抑制 ACE2 受體的活性，調節血管收縮和降低血壓。在開發新冠疫苗和治療藥物時，可利用 ACE2 受體幫助控制病毒的傳播和減輕患者的病情。

新冠病毒進入人體細胞後與 ACE2 反應如下。

新冠病毒進入細胞通過病毒表面的融合蛋白與 ACE2 受體結合後進行複製。ACE2 受體為新冠病毒感染的重要通道和靶點。

ACE2 受體可調節 T 細胞和 B 細胞的活化和分化，ACE2 受體缺失會導致免疫反應失衡，增加患者免疫性疾病風險。

ACE2 受體可調節細胞內氧化應激反應，減少自由基產生和細胞損傷，減少細胞內炎症反應。

圖 5-1：新冠病毒進入人體細胞後與 ACE2 反應

新冠肺炎與 ACE2 關聯性為何

新冠病毒感染人體主要是通過 ACE2 受體進入人體細胞。新冠病毒表面的「刺突蛋白」（S 蛋白）可以與 ACE2 受體結合，進而侵入人體細胞。當病毒進入細胞後，它會利用人體的細胞機制生產更多的病毒，並進一步感染其他細胞和組織引發炎症和病理變化。

ACE2 受體是新冠病毒感染的重要入口和關鍵因素。新冠病毒的感染會導致 ACE2 在細胞內被消耗掉，會組織器官生理功能產生影響。比如，ACE2 在心臟和肺部等器官中的損傷可能會導致心血管和呼吸系統疾病的發生和發展。

ACE2 在男性、老年人和存在慢性病史的人中表達量較高，因此這些人群更容易感染新冠病毒並發生嚴重症狀。

新冠病毒感染的主要症狀包括：發燒、乾咳、疲勞、呼吸困難、肌肉或關節疼痛、喉嚨痛、頭痛、嗅覺或味覺喪失等。感染嚴重的患者可能出現肺部炎症、急性呼吸窘迫症候群（ARDS）、心臟損傷等嚴重並發症，甚至可能導致死亡。

以下是新冠病毒的一些原因和對人體的傷害。

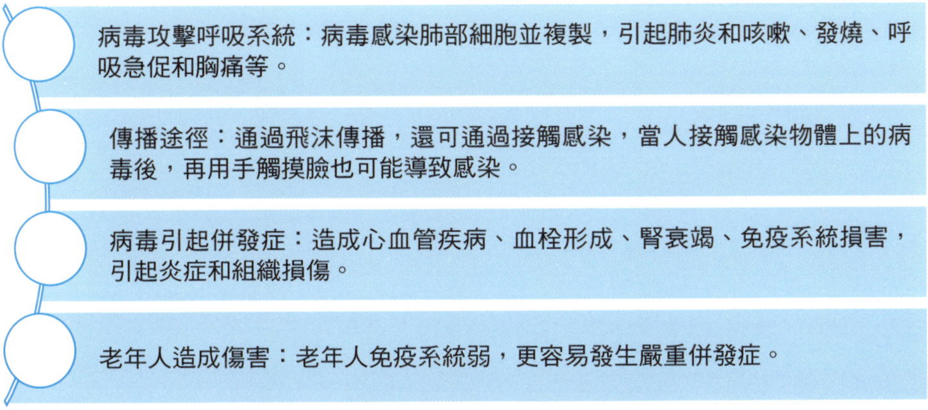
病毒攻擊呼吸系統：病毒感染肺部細胞並複製，引起肺炎和咳嗽、發燒、呼吸急促和胸痛等。
傳播途徑：通過飛沫傳播，還可通過接觸感染，當人接觸感染物體上的病毒後，再用手觸摸臉也可能導致感染。
病毒引起併發症：造成心血管疾病、血栓形成、腎衰竭、免疫系統損害，引起炎症和組織損傷。
老年人造成傷害：老年人免疫系統弱，更容易發生嚴重併發症。

圖 5-2：新冠病毒原因和對人體的傷害

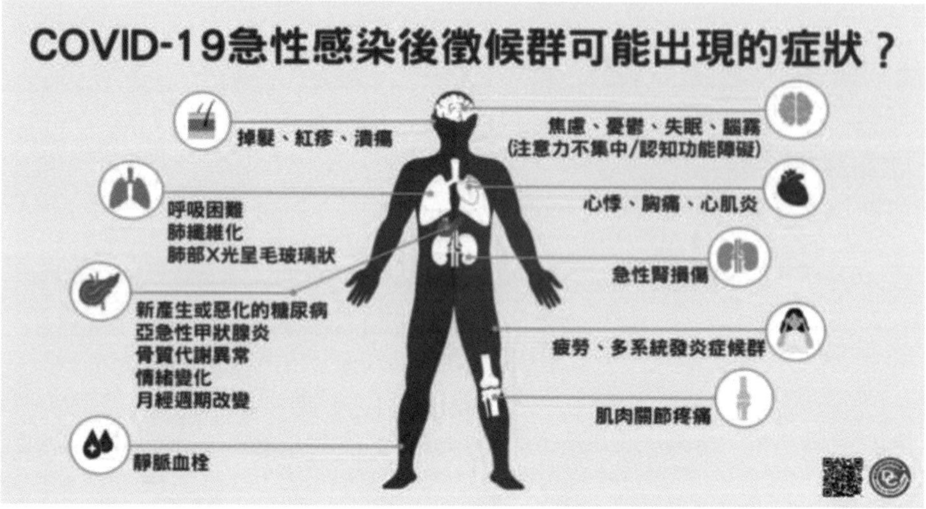

資料來源：衛福部網站

圖 5-3：急性新冠肺炎感染後之症狀

新冠肺炎對肺臟的傷害

新冠病毒感染會對肺臟造成多種傷害，包括：肺泡損傷、肺炎、呼吸窘迫和血栓形成等，進而導致肺功能受損和呼吸系統失調。

新冠病毒感染肺部後遺症包括：肺纖維化、肺功能下降、呼吸困難、疲勞等。這些後遺症可能會持續數月，甚至數年，進一步影響患者的生活質量，這些傷害可能會導致肺衰竭和死亡，傷害機制說明如下。

- 肺水腫：阻礙氧氣進入血液導致呼吸困難和低氧血症。
- 氧化應激：進而損傷肺組織和細胞。
- 免疫反應：釋放大量炎症介質引起肺部炎症和損傷。
- 肺泡損傷：導致肺泡損傷和破壞，進而影響氣體交換功能。
- 肺炎：導致肺泡充滿液體和細胞，損傷肺發炎和壞死。
- 血栓形成：血栓可能會阻塞肺血管，進一步損傷肺組織。
- 呼吸窘迫：可能會導致低氧血症和缺氧。

圖 5-4：新冠肺炎對肺臟的傷害

新冠肺炎對人體細胞的傷害

新冠病毒感染病毒會對血管內皮細胞和血小板影響，導致心肌炎、心律不整、心肺衰竭、肺栓塞等後果。

新冠病毒對人體細胞的傷害主要是通過感染細胞並損壞肺臟功能和代謝，亦會對腎臟細胞和血管內皮細胞造成受損，說明細胞傷害機制如下。

- 侵入細胞：新冠病毒通過受體內吞作用，病毒膜表面的冠狀突起結合宿主細胞表面 ACE2 受體，引導病毒進入細胞內部。
- 損壞細胞膜：新冠病毒進入細胞後破壞細胞膜並釋放病毒基因組，導致細胞功能和代謝受到損害。
- 激活免疫反應：感染後激活宿主細胞和免疫細胞的免疫反應，引發炎症和組織損傷。
- 破壞細胞器：新冠病毒入侵細胞核、粒線體和內質網等，導致細胞凋亡和炎症反應。

圖 5-5：新冠肺炎對人體細胞的傷害

為了控制新冠病毒的傳播和防止疫情擴散，世界各國採取了各種措施，如加強個人防護、實行社交距離、實施封鎖措施、加強疫苗接種等。

新冠病毒的全球疫情仍在持續，因此保持警惕和防範措施仍然非常重要。

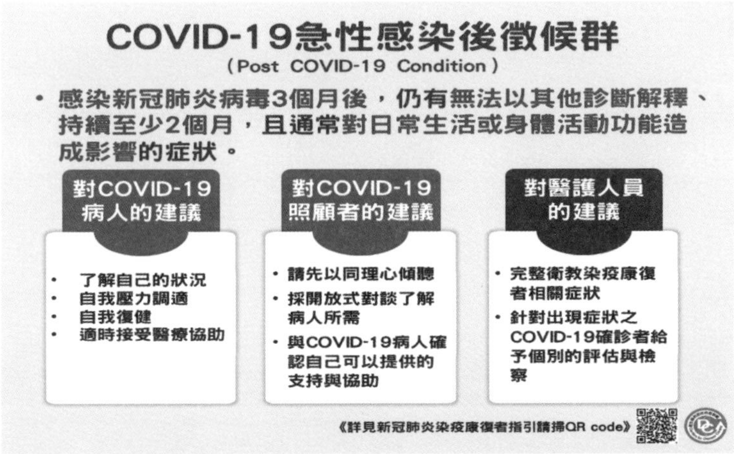

資料來源：衛福部網站

圖 5-6：急性新冠肺炎感染後之建議

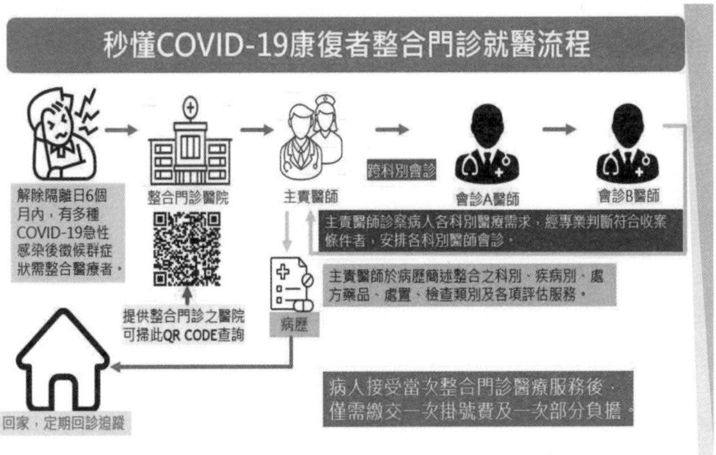

資料來源：衛福部網站

圖 5-7：急性新冠肺炎感染後之就醫流程

第 2 節 快樂缺氧（Happy Hypoxemia）

COVID-19 新冠肺炎確診者中，出現一種「快樂缺氧」（Happy Hypoxemia）的現象。

部分確診者即便血氧已經明顯低於正常範圍，卻沒有任何特殊的外在症狀，很快地，患者的血氧會加速下降，直到突然喪失意識等。這個現象導致醫護人員很難判斷患者的狀況，難以及時採取適當的急救措施或安排加護病房，因而容易錯失治療先機。

在無肺炎或輕度肺炎住院患者不需使用氧氣時，需密切觀察是否有隱形缺氧（Happy hypoxia）。

肺炎是罹患新冠肺炎 COVID-19 患者產生快樂缺氧的主要介質。嚴重急性呼吸綜合症冠狀病毒 - 2（Severe Acute Respiratory Syndrome Coronavirus 2, SARS-CoV-2）所造成的肺炎不是用膿液和液體填充氣囊，而是以氣囊塌陷（肺不張）展現，從而導致體內氧氣供應不足。

COVID-19 患者氣囊塌陷是由肺泡上皮細胞損傷引發表面活性劑功能障礙，肺泡受損導致肺不張。這些塌陷的肺泡和氣囊會被增殖的肺泡上皮細胞封閉，導致隔膜增厚並隨後喪失肺泡功能。

缺氧誘導因子 - 1 α （Hypoxia-inducible factors, HIF-1 α ）可造成大腦和腎臟引發免疫細胞的分化和增殖，導致更多的局部炎症和組織損傷。

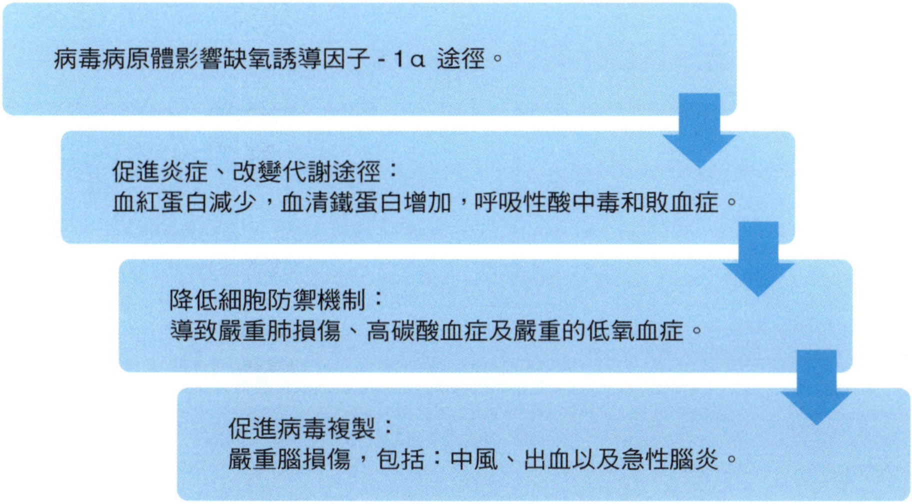
病毒病原體影響缺氧誘導因子 - 1α 途徑。
促進炎症、改變代謝途徑：
血紅蛋白減少，血清鐵蛋白增加，呼吸性酸中毒和敗血症。
降低細胞防禦機制：
導致嚴重肺損傷、高碳酸血症及嚴重的低氧血症。
促進病毒複製：
嚴重腦損傷，包括：中風、出血以及急性腦炎。

圖 5-8：新冠肺炎病毒可激活缺氧誘導因子 - 1α 之作用

新冠肺炎是由 SARS-CoV-2 病毒引起的呼吸系統感染疾病，主要症狀包括：發燒、咳嗽、呼吸急促、乏力、胸痛、肌肉疼痛、頭痛、失去嗅覺和味覺等症狀。

罹患新冠肺炎後會造成低氧血氧症，身體產生症狀包括：疲勞無力、頭暈、呼吸不順暢、心跳快、暈眩、注意力無法集中，明顯影響日常生活品質甚至猝死。

長時間血氧飽和度不足將造成器官功能退化。患者在感染後可能出現快樂缺氧現象，因 SARS-CoV-2 病毒感染肺部細胞，引起肺炎和肺損傷進而影響了肺部的氧氣供應。

無聲缺氧（Silent hypoxia）也稱為快樂缺氧（Happy hypoxia）是與呼吸急促不一致的缺氧，已知它是新冠肺炎 COVID-19 的併發症。快樂或無聲缺氧被定義為人體血氧飽和度水平低於 50 ～ 80%，沒有出現任何呼吸困難。COVID-19 患者可能會出現無聲缺氧，最初不會引起任何呼吸急促，但會在患者體內造成快速損傷。正常人體血氧飽和度水平為 95% 或更高。當缺氧時患者會出現呼吸頻率增加（呼吸急促），但在快樂或無聲缺氧患者不會出現這種情況。無聲缺氧可能是由於肺內形成小血塊所造成的。罹患新冠肺炎 COVID-19 患者的呼吸頻率會逐漸增加，進而導致無聲缺氧，發病率從 20% 到 40%。

新冠肺炎 COVID-19 患者造成快樂缺氧的相關潛在因素，及沒有呼吸困難的可能原因如下。

快樂缺氧因素	缺氧導致內皮損傷發生「細胞因子風暴」，造成身體細胞損傷。
	破壞免疫系統增加炎症反應導致肺部缺氧嚴重。 嗜酸性粒細胞、嗜鹼性粒細胞、肥大細胞，是細胞因子風暴的主要介質。
	缺氧導致缺氧因子活化，造成細胞缺氧。 缺氧誘導因子 - 1α 信息造成免疫細胞分化、增殖，對宿主細胞產生過度反應及呼吸道發炎。

圖 5-9：快樂缺氧和 COVID-19 感染的相關性

1. 正常人血液二氧化碳濃度約為 22 ～ 29 毫米汞柱。罹患新冠肺炎患者的二氧化碳水平約在 34 ～ 41 毫米汞柱，二氧化碳水平值的改變觸發了缺氧閾值，導致呼吸困難症狀的肺損傷指標降低。

   在正常缺氧條件下，即使是 PaCO2 水平的微小失衡也會迅速引起通氣量的大幅增加和短暫的呼吸性鹼中毒，從而引發呼吸困難。

   正常的缺氧所引起的呼吸困難，不會像高碳酸血症那樣引起強烈症狀。新冠肺炎 COVID-19 患者即使在低氧飽和度期間也沒有表現出任何痛苦跡象的原因。

2. 新冠肺炎病毒對大腦和神經系統影響，改變大腦中負責調節呼吸的機制。
3. 新冠肺炎病毒對血管產生影響並導致「缺氧性血管收縮」。
4. 在已經罹患呼吸道損傷的肺內進行超融合及修護。
5. 患者的發燒會引發快樂缺氧。

對照新冠肺炎患者也可以以類似上述「淺水不知覺溺斃症」機轉作為解釋。

新冠肺炎引可能是所有已知肺炎中血氧下降最快的一種肺炎，特別是年輕人呼吸肌強壯，二氧化碳排空快，血氧下降的速度超過二氧化碳上升的速度，造成如上述潛水人員一樣，無聲無息、平靜沒有掙扎的缺氧猝死。

「淺水不知覺溺斃症」是指潛水人員在淺水憋氣潛水時，由於腦缺氧引起的意識喪失。它通常是由潛水前潛水人員過度換氣所引起，這會降低二氧化碳（CO2）水平並延遲潛水員的呼吸衝動。

作者陳興漢醫師從事潛水醫學暨高壓氧醫學，在海軍服役時曾在海軍救難大隊接受過潛水訓練。有一次目睹海軍爆破大隊潛水人員在游泳池接受 50 公尺「憋氣」游泳測試，士官長教練會在游泳池邊觀察每一位潛水弟兄的狀況，忽見士官長跳入水中拉起一位潛水弟兄，賞了一記耳光打在該弟兄臉上。

在當時看到此景非常錯愕，後來詢問教練才得知，士官長已發現該弟兄發生了潛水不知覺溺斃症，若不及時拉起該弟兄，該弟兄會在水中發生溺水。

在台灣每一年都會發生，發生對象為健壯、泳技好、年輕人，在最安全的淺水泳池，深呼吸後開始憋氣潛泳，然後就無聲無息的發生溺水，原因為何？

驅動大腦呼吸中樞最大的驅力是血液中「二氧化碳」的濃度，而不是「低血氧」。

當潛水人員在下潛前作深呼吸已將二氧化碳加速排空，再加上憋氣潛泳過程中，血氧會很快的下降。

如果是正常人二氧化碳會快速積蓄，刺激大腦呼吸中樞產生呼吸。但是健壯年輕的潛水人員因游的快猛、游的距離遠、氧氣消耗多且二氧化碳產生慢，使得二氧化碳的量無法上升到足以刺激呼吸中樞呼吸時，在此情況下潛水人員已經嚴重缺氧，這時潛水人員會無聲無息、安靜地沉入游泳池水底、造成沒有掙扎的溺水，在醫學稱為「潛水不知覺溺斃症」（Shallow Water Hypoxic Blackout）。

罹患新冠肺炎初期會造成患者肺部過度換氣（Hyperventalation），使體內二氧化碳濃度會降低，當二氧化碳濃度無法上升到去刺激腦部呼吸中樞呼吸，又發生血液內氧氣濃度下降太快，當到達失去意識的臨界點時，上述情況的二者交叉點交會時，患者就會發生意識昏厥，導致快樂缺氧之猝死發生。

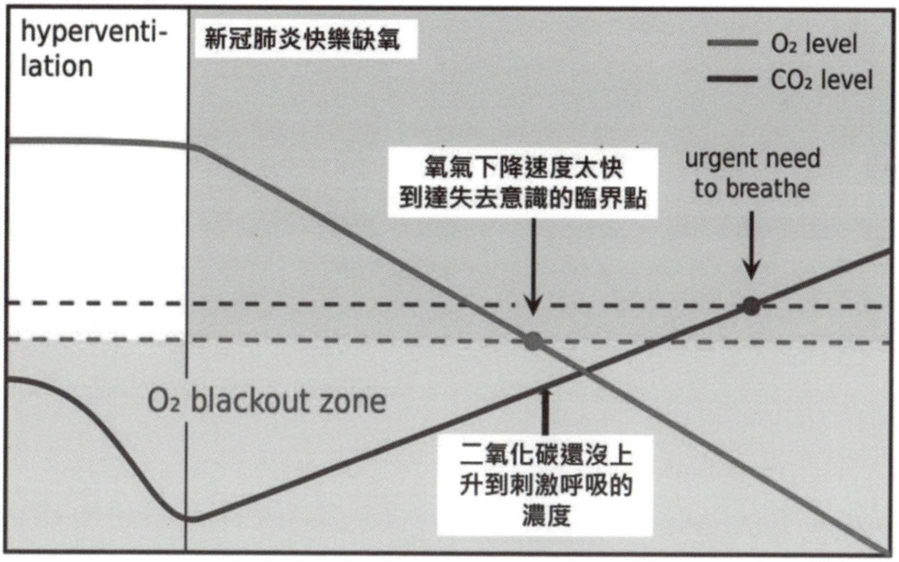

圖 5-10：新冠肺炎導致快樂缺氧

快樂缺氧是無法自主覺察的，新冠肺炎確診若無法住院者，居家血氧監測 14 天是必要的，一但血氧低於 94% 或是輕微運動就快速下降 5% 以上都必須轉送醫院檢查。一般人血氧 95% 以上為正常，不足 95% 則是略微氧氣不足的狀態，若不到 90%，則相當危險。新冠肺炎患者測量血氧低到 60 ～ 70% 必須插管急救。

據日本媒體報導，新冠確診者相繼在家猝死，而且很多本來是無症狀或輕症，卻突然變重症，因為受到病毒感染，讓快樂缺氧的患者即使血氧濃度只剩 70%～ 80% 的重度缺氧狀態，也不會感到呼吸困難，因此發現「重症化」時往往太遲。確診者要注意呼吸和血氧濃度，避免不自覺低血氧造成心肌梗塞猝死；患者務必要小心觀察血氧狀況，才能在第一時間就醫。使用血氧機進行測量是最簡便的測量方式。快樂缺氧如何自我監測如下。

呼吸測試：正常每分鐘呼吸 12 至 20 次，超過 25 次以上，建議就醫。

外觀分辨：嘴唇暗沉，皮膚紅色或紫色調或大量流汗。

步行測試：按照平時步行速度走 6 分鐘，若臉色發黑務必就醫。

圖 5-11：快樂缺氧自我監測

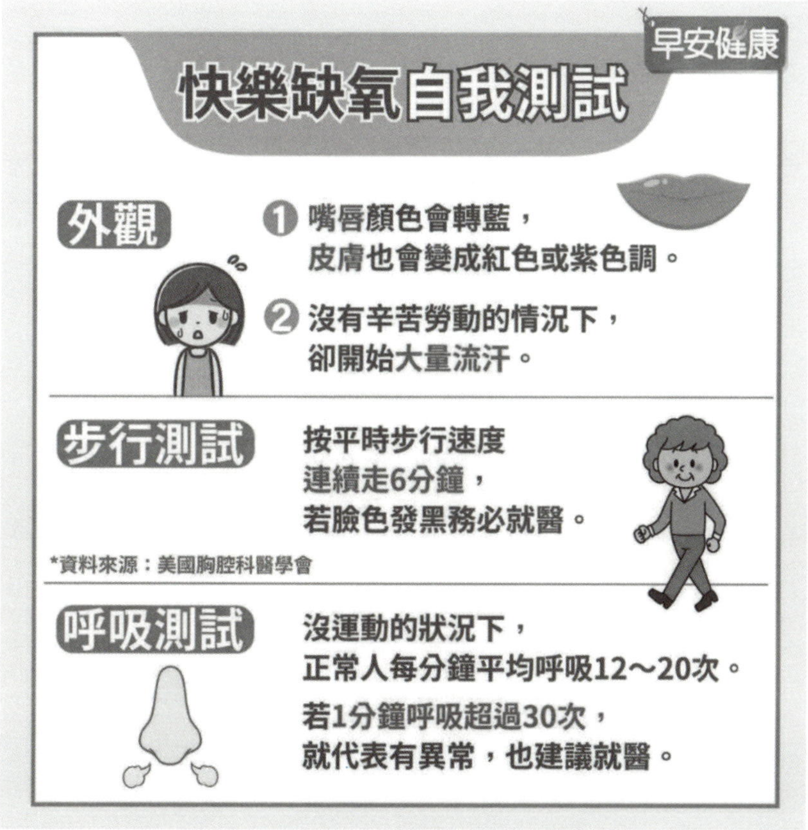
早安健康
快樂缺氧自我測試
外觀
1 嘴唇顏色會轉藍，
皮膚也會變成紅色或紫色調。
2 沒有辛苦勞動的情況下，
卻開始大量流汗。
步行測試
按平時步行速度
連續走6分鐘，
若臉色發黑務必就醫。
*資料來源：美國胸腔科醫學會
呼吸測試
沒運動的狀況下，
正常人每分鐘平均呼吸12～20次。
若1分鐘呼吸超過30次，
就代表有異常，也建議就醫。

資料來源：早安健康 https://www.edh.tw/article/27868

圖 5-12：快樂缺氧自我檢測

細胞氧氣水平變化會對身體功能造成傷害，導致身體器官系統基因的激活或退化。缺氧會損害線粒體氧化磷酸化途徑並抑制呼吸鏈，影響細胞產生 ATP 的驅動力。當人體供氧不足時會影響頸動脈體、神經上皮細胞和血管平滑肌的正常作用。人體呼吸中樞是由化學感受器細胞組成，透過檢測氫離子的濃度來感知環境的酸鹼 pH 值水平。細胞會透過提高能量產生的效率和減少能量消耗途徑來適應缺氧。

「血氧濃度」

又稱為血氧飽和度（Oxygen saturation），指血液中含氧血紅素與總血紅素（含氧血紅素與缺氧血紅素加總）的比例，正常人體動脈的血氧濃度為 95～100%，低於 90% 為低氧血症，再低到 80% 以下將損害大腦與心臟等器官功能，持續處於低氧狀態時需施以氧氣療法。血氧飽和度縮寫為 SaO2 與 SpO2，單位為（%）。

「血氧分壓」為動脈血中氧所產生的壓力，正常值為 80～100 mmHg，隨著年齡及海平面高度的增加，血氧分壓數值會降低。血氧分壓縮寫為 PaO2，單位為毫米汞柱（mmHg）。檢測血氧飽和度可得知體內氧氣供給狀況。一般正常值應大於 95% 為 96～99% 之間。小於 90% 或突然較平常值下降超過 3%，要注意是否有異狀，包括：突發性呼吸或循環系統疾病、手術創傷、異物阻塞呼吸道等導致低血氧。

現在最常見用來測量血氧的方式，就是手指式的「脈衝式血氧儀」（Pulse Oximeter）。脈衝式血氧濃度儀利用「攜帶氧氣的紅血球能吸收較多紅外光（850～1000 nm）」，「未攜帶氧氣的紅血球則是吸收較多紅光（600～750 nm）」的這個差異，來推算人體血液中血紅素（Hemoglobin）帶氧能力。

SpO2 和 SaO2 都是檢測血氧飽和度，夾在手指的脈搏血氧儀所檢測的「血氧」為「血氧飽和度」（SpO2），一般應大於 95%。血氧飽和度不足將造成器官功能退化，脈搏血氧儀是用於測量患者動脈血氧飽和度和呼吸功能，尤其是在患者 SpO 2 低於 90% 的情況下。脈搏血氧儀持續監測動脈氧合是檢測無聲缺氧的好選擇，有助確診 COVID-19 患者降低因無聲缺氧的併發症風險。新冠肺炎確診者、居家隔離者要注重血氧指數，早晚各量一次，當血氧小於 94% 考慮就醫，若小於 90% 應立即就醫。

動脈血氧飽和度（arterial oxyhemoglobin saturation, SaO2）

- 須透過抽血測出。
- 臨床上常將 SpO2 視同 SaO2，但血紅素異常時（如：一氧化碳中毒、變性血色素血症）就無法看為相同。

脈博血氧飽和度（oxyhemoglobin saturation by pulse oximetry, SpO2）

- 透過脈搏血氧儀（pulse oximeter）測出。
- 使用血氧監測儀器夾在手指頭檢測，測到的數值為血氧飽和度，為 SpO2 而非 SaO2。

圖 5-13：SpO2 和 SaO2 說明

無症狀缺氧患者即使在血氧飽和度較低的情況下也不會感到任何不適，需要在嚴格監控下進行治療。如果沒有持續監測可能對患者有害，最終損害呼吸器官和其他幾個組織。當患者被診斷出患有 COVID-19 時，必須立即使用脈搏血氧儀、血氣分析或其他程序進行診斷接受重症監護，包括：監測生命體徵、氧飽和度水平、視覺不適跡象和健康狀況惡化等。

新冠肺炎 COVID-19 低氧血症的原因

2020 年 7 月 Sebastiaan Dhont、Eric Derom 等人發表：罹患新冠肺炎（COVID-19）導致「快樂」低氧血症的病理生理學。罹患新型冠狀病毒肺炎患者在休息時表現出嚴重的低氧血症，但卻沒有出現呼吸窘迫跡象，不會用語言表達呼吸困難的感覺，被稱為沉默或快樂的低氧血症，與罹患呼吸衰竭危重患者的病況形成強烈對比。

COVID-19 患者依據嚴重程度分為輕度（81％）、重度（14％）或危重（5％）。Guan 醫師研究報告收治 1099 名罹患新冠肺炎 COVID-19 的患者，出現呼吸困難僅約 18.7％，低氧血症會造成 PaO2/FiO2 比值低、肺部電腦斷層 掃描異常約 86％ 和需要呼吸氧氣需求約 41％。罹患 COVID-19 患者的的嚴重程度與其他肺部疾病造成呼吸不適之間，在臨床表現上產生明顯差異。罹患新冠肺炎 COVID-19 的初始階段會導致動脈低氧血症，但呼吸功能並未隨之增加，可能會發生快速的臨床惡化造成猝死發生。

表 5-1：新冠肺炎 COVID-19 低氧血症的原因

項　目	說　明
肺內分流 Intrapulmonary shunting	V/Q 不匹配，肺動脈血流流向非通氣肺泡。 感染導致肺間質性水腫、肺表面活性物質受損，隨之肺泡塌陷，心輸出量灌注到非通氣肺組織，導致肺內分流。

續下頁

續上頁

項　目	說　明
肺灌注 調節喪失 Loss of lung perfusion regulation	肺炎症導致內源性血管擴張劑前列腺素、細胞因子釋放、血管麻痺使肺灌注調節喪失。 表面活性劑活性降低，增加呼吸阻力。
發炎 Inflammation	炎症介質釋放會擾亂肺毛細血管中一氧化氮（NO）、內皮素和前列腺素之間的平衡，引發呼吸急促的臨床惡化。
血管內微血栓 Intravascular microthrombi	病毒感染肺毛細血管內皮細胞使促凝血和纖溶活性失衡，導致微血栓。 肺部屍檢顯示纖維蛋白沉積、瀰漫性肺泡損傷、血管壁增厚、微血栓阻塞肺毛細血管或肺動脈血栓。 血栓引起血流量減少，生理死腔增加。
擴散能力受損 Impaired diffusion capacity	肺泡上皮細胞和促凝血受損使基底膜覆蓋纖維蛋白、死細胞和補體激活產物，使擴散能力受損，無法讓紅細胞有時間來平衡攝氧量。

COVID-19 重症病人的氧氣治療建議

1. **氧氣治療目標**：維持 SpO2 介於 92 ～ 96%，急性期建議維持 SpO2 ≥ 94%；若是 COPD 的病人，可以調降目標至 SpO2 > 90%，但要適時監測 PaCO2 變化。
2. **監測**：建議住院病人要用脈搏式血氧監測儀（Pulse oximeter）監控 SpO2，部分病人氧合功能可能急速惡化，要適時抽血評估 PaO2/FiO2 的變化。

表 5-2：治療設備之選用

	治療設備	給氧速度	可提供氧氣濃度	使用時機	注意事項
A	Nasal cannula（NC）	1-5 L/min	24-40%	・呼吸相對平穩之病人。	・不建議加濕氧氣，可外加外科口罩，減少病毒散播。 ・病人本身呼吸速率、潮氣量會影響所供應的氧氣濃度。
B	Simple mask	6-10 L/min	40-60%	・因張口呼吸而氧氣供應不穩定之患者。	・可外加外科口罩，減少病毒散播。 ・病人本身呼吸速率、潮氣量會影響所供應的氧氣濃度。
C	Venturi mask	2-15 L/min 依照要給予的目標氧氣濃度選擇。	24-50%	・需要穩定氧氣濃度供應者。	・可外加外科口罩，減少病毒散播。
D	Non-rebreathing mask（NRM）再呼吸型面罩	10-15L/min	60-95%	・需要高濃度氧氣供應者。 ・計畫性插管前使用 5 分鐘。	・可外加外科口罩，減少病毒散播。 ・可使用加裝單向閥與高效濾網（病毒過濾器）之儲氣袋非。
E	High flow nasal cannula（HFNC） ・依病人呼吸情形調整流速，並可外加外科口罩，共同減少病毒散播。 ・初始設定：至少 Flow 50 L/min。	30-60 L/min（機器出口流速）	21-95%	・須使用氧氣面罩或 NRM ≥10 L/min 至少 15 分鐘，P/F ratio ≤ 300 時或仍無法維持 SpO2 > 92%。 ・呼吸次數 ≥ 25 次 / 分鐘，呼吸困難或呼吸窘迫。 ・PaCO2 ≦ 45 mmHg。 ・符合上述三項要件，或與專責病房輪值胸腔部主治醫師討論使用時機。	依病人呼吸情形及可適應狀況調整至最高可接受流量。 ・FiO2：95%，依病人血氧情形逐步調降。 ・target SpO2 92-96%（> 96%可逐漸調降 FiO2） ・溫度：37 度 C。 ・可以利用 ROX index,（SpO2 / FiO2）/ RR >4.88 預測 HFNC 成功率，並密切監測臨床病況是否改善，避免延誤插管時機。

資料來源：
1. 行政院衛生福利部疾病管制署，新型冠狀病毒（SARS-CoV-2）感染臨床處置暫行指引，2021 年 10 月 13 日第十四版。
2. 濕化高流量氧氣重症治療，台灣專家共識，2021 年 11 月 20 日初版。
3. 柯信國醫師，COVID-19 重症病人的氧氣治療建議。

高壓氧治療治療新冠肺炎

高壓氧治療對於細菌感染（含厭氧菌、需氧或兼氧菌）治療，有「直接」高氧化的效益，「間接」強化免疫力的效益；高壓氧治療時的亨利物理性的作用，即高壓（大於 1.4 大氣壓）讓氧氣溶解於血漿中增加（亨利定律：壓力越大，溶解度越大）；增加氧氣濃度的高氧化及自由基化學作用，產生殺菌或抑菌微生物治療的作用。

高壓氧治療對新冠肺炎治療的機轉

1. 自由基引致病毒量降低，2. 抗發炎特性，3. 有效傳送氧氣至低血循組織，4. 調節幹細胞及細胞因子，5. 抗血小板及抗血栓效益。

高壓氧治療除了氧氣（或自由基）「直接」殺病毒，降低病毒量，減低病毒活力的直接治療效益外，還有「間接」的免疫反應，降低發炎反應，減少細胞因子風暴（cytokines storm），經抑制 IL-1β，進而抑制 IL-6，減少發炎前反應（pro-inflammatory, M1），增加抗發炎反應（anti-inflammatory, M2），經上升 IL-10，而平衡免疫反應，降低細胞因子風（cytokines storm）的發生，並避免「形成血栓連鎖反應」的惡化。

高壓氧治療除了上述的「化學」反應外，高壓氧治療（HBOT）「物理」的作用，如有波義耳定律、查理定律、亨利定律，特別是亨利定律的壓力增大，氧氣溶解至血漿的濃度增加，可增加血氧的增加量。可改善低血循的動脈氧氣壓力（PaO2）。

而高壓氧治療（HBOT）的「艙內」治療 2 小時效益，有血氧增加，血管收縮，血循量減少，降低水腫。另有「艙外」22 小時效益為「相對低氧」（relative hypoxia）的高血氧症，而引發「觸動」新生血管增生的效益。產生的自由基，可以傷害單細胞的病毒、細菌……等單細胞微生物。但對於多細胞的人類，有能力生成酵素，如 SOD、catalase 及 Adiponectin 等，以代謝掉自由基，故人類基本上是無懼於高壓氧治療時會產生的自由基。

於高壓氧治療時，應注意公共衛生的動線管理（含保持社交距離），醫護人員要記得穿著兔兔裝，戴 N95 口罩、眼面罩及手套。如發燒篩檢，急診到定點病毒篩檢或病房前，路線都要事先有規劃（連電梯都要徵用），一邊行動，一邊要消毒（如次氯酸水或漂白水），但對於高壓氧治療，則「禁止」使用酒精消毒。人員要防護，裝備設備術前及術後要消毒，減少病毒傳染量。避免副作用（飛沫要用高氧化作用凝集病毒，讓病毒無活力傳染給別人）。病患用可拋式的個人管路（吸氣、吐氣線）。在新冠肺炎 COVID-19 進行高壓氧治療時，以單人艙為主。

表 5-3：常見口罩的特性比較

口罩材質	特　　性
布或紙口罩	• 一般防塵使用。 • 沒有抗菌、抗病毒或避免飛沫傳染的作用。
活性碳口罩	• 可消除異味、阻隔灰塵。 • 沒有抗菌、抗病毒或避免飛沫傳染的作用。
醫療用口罩（醫療器材）	• 阻隔 90%以上飛沫。 • 抗菌、抗病毒，適合醫療人員及一般人使用。
外科用口罩（醫療器材）	• 除醫療用口罩要求外，還具有預防血液穿透效果。 • 醫療人員執行手術程序而穿戴的口罩。
N95 口罩（醫療器材）	• 過濾效率 95%。 • 抗菌、抗病毒。 • 透氣度低，不當配戴恐引發呼吸不順，甚至肺損傷、猝死。 • 適合醫療人員，不適合有慢性呼吸道疾病或心臟病的人使用。

長期戴口罩是否會缺氧

世界衛生組織 WTO 研究醫療口罩、N95 和布口罩做測試，在正常呼吸下所測到的二氧化碳僅微量增加，不會導致二氧化碳中毒。但有慢性疾病的人，可能在「少許二氧化碳（CO2）增加下，出現疲勞、頭痛和注意力不集中。

有 3 類人是戴口罩的危險族群：

1. 老年人、長期臥床的慢性病患。

2. 患有心肺疾病且日常生活很喘的病人。

3. 2 歲以下嬰幼兒沒有自理能力，流口水濕了口罩增加呼吸的阻力。

醫療用口罩或 N95 口罩具有良好的病毒過濾功能，但如果戴著口罩運動，發生缺氧風險的機率遠大於不戴口罩，因為這種口罩密度非常高會阻隔吸入的空氣，輕者造成呼吸困難、缺氧，重者引發猝死。研究發現，配戴 N95 口罩 2 小時，血氧濃度就會降低；如果在運動情況下使用，缺氧更是存在的高風險。運動會提高人體的耗氧量，需要吸入更多的氧氣；然而 N95 口罩無法讓氧氣順利吸入，卻讓呼出的二氧化碳無法及時排出，造成反覆吸入二氧化碳，導致身體的氧氣不足。

如果戴 N95 口罩跑步，更可能會引發換氣不順、血氧濃度不足而導致頭昏，若長時間大腦缺氧會造成不可逆轉的損傷，甚至腦死；並且嚴重缺氧和持續缺氧，可使心肌收縮力降低、心率緩慢、心臟的血液輸出量減少，與缺氧症狀形成惡性循環，容易發生心力衰竭。

戴口罩運動會更用力呼吸使口罩內變潮濕，減低甚至失去防疫功能。運動時，人體需要增加吸氧量來供給心臟，但具有心臟問題者，當運動時戴口罩造成換氣不足嚴重加重心肌缺氧；運動時體溫每上升體溫 1℃，就會加速心跳 20 下，進而引發心律不整造成腦部及心臟缺氧危機，甚至引發猝死。

近期發生學生戴口罩上體育課時發生猝死意外，其原因除了戴口罩運動之外，心臟病病史也是一大因素。根據統計，台灣每 1 千名小學學童中，有 3 位罹患先天性心臟病卻未被發現。

如果運動帶口罩的過程中出現腳步混亂、臉色蒼白、虛弱頭暈、心悸、呼吸急促、眼前一片黑等症狀，應暫停運動並休息，如果後續發生呼吸困難症狀應儘速就醫。

一般人無需戴 N95 口罩，年紀小、長者及有心臟病病史者，當戴口罩運動時須考量身體的危險性；戴口罩運動時必須降低運動量且避免長時間運動。一旦發現換氣不足呼吸困難時，要及時把口罩撥開呼吸或摘下，避免意外發生。

研究顯示長時間使用 N95 口罩會導致氧氣損失 5% 至 20%，導致高碳酸血症（呼吸不足引起的血液中二氧化碳過多）、驚恐發作、眩暈、複視、耳鳴、注意力不集中、頭痛、反應遲緩、癲癇發作、血液化學變化和窒息。

約翰斯·霍普金斯大學健康安全中心報告指出：長時間戴口罩會改變血液化學成分，吸入過多口罩內的呼出的二氧化碳可能會危及生命。當長時間戴口罩後產生頭暈目眩、頭痛、困倦、頭暈、注意力不集中、反應時間減慢、心慌意亂等，表示健康問題發出的警告信息。

約翰斯·霍普金斯中心高級學者，馬里蘭州的健康安全醫學博士阿梅什·阿達利亞（Amesh A. Adalja）說：日復一日地戴口罩會導致血液化學變化，如果嚴重缺氧會導致意識水平發生變化。

神經毒理學和環境醫學的德國神經學家瑪格麗特・格里茲 - 布里松（Margarite Griesz-Brisson）博士說：長時間佩戴口罩導致缺氧，造成永久性神經損傷。我們呼出的空氣又重被吸入進入呼吸系統，會造成人體組織器官氧氣缺乏和二氧化碳增加。人腦對缺氧非常敏感，人體腦部海馬迴的神經細胞，在缺氧下超過 3 分鐘就無法生存。急性警告症狀是萬一在戴口罩運動時發生猝死時，要在黃金 4 分鐘內為患者做心肺復甦，越早救治，搶救成功機率越大。平時要重視自身的健康狀況，及早發現潛在心肺疾病，如果罹患有心血管、呼吸系統的疾病，避免在戴口罩情況下做激烈運動，避免發生無法補救的憾事。

長期口罩佩戴者是否會造成人體慢性損傷是值得探討的問題，在媒體報導後成為一個討論的熱門話題。一些學者認為一個人長期缺氧，缺氧症狀都會消失，因為已經習慣了缺氧狀態；缺氧造成大腦的損傷其危險繼續地發展。神經性退行性疾病需要數年才能生成。

瑪格麗特博士說：自己越習慣戴口罩會造成缺氧的持續，大腦的退化過程就越放大。大腦的神經細胞無法以正常方式自我分裂，會造成神經細胞受損。大腦的新陳代謝活躍需要的氧氣多，整天戴著口罩是對健康影影響的。平日做好補氧的措施以提升人體組織器官的含氧量，對健康的維護是非常重要的。

另一些研究指出長期口罩佩戴者造成人體慢性損傷是有限的，其報導如下。

2021 年 Steven L. Shei 研究顯示，收集 50 名健康成年人實驗，比較不戴口罩、戴布口罩和戴外科口罩下靜坐和快走至心率至少增加每分鐘 10 下，在任何情境下都未出現低血氧（血氧飽和度下降 3%以上、降至 94%以下）或高碳酸血症（二氧化碳濃度增加 5 mmHg 以上、增至 46 mmHg 以上）；且不戴口罩、戴布口罩和戴外科口罩下的血氧飽和度和二氧化碳濃度均無顯著差異。

2021 年 Harsh U. Manerkar 等人研究指出：收集 120 名牙科醫療人員進行實驗，一半佩戴 N95 口罩，一半佩戴外科口罩，在佩戴 2 小時後，佩戴外科口罩的組別血氧並未顯著下降，而佩戴 N95 口罩的組別血氧由平均 98.3%下降為 97.61%。

2022 年 Sauwaluk Dacha 等人研究指出：收集 29 名健康成年人佩戴外科口罩、布口罩、N95 口罩和不戴口罩之下快走 6 分鐘，血氧飽和度、心率、血壓、快走表現均無差異。但佩戴布口罩和 N95 口罩時會出現呼吸不適感，需要花費較大的力氣呼吸。

Keely A. Shaw 等人研究指出：收集 1573 位受試者發現，1. 佩戴外科口罩或 N95 口罩下運動，均不影響運動表現、動脈血氧飽和度、心輸出量和血壓；2. 佩戴外科口罩或 N95 口罩下運動可能會些微增加潮氣末二氧化碳濃度及自覺費力程度；3. 佩戴 N95 口罩下運動可能會略為增加心率（平均增加 2.01 下／分）和呼吸速率；上述影響均非常小且不影響運動表現。

總結：對於正常健康的人而言，佩戴一般外科口罩，血氧飽和度不會顯著下降，二氧化碳濃度也不會影響生理功能，心率和呼吸速率也無影響，但主觀不適症狀則應人而異。佩戴 N95 口罩呼出的二氧化碳可能累積在 N95 口罩的死腔（dead space），可能會稍微降低血氧或增加二氧化碳濃度，在長期佩戴超過 2 小時下，可能對血氧或二氧化碳濃度有較顯著的影響和較大的心肺負荷。

對於心肺健康不佳的人，例如心臟病、心衰竭、塵肺症、慢性阻塞性肺病、氣喘等病患，長期戴口罩造成缺氧的傷害其研究結果分歧且研究數量較少，缺氧傷害與個案疾病的嚴重度有關，建議可與醫師討論是否適宜佩戴何種類型的口罩。

口罩專家賴全裕先生指出：一般人正常呼吸下建議可接受的阻抗約為 105.5 Pa（壓力單位），而 N95 口罩通過檢測標準是吸氣 350Pa、吐氣 250Pa 以下。若選擇到呼吸阻抗較高的口罩可能會造成呼吸不順、影響血氧濃度；但研究顯示，縱然使用呼吸阻抗較高的 N95 口罩、血氧濃度雖有下降，但仍在安全的血氧範圍內，不會對健康造成危害。

振興醫院心臟醫學中心心臟血管內科主治醫師陳冠群表示，一般民眾使用的醫療口罩不會傳言所稱會導致心律增快；除非是長時間配戴高密合度的 N95 口罩，才可能會有二氧化碳回收的疑慮，但一般民眾並不需要戴 N95 口罩。若是需長時間配戴 N95 口罩的人，建議離開高風險環境後就要取下口罩休息。

臺北榮民總醫院心臟科主治醫師陳肇文表示，民眾佩帶一般醫療口罩不會對血液循環或心臟健康造成影響；若佩帶 N95 等較高規格口罩，短時間也不致於產生不適症狀，若長時間佩帶可能會呼吸不順或頭暈，但只要取下口罩就會恢復。

綜合以上，一般健康民眾佩帶外科口罩，血氧飽和度不會顯著下降，二氧化碳濃度也不會影響生理功能，心率和呼吸速率也無影響，並無健康疑慮。縱使使用 N95 口罩使血氧稍有下降，也還在安全範圍內，不會對健康造成危害。

台大醫院內科部教授李宜家表示，臨床上並沒有觀察到胃食道逆流患者因為戴口罩而造成肺部損傷的案例。打嗝排出的胃部氣體會有胃酸揮發的氣體，不會對肺部造成傷害。

美國肺臟協會（American Lung Association）針對「口罩是否會導致缺氧？」研究指出：口罩絕對不會導致缺氧，口罩設計用於呼吸，沒有研究證據顯示口罩會引起體內的血氧濃度降低，但患有肺部疾病者若長期使用 N95 口罩，可能會導致體內的二氧化碳濃度提高。

1931 年的諾貝爾生醫獎德國細胞生物學家奧托·瓦爾堡（Otto Warburg）提出「瓦爾堡假說」（Warburg hypothesis）：產生癌症與腫瘤生長，是因為癌細胞主要透過無氧糖酵解產生能量，「癌症發生的主要原因是，正常細胞的有氧呼吸被無氧的糖酵解作用取代了。」後續的癌症研究中發現瓦爾堡假說，已被驗證並非「癌症的原因」，而是「癌症的結果」，也就是細胞在轉變成癌細胞過程中的現象之一。

在癌變的過程中，細胞會因致癌基因與抑癌基因的突變，出現越來越多的癌細胞特徵。癌細胞的特性為無氧糖酵解的作用。癌症的過程並非完全源自外在腫瘤微環境的「無氧」壓力，或當身體發生缺氧就會引發癌細胞活躍的疑慮。

引發癌症的原因有很多，「細胞缺氧」是其中一個很重要的因素。「缺氧會增加腫瘤生長和轉移」（Hypoxia increase tumor growth and metastasis invasion），引發大家對這機制的研究。事實上有非常多機轉都會影響腫瘤的發生、生長、轉移，例如：基因中的致癌與抑癌基因、飲食或生活型態中的不良行為等，癌症是在多種因素下發生的。

發表在美國癌症研究協會（AACR）期刊《Cancer Discovery》的研究〈Lower Airway Dysbiosis Affects Lung Cancer Progression〉指出：「局部的呼吸道細菌會與肺癌的免疫調節有關，且會影響腫瘤的發展與預後。」

該研究沒有提到與口罩有關的實驗、資料蒐集或臨床觀察。癌症的發生有不同的原因、機制，落實個人化的精準醫療概念，早期發現癌症原因，依據不同的癌別、分期、基因表現等，才能對應做出最符合病患的治療策略。

第 3 節 長新冠簡介

2021 年 10 月世界衛生組織對新冠長期症狀的定義：發生在已確診或可能被新冠病毒感染的人，通常「在染疫後 3 個月內出現一系列症狀、持續至少 2 個月，並且無法由其他診斷解釋。」

新冠肺炎疫情痊癒患者和重覆感染病例增多，世衛組織指出：新冠長期症狀就是新冠後遺症，最新病毒傳染性更強，更多注意力轉向「長新冠」。

常見的「長新冠症狀」包括：味覺和嗅覺的變化、極度疲倦、氣短、胸痛或胸悶、記憶力或注意力出現問題（稱之「腦霧」）、關節痛等，嚴重程度因人而異。

掉髮、紅疹、焦慮、憂鬱、失眠、腦霧、心悸、胸痛、肌肉疼痛、聽力和視力問題、頭痛、心臟、肺、腎臟和腸道損害、腹瀉。

心理健康問題包括：抑鬱症、焦慮症和思維渙散、神思恍惚，對患者的生活產生嚴重的影響。

長新冠的發生率和持續時間因個人而異，研究顯示大約 10% 的新冠肺炎患者會出現長新冠症狀。

長新冠的發生可能因素，包括：病毒持續存在、免疫系統失調、肺部和其他器官損傷、心理壓力等。長新冠的診斷比較困難，因為這些症狀可能很不明顯或多樣化。醫學界對於長新冠患者的治療建議在治療過程中需要經常檢查並且保持身體身心靈健康狀態。

長新冠會對各個器官系統造成損害，例如對肺部、心臟、腎臟、神經系統和消化系統等造成傷害，從而導致長期的生理和心理影響。

在肺部方面會導致肺纖維化和肺功能下降持續數月或數年，引起心臟肌肉損傷、心臟瓣膜疾病和心臟節律異常等問題，導致腎臟損傷和慢性腎臟病，例如記憶力下降、集中力不足、抑鬱和焦慮等，導致腸道炎症和消化不良等問題。

長期新冠肺炎的治療是針對症狀和損害進行肺功能恢復、心臟治療和神經系統康復治療等。

2021 年 8 月醫學權威雜誌《柳葉刀》稱：新冠長期症狀是現代醫學的頭號挑戰。發炎是身體對感染或損傷的正常反應，感染後始於肺部和呼吸道，也能感染其他部位。

新冠患者痊癒後病毒是否排出體外，目前仍有爭議，可能存在於腸道中。線粒體存在於人體細胞可將食物轉化為人體需要能量，新冠病毒會導致線粒體處於休眠狀態使人疲勞無力。

根據美國疾病控制中心（CDC）報告顯示，確診者平均每 5 名成人有 1 人會出現長新冠症狀，65 歲以上則每 4 人中有 1 人出現，最常見的症狀不分年齡，皆為呼吸道問題及肌肉骨骼疼痛。

衛福部康復者整合門診提供確診者在染疫 6 個月內症狀追蹤、復健服務，初步編列 3 億至 4 億元預算，新冠染疫後已有健保編碼 U09.9，但由於後遺症非法定傳染病，因此僅供醫師內外部統計時使用。

罹患「長新冠」者必須關注以下問題。

表 5-4：罹患「長新冠」者須關注的問題

項　目	說　明
血栓和小血管損傷	毛細血管阻塞影響人體氧氣、營養、清除代謝廢物，人容易疲乏。
免疫系統降低	血液中的蛋白質會導致自身免疫系統抗體粘附時間改變、自身抗體錯誤攻擊器官組織。
新陳代謝受損	線粒體受損導致產生能量不足致新陳代謝異常。
腦霧症狀	新冠感染後，大腦會縮小 0.2% 到 2%，未修復的腦損傷導致腦霧。

第 4 節 罹患長新冠對壽命之影響

罹患新冠後遺症（長新冠）後會對肺部產生傷害，導致隱形缺氧（Silent hypoxia），使人體內自由基濃度上升，進而攻擊到體內的細胞與重要器官，造成或加劇各種慢性病形成，進而影響到壽命的縮短。

英國研究指出，一旦感染新冠病毒就算康復，平均壽命也都會減少 10 年以上。國內醫師分析新型冠狀病毒的確會讓肺部產生嚴重的發炎反應，大病一場後會讓身體的器官快速老化，間接影響壽命。

根據英國蘇格蘭公共衛生局，分析義大利新冠死者的資料顯示，有高血壓的患者感染後致死率高達 73%，其次是糖尿病 31.1%，心臟病 27.8%，心律不整也有 23.7%，就算順利熬過康復出院，推估平均壽命都減少 10 年以上。

台大兒童感染科醫師李秉穎說：「身體如果出現一個很嚴重發炎的情形的話，器官細胞容易老化，比較容易產生心血管疾病的一些後遺症，當然是有可能會影響到一般人的平均壽命。」

罹患長新冠後是否會真的減少 10 年這麼多，國內醫師認為要更多證據，但不能輕忽的是康復者身上留有的後遺症，最令人頭疼的就是肺纖維化造成呼吸困難身體缺氧。

陽明大學傅毓秀教授帶領的研究團隊，透過移植人類臍帶間質幹細胞，成功讓肺泡細胞再生；「臍帶間質幹細下去，要喚醒肺泡本身裡面的幹細胞，轉型成為肺泡細胞，所以它又再生了新的肺泡。」

英國牛津大學科學家 2021 年 9 月發表於《國際流行病學期刊》的研究，分析了歐洲、美國和智利共 29 個國家的死亡數據，發現 27 個國家民眾 2020 年的預期壽命相較於 2019 年水平下跌，其中 22 國民眾預期壽命下跌逾 6 個月，8 個國家女性及 11 個國家男性的預期壽命縮短超過 1 年。報告指出，新型冠狀病毒疫情導致全球大部分發達國家在 2020 年的民眾預期壽命，錄得自第二次世界大戰以來最大跌幅，其中美國男性「折壽」最多達 2.2 年。

2022 年在知名期刊 Nature（604, p697-70）中，Gwenaëlle Douaud 發表新冠病毒能夠改變大腦結構的論文，調查英國生物銀行的 785 名參與者（年齡 51 ～ 81 歲）的大腦變化，使用磁振造影進行了兩次成像，其中包括 401 例在兩次掃描之間檢測出 SARS-CoV-2 感染陽性的病例，時間間隔為 141 天。這篇報導證實罹患新冠對人類的大腦造成一定的傷害，遠比人類自然衰老帶來對腦部更嚴重的損傷。

平均餘命可以了解一個國家經濟、醫療發展重要指標，但自從 COVID-19 大流行後，接連不同病毒株以及幾波流行的影響下，對於各國平均餘命造成不同影響。

台大公衛陳秀熙教授提及：「台灣地區大流行是全世界唯一純系 Omicron，平均餘命衝擊晚於其他國家，且型態可能也和其他國家不同，台灣平均餘命 2022 年才開始產生衝擊。」

生產力較低的國家通常平均壽命普遍也較低；生產力較高的國家平均壽命也較高，弱勢國家在 2020 年和 2021 年都受到了巨大的影響，但若以整體全球的數值來看，印度和中國是決定全世界平均壽命的國家，如果在疫情之後沒有採取措施，預測到 2025 年全球的平均壽命將下降。

台灣所追求的平均餘命以日本為目標不斷努力，但到底該怎麼看待 COVID-19 與平均餘命的關聯性？

陳秀熙教授解釋：「除了確診感染造成直接死亡或間接死亡，隨著進展到 Omicron 流行後，民眾仍可能因長新冠、疾病醫療照護量能不足，導致非 COVID-19 死亡仍會影響平均於命，一旦平均餘命降低也可能進而導致經濟產值降低。」

第 6 章

光合作用與氧氣的重要性

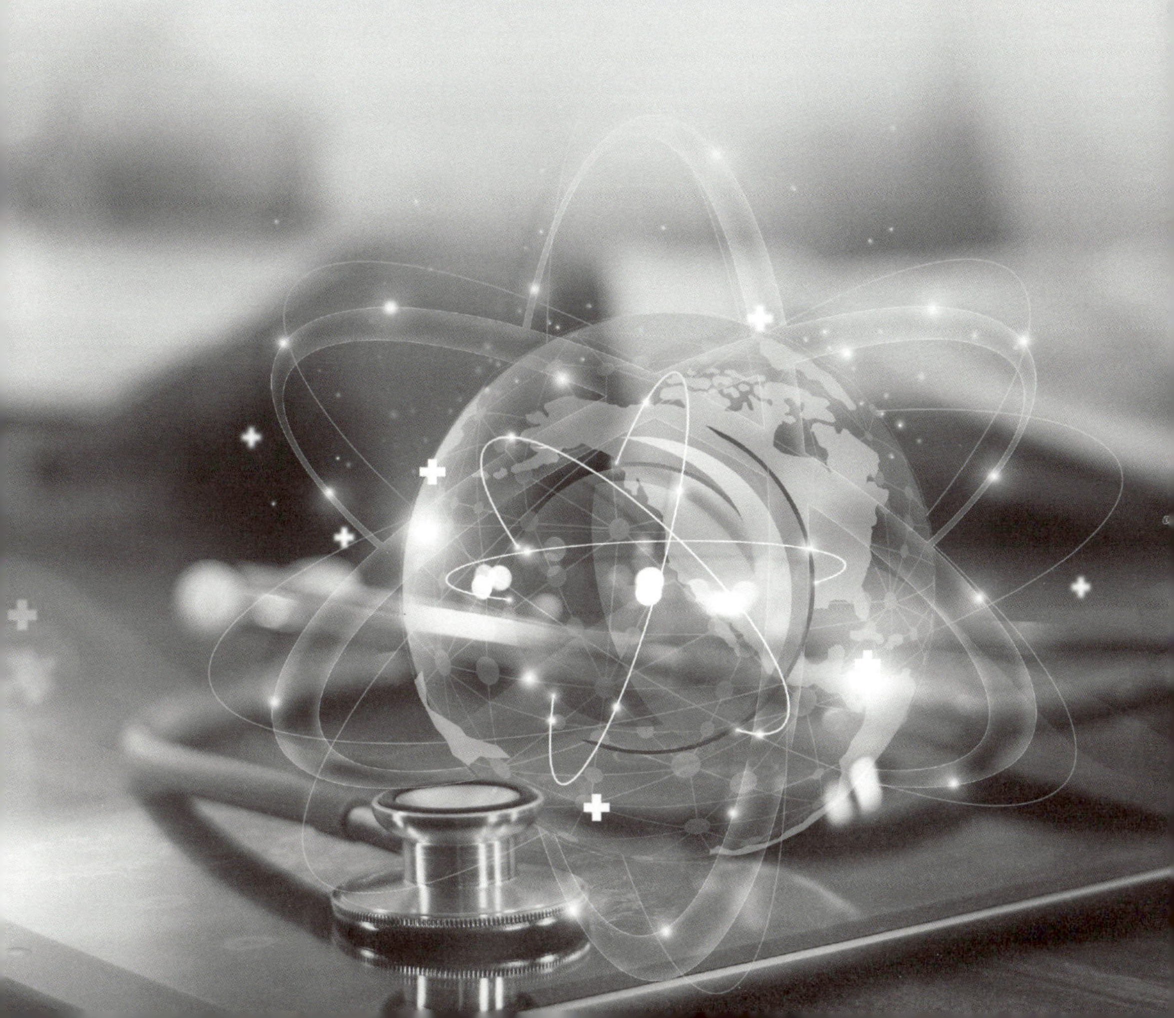

第 1 節 光合作用

自然環境中氧氣如何產生

自然環境中氧氣主要是經由光合作用產生的。光合作用是指植物利用陽光能進行的化學反應，植物能夠從二氧化碳和水中製造有機物質和氧氣。葉綠體與葉綠素關聯性如下。

葉 綠 體	• 植物細胞中的細胞器。 • 參與植物光合作用。 • 進行能量轉換和有機物質合成。
葉 綠 素	• 是葉綠體內綠色色素。 • 能夠吸收光能，將光能轉換為化學能供植物進行光合作用。

圖 6-1：葉綠體與葉綠素說明

植物中的葉綠素能夠吸收太陽能，利用光能將二氧化碳和水進行化學反應，形成有機物質和氧氣。

葉綠體內的葉綠素通過吸收光能，使得水分子分解釋放出氧氣，促進光合作用的進行。葉綠素、葉綠體和氧氣之間存在著密切的關聯性。

葉綠素	• 吸收光能、激發電子、傳遞電子和釋放氧氣。
葉綠素吸收光能	• 激發葉綠素分子電子，從低能態跳躍至高能態。 • 高能態電子被傳遞到電子傳遞鏈，產生氧氣。
光反應	• 上述過程被稱為光反應。 • 產生的氧氣來自於水分子的氧化分解。

圖 6-2：光反應過程

除了植物，藍綠藻和細菌也能進行類似光合作用，從而產生氧氣到大地。

何種光線照射葉綠素產生氧氣

葉綠素主要吸收波長在 400～700 納米之間的光，稱為可見光範圍，尤其是藍光和紅光照射時，其吸收光的效率會比較高，產生的氧氣也會比較多。

葉綠素對綠光吸收較弱，氧氣的產生量相對較少。不同類型植物對光的需求和吸收能力不同，因此產生氧氣的量也會有所差異。

光合作用的化學反應方程式如下。

光合作用	• $6CO_2 + 6H_2O +$ 光能 $\rightarrow C_6H_{12}O_6 + 6O_2$ • 需要二氧化碳、水和光能，產物：葡萄糖和氧氣。
光能來源	• 利用可見光的能量進行化學反應。 • 光能被轉化成化學能，用於植物生長和繁殖。
葉綠素利用光源	• 葉綠素最好吸收波長在紫外線和藍光之間。

圖 6-3：光線照射葉綠素產生氧氣

光合作用之過程

光合作用是植物和藻類和細菌利用光能將二氧化碳和水轉化成為葡萄糖，同時釋放出氧氣的過程。光合作用中光能被吸收並轉化為化學能，且合成有機分子，發生在植物的葉子中的葉綠體，其中葉綠素是可吸收光能的色素。光合作用是一個非常重要的過程，為地球生命提供能量，也為地球大氣層中的氧氣含量增加。

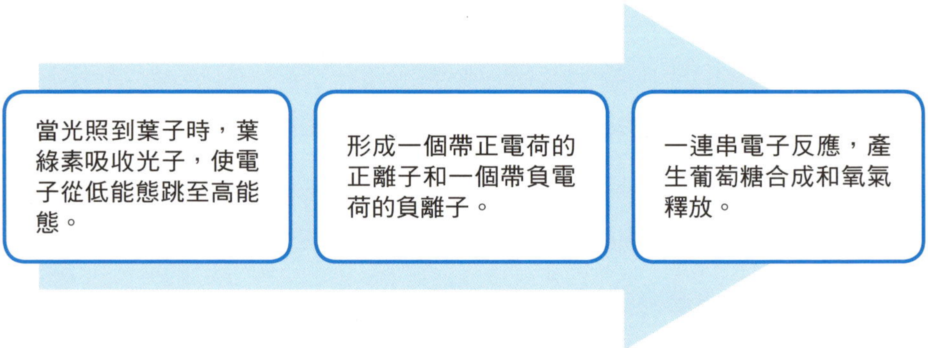
當光照到葉子時，葉綠素吸收光子，使電子從低能態跳至高能態。
形成一個帶正電荷的正離子和一個帶負電荷的負離子。
一連串電子反應，產生葡萄糖合成和氧氣釋放。

圖 6-4：光合作用過程及氧氣產生

人體是否行光合作用

人體無法像植物進行無法進行光合作用，因為我們沒有像植物一樣的光合器官（如葉子）和光合色素（如葉綠素）來吸收光能進行反應。

而人體的能量來源主要是從食物中攝取的。我們的身體將食物消化、代謝後產生的能量，轉化為 ATP（三磷酸腺苷），進而提供身體所需的能量。

然而，人體仍需要透過呼吸作用來獲取氧氣，而氧氣是進行呼吸作用所必需的。

呼吸作用是指將食物中的有機分子和氧氣進行化學反應，產生能量和二氧化碳的過程。因此，人體需要充足的氧氣來進行呼吸作用，以維持身體的正常功能。

光反應與暗反應

光合作用可分為光反應和暗反應兩個階段。

光反應是光合作用的第一階段，發生在葉綠素分子中的光合成體內，需要光能作為能量來源。在光反應中光能被吸收，激發葉綠素分子中的電子，使其從低能態跳躍至高能態電子傳遞鏈中，同時釋放出氧氣。

暗反應是光合作用的第二階段，發生在葉綠素分子以外的反應中，不需要光能，在黑暗中也可以進行。

葉綠體的結構

葉綠體是個複雜的細胞器，使植物能夠進行光合作用，製造出所需的營養物質和釋出氧氣。將太陽能轉換為化學能並且製造有機物質和釋放氧氣。

葉綠體外膜是一層雙層脂質膜，包覆著整個葉綠體。外膜上的蛋白質可調節物質進出，維持葉綠體形狀和結構。葉綠體內膜也是一層雙層脂質膜，內膜上有許多蛋白質，形成肋狀體和葉綠體基質中的酶。肋狀體被稱為葉綠體顆粒，上有葉綠素和其他色素，可吸收陽光進行光合作用。

葉綠體中最重要色素是葉綠素，是吸收光能的主要色素，且可轉換光能為化學能。葉綠體還含有類胡蘿蔔素和藍綠素等。葉綠體含葉綠體基因組包含編碼。以下是葉綠體的結構。

葉綠體內外膜	• 外膜：葉綠體外部有層外膜，厚度約 10 奈米。 • 內膜：外膜內部被稱為內膜，厚度約 10 奈米。
葉綠體基質	• 內膜內部空間稱為葉綠體基質。 • 液體狀態，含酵素和其他分子行光合作用。
葉綠體內膜系統	• 葉綠體內質網有葉綠體核糖體，合成蛋白質。 • 葉綠體內部肋狀體含葉綠素將光轉化為化學能。

圖 6-5：葉綠體的結構

葉綠素種類

葉綠素負責吸收太陽光能促進植物光合作用。每種葉綠素都有其特定的吸收光譜和功能，對植物光合作用起著不同的貢獻。

葉綠素種類和含量對植物生長有重要影響。葉綠素的不同類型具有不同的吸光特性和對光的利用方式。在不同光照和溫度條件下，葉綠素的類型和含量都可能發生改變。最常見葉綠素如下說明。

- 葉綠素 a：植物、藻類最常見，吸收波長 400 到 700 納米，吸收藍色和紅色光能。
- 葉綠素 b：吸收波長 400 到 550 納米，吸收藍色和橙黃色光能。
- 葉綠素 c：吸收波長 450 到 520 納米之間吸收光能。
- 葉綠素 d：存在深海植物，吸收綠色光。

圖 6-6：葉綠素種類

每種植物葉子其葉綠體的數量為多少

植物葉子中葉綠體的數量會因植物種類、植物組織和環境條件等因素而有所不同。植物葉子的葉綠體數量會隨著葉片大小的增加而增加。

水稻和小麥的葉綠體數量可以從數百萬到數十億不等。在熱帶雨林樹種中，葉綠體數量通常較高，因為需要更多的葉綠素來進行光合作用。

不同的葉片區域，葉綠體的密度會不同，在葉片表面和背面及葉脈和非葉脈組織中，葉綠體的分布不同。植物葉子中葉綠體的數量是極其多變的，受多種因素影響。植物的發育階段和光照強度會對葉綠體數量產生的影響，說明如下。

植物發育階段	• 葉綠體數量不斷增加，達到一定量趨於穩定，進行光合作用。
光照強度	• 強光下，更多葉綠素吸收光能，葉綠體數量會增加。如光照強度過高，葉綠體產生過氧化氫等氧化損傷，導致葉綠體減少或死亡，影響植物生長。

圖 6-7：植物發育階段和光照強度對葉綠體數量產生的影響

何情況會破壞葉綠體

葉綠體雜脆弱的細胞器，易受到多種因素的破壞。破壞葉綠體會影響植物的光合作用和能量代謝，進而影響植物的生長和發育。

保護葉綠體的完整性是維護植物健康的重要一環。提供足夠的營養、水分和光照、控制氧化壓力和光強度、使用病毒抑制劑和化學防腐劑等，也可以幫助保護葉綠體。

以下是會破壞葉綠體的情況，會造成氧氣釋放的減少。

- 熱逆境：高溫會損傷葉綠體內的白質，影響光合作用。
- 紫外線輻射：損傷葉綠體內的葉綠素分子，造成葉片變黃或萎縮。
- 冷逆境：影響葉綠體膜內蛋白質功能受到影響，降低光合作用。
- 化學毒性：對葉綠體造成毒性作用，例如農藥、化肥等。
- 病毒感染：一感染葉綠體內的蛋白質或核酸，影響葉綠體功能。
- 水分缺乏：影響葉綠體的功能，影響光合作用。
- 酸鹼度不適當：影響葉綠體酶的活性，影響光合作用。

圖 6-8：破壞葉綠體因素之一

- 光逆境：高強度光照會造成葉綠體內的氧化反應和光抑制現象。
- 氧自由基會損傷葉綠體內的蛋白質、脂質和核酸，影響光合作用。
- 氮代謝失調：導致葉綠體內的氨基酸代謝不正常。
- 缺乏營養元素：氮、磷、鎂會影響葉綠體內的蛋白質和葉綠素合成。
- 基因突變：影響葉綠體的功能，影響植物的生長和發育。

圖 6-9：破壞葉綠體因素之二

葉綠體的數量與氧氣產生的關聯性

葉綠體的數量和氧氣產生有密切的關係。葉綠體數量影響葉綠體的光合作用速率，進而影響氧氣的產生。葉綠體的數量越多其進行光合作用的面積和效率就越高，進而產生更多的氧氣。

植物的生長過程中葉綠體的數量會隨植物的生長和發育而增加，從而促進氧氣的產生。葉綠體的健康狀態也會影響氧氣的產生。當葉綠體受到損傷時葉綠素分子會被破壞，降低葉綠體的光合作用速率和氧氣產生量。

高溫和乾燥的環境下、水分缺乏、病原菌或害蟲的感染、鹽分和重金屬等有害物質、缺乏氮、磷和鉀營養元素等，都會導致葉綠體結構的損傷和葉綠素分子的損失，進而降低光合作用速率和氧氣的產生量。

室內放置綠色植物會產生氧氣嗎

是的，室內放置綠色植物通常會產生氧氣。因為綠色植物的葉綠素能夠進行光合作用，吸收二氧化碳和水，利用光能轉化為有機物質和氧氣。因此，綠色植物可以幫助室內製造氧氣，還可以吸收室內的二氧化碳和有害氣體，提高室內空氣品質。

室內綠色植物所釋放的氧氣量相對較少，需要有足夠的植物數量和足夠的光照才能達到顯著的效果。室內的空氣流通狀況、植物的種類和大小、室內溫度等因素也可能會影響氧氣的產生量。

葉綠素的量與氧氣的關聯性

葉綠素的量與產生氧氣量有關，葉綠素的含量越多，植物進行光合作用的能力越強，釋放氧氣的量也就越多。

氧氣的產生量不僅受葉綠素含量的影響，還受到光照、二氧化碳濃度、溫度等因素影響。葉綠素量與氧氣產生之間並不是單純的直接關係，而是受到多種因素綜合作用的結果。

哪種類葉綠素產生氧氣量最高

植物中葉綠素 a 和葉綠素 b 是最常見的葉綠素類型，參與光合作用並釋放氧氣。

研究顯示葉綠素 a 的光合作用效率比較高，相對釋放氧氣的量也就越多。藍綠藻和藻類等其葉綠素結構與普通植物不同，可以進行更為高效的光合作用，釋放氧氣的量也比較多。

影響植物釋放氧氣的量

同一種植物在不同環境條件下，釋放氧氣的量也會有所不同。提高室內綠色植物釋放氧氣的量，除了選擇釋放氧氣量較高的植物外，還需要注意環境條件的適宜性，以提高植物的光合作用效率。

除了葉綠素種類外，其他因素也會影響植物釋放氧氣的量，說明如下。

因素	說明
光照強度	• 光照強度越高，光合作用速度越快，釋放氧氣的量也隨之增加。
溫　　度	• 適宜溫度有助光合作用，增加釋放氧氣量。 • 溫度太高或太低會降低氧氣釋放量。
二氧化碳濃　　度	• 二氧化碳濃度高低影響植物釋放氧氣的量。

圖 6-10：影響植物釋放氧氣量的因素

葉綠素可用吃的嗎

葉綠素通常不被用作食物添加劑或保健品，它的營養價值和安全性尚未被充分證明。

葉綠素是植物重要色素，而並非是人體所需的營養素。市場上出售的葉綠素補充劑和保健品，主要是由藻類、苔蘚等植物提取而成。研究顯示葉綠素具有抗氧化、抗炎、降血脂等功效，其作用機制和安全性還需進一步研究確認。

吃葉綠素不能直接增加人體氧氣含量。人體獲得氧氣主要是通過呼吸作用，將吸入的氧氣進行代謝，產生能量並釋放二氧化碳。

第 2 節 細胞呼吸作用

細胞呼吸作用是代謝過程，是指在細胞內部將葡萄糖轉化為能量的過程，分為三個主要步驟：糖解、Krebs 週期和電子傳遞鏈。

醣　解	• 在細胞質中將葡萄糖分子分解成兩個分子的丙酮酸。
Krebs 週期	• 在線粒體內發生，將丙酮酸分解釋放出二氧化碳和能量載體（NADH 和 FADH2）。
電子傳遞鏈	• 將 NADH 和 FADH2 運送到線粒體內膜系統，將 ADP 轉化為 ATP 釋放出能量。 • 過程需要氧氣作為最終電子接受者，將氧氣轉化為水。

圖 6-11：細胞呼吸作用的過程

細胞呼吸作用是指細胞將有機物質中的化學能轉化為三磷酸腺苷（ATP）的過程，三磷酸腺苷是細胞能量的主要載體。

細胞呼吸作用產生的 ATP 為細胞提供能量，維持其細胞正常代謝和生命活動。

如果氧氣供應不足或缺乏，細胞將無法進行正常的細胞呼吸作用，導致細胞能量不足，甚至死亡。

細胞呼吸作用分為三個階段：糖解、Krebs 循環和電子傳遞鏈，需要多種酵素和載體分子參與，並且需要氧氣作為最終電子接受體。

這個過程中產生的 ATP 是細胞所需的能量來源，能轉換為細胞所需的 ATP 能量，過程分為三個階段：糖解、Krebs 循環和電子傳遞鏈。

醣解作用	• 葡萄糖分解為兩個分子的三碳酸，糖解產生 ATP 和 NADH（載體分子）。
Krebs 循環	• 細胞質的三碳酸被運輸至線粒體內，產生更多 ATP 和載體分子（NADH 和 FADH2）。 • 葡萄糖分子被完全分解，產生的二氧化碳和水。
電子傳遞鏈	• 指載體分子（NADH 和 FADH2）被運輸至細胞質膜上的複合體中，產生更多的 ATP。

圖 6-12：細胞呼吸作用分為三個階段

這些反應在細胞粒線體進行，糖解作用和三酸甘油磷酸途徑發生在細胞質中，呼吸鏈發生在粒線體的內膜系統中。

細胞呼吸作用是維持細胞生命必需的過程，是人類身體獲取能量的主要途徑。

醣解作用	• 指將葡萄糖分子分解成兩個分子的丙酮酸，此過程產生少量 ATP 和 NADH。 • 葡萄糖＋ 2 ADP ＋ 2 NAD ＋＋ 2 P(i) → 2 丙酮酸＋ 2 ATP ＋ 2 NADH ＋ 2 H ＋
三酸甘油磷酸途徑	• 三酸甘油磷酸途徑是指將丙酮酸進一步分解成二氧化碳和水，同時產生較多的 ATP 和 NADH。 • 2 丙酮酸＋ 6 NAD ＋＋ 2 FAD ＋ 2 ADP ＋ 2 P(i) → 6 CO2 ＋ 8 NADH ＋ 2 FADH2 ＋ 2 ATP
電子傳遞鏈	• 指將 NADH 和 FADH2 通過一系列蛋白質進行電子傳遞，進而產生大量的 ATP。 • 10 NADH ＋ 2 FADH2 ＋ 6 O2 ＋ 34 ADP ＋ 34 P(i) → 10 NAD ＋＋ 2 FAD ＋ 6 H2O ＋ 34 ATP

圖 6-13：細胞呼吸作用分為三個階段

醣解	• 葡萄糖分子被分解為兩個分子的過程，產生少量 ATP，能用於 Krebs 循環的分子。
Kerbs 循環	• 又稱三羧酸循環或檸檬酸循環，將糖解的分子進一步分解，被氧化並釋放出能量。這能量用於產生更多 ATP，同時生成電子傳遞鏈分子。
電子傳遞鏈	• 電子傳遞鏈：載有能量的分子從一個分子傳遞到另一個分子，並產生 ATP 能量。

圖 6-14：細胞呼吸作用分為三個階段

細胞呼吸作用化學方程式

細胞呼吸作用將有機物質葡萄糖分解為 CO_2 和 H_2O，同時產生大量的能量，這些能量用於維持細胞各種生理活動。如果缺少氧氣，細胞呼吸作用將受到影響，從而影響細胞的正常功能。

化學方程式	• C6H12O6 + 6O2 → 6CO2 + 6H2O + 36ATP • 葡萄糖和氧氣在細胞內進行反應，生成二氧化碳、水和 ATP。
反應物生成物	• 葡萄糖和氧氣是反應物。 • 二氧化碳、水和 ATP 是生成物。
三磷酸腺苷	• 三磷酸腺苷（ATP）是細胞所需能量來源。 • 細胞呼吸作用是細胞獲得能量的過程。

圖 6-15：細胞呼吸作用化學方程式

細胞無氧呼吸

細胞無氧呼吸是指細胞在缺氧的情況下進行能量產生過程。通常發生在細胞呼吸作用無法進行的情況下，例如在缺氧的環境中或是肌肉在高強度運動時。無氧呼吸產生的 ATP 量比有氧呼吸少得多，在高強度短時間的運動中扮演重要角色。缺氧環境下細胞無氧呼吸導致乳酸積聚造成疲勞感，對於長時間運動而言，有氧呼吸仍然是主要的能量來源。無氧呼吸只能利用糖分的一小部分產生能量，而有氧呼吸則可以完全氧化糖分，產生更多的能量。

產 生 物	• 是乳酸或酒精，相對於細胞有氧呼吸產生的二氧化碳和水，產物無法進一步分解為能量。
過　程	• 糖分子在缺氧下被裂解成小分子代謝物，產生乳酸或酒精並產生少量 ATP 能量，用於細胞基本代謝和生命維持。
產生能量	• 細胞無氧呼吸產生的能量只有 2 個 ATP 分子。 • 細胞有氧呼吸可以產生 38 個 ATP 分子。

圖 6-16：細胞無氧呼吸

平常如何補充氧氣防止缺氧

人體在呼吸空氣時可以吸入大約 21% 的氧氣，戒菸、管理空氣汙染管制和增加種植綠色植物等都可幫助提高身體的氧氣水平。

人體會視環境狀況自然調節呼吸獲取足夠的氧氣以防止缺氧。在高山病、呼吸道或慢性阻塞性肺疾病等病患，人體需要額外補充氧氣保持體內氧氣水平。

當使用氧氣瓶或攜帶式氧氣裝置時，應根據國家法規或醫生處方使用，以確保安全和有效性。以下是幾種補充氧氣的方法。

氧療	• 是補充氧氣常見方法，通常在醫療機構或經授權的機構中使用。 • 微壓氧或高壓氧治療。
攜帶式氧氣裝置	• 通過口鼻插管、面罩或鼻塞進行使用。
改變呼吸方式	• 深或緩慢呼吸可增加肺部容量和吸入氧氣量。 • 運動和瑜伽可幫助提高身體氧氣水平。

圖 6-17：補充氧氣的方法

乳酸在人體的影響

乳酸的化學式為 $C_3H_6O_3$。

乳酸是有機酸而氧氣是一種元素，當乳酸與氧氣結合的化學反應，最終生成二氧化碳和水，並且釋放出能量。

這個過程稱為有氧呼吸，其化學反應式為：

$C_3H_6O_3 + 4O_2 \rightarrow 3CO_2 + 3\ H_2O$ ＋能量。

當身體運動時乳酸由肌肉細胞產生，這些細胞需要能量來收縮。當身體無法在運動期間提供足夠的氧氣，例如進行高強度的運動或持續性的運動時，肌肉細胞會在無氧狀態下進行代謝，並將葡萄糖轉換為乳酸以產生能量被稱為乳酸發酵，所產生的乳酸積聚在肌肉組織中，造成肌肉疲勞和疼痛感。

人在何情況下才不會造成過多的乳酸

人體在進行運動時，肌肉會需要能量來供應運動所需的功率。如果肌肉無法從氧氣中獲得足夠的能量，它就會開始從葡萄糖中進行無氧代謝產生乳酸。

當人體的無氧代謝超過氧氣代謝時，就會產生過多的乳酸。

因此，如果人們在進行運動時能夠控制運動強度，保持在自己的耐受範圍內並適當休息，就可以減少乳酸的產生避免造成過多的乳酸。

乳酸堆積過多造成身體的症狀和影響

乳酸堆積會影響人體正常的運動和代謝過程，引起身體不適或對健康造成威脅。適當控制運動強度和時間，保持良好的生活習慣和營養攝取可預防乳酸堆積。乳酸堆積過多所產生的症狀說明如下。

- 頭痛和暈眩：乳酸累積會對身體正常代謝產生影響。
- 肌肉酸痛：乳酸累積導致肌肉酸痛會持續一段時間。
- 肌肉疲勞和無力感：乳酸累積會影響肌肉的收縮和運動。
- 心臟問題：過多的乳酸積累會導致心律不整、心臟衰竭。
- 呼吸急促：引起呼吸急促和心跳加速，是增加氧氣供應代謝乳酸的反應。

圖 6-18：乳酸堆積過多造成身體的影響

身體無氧代謝時會造成乳酸在肌肉細胞中累積。當乳酸累積到一定程度時會引起肌肉疲勞和酸痛感。乳酸過度積累會影響血液 pH 值，導致血液變得更加酸性，影響身體正常代謝過程甚至對神經系統和心臟等器官造成損傷。當肌肉細胞中乳酸累積到一定程度後，會降低肌肉收縮能力和耐力，進而影響運動和身體耐力表現。在運動或高強度訓練後及時排除體內積聚的乳酸是很重要的。

當人體在進行重力訓練時肌肉的活動強度會加大，原先儲存在肌肉中的三磷酸腺苷（ATP）的儲存量會逐漸下降，進而影響到肌肉收縮所需要的能量。此時，身體會利用肌肉內糖原、血糖及脂肪等來源進行能量供應，並在此過程中消耗氧氣。

當運動強度繼續增加，身體需氧量也會隨之增加，當肌肉需要的能量超過了氧氣供應的能力時，身體就會進入無氧代謝將糖分轉化為乳酸，並產生少量的 ATP，以供應短時間內肌肉高強度運動所需的能量。

當氧氣供應不足時，乳酸會大量堆積引起肌肉酸痛和疲勞感，並影響運動表現和身體恢復能力。呼吸氧氣可以幫助清除堆積在肌肉中的乳酸，提供進行肌肉的有氧代謝進而加速身體的恢復和提高運動表現。

呼吸氧氣可排除人體乳酸的堆積嗎

乳酸是缺氧狀態下的代謝產物，是細胞無法正常進行有氧代謝所產生的。當身體缺氧時細胞會以無氧代謝生產三磷酸腺苷（ATP）供應能量，葡萄糖被代謝成乳酸在肌肉中積聚，導致肌肉疲勞和酸痛感。

人體乳酸的排出需要時間，需經血液循環和呼吸系統將其運輸至肝臟進行代謝和排泄。

單靠呼吸氧氣並不能直接排除已經堆積在體內的乳酸。呼吸氧氣可提供細胞正常的有氧代謝途徑，使身體不必依賴無氧代謝所產生的 ATP，進而降低乳酸堆積的風險。

呼吸氧氣進行幫助細胞有氧呼吸產生更多的能量，進而加速乳酸的代謝和排出。運動後適當休息和營養管理，才是有效預防和改善乳酸堆積的重要方法。

呼吸氧氣還可以提高身體的氧氣含量，增加肌肉的氧氣供應，從而減輕肌肉疲勞和酸痛感。

運動中同時吸氧氣好嗎

運動時吸氧是為補充身體所需的氧氣，運動同時吸氧氣可提供足夠的氧氣促進細胞呼吸作用，降低乳酸堆積風險減輕疲勞感。

特別是在高強度運動中，氧氣的補充可增加肌肉的氧合能力延緩乳酸堆積，並有助於運動表現的提升。減少乳酸堆積和疲勞的產生。以下是建議的吸氧方式。

使用吸氧裝置	• 運動時呼吸吸氧可補充更多的氧氣以提高運動表現。
深呼吸	• 增加肺部容積提高氧氣攜帶量，可在運動前或運動時深呼吸，以提升吸氧量。
慢跑	• 提高身體對氧氣吸收力，避免過度疲勞。

圖 6-19：運動時建議吸氧方式

吸微壓氧可排毒乳酸嗎

微壓氧是一種氧療治療方法，透過呼吸高濃度氧氣和加壓到小於 1.4 大氣壓，可提高血氧濃度促進身體細胞的代謝，增強免疫力減緩炎症反應等。

吸微壓氧可以協助排除體內的乳酸，但需視情況而定。微壓氧是指在正常大氣壓力的基礎上，增加一定的氧氣供應，以提高身體對氧氣的利用率。

在高強度的運動或訓練過程中，乳酸的累積可能會導致肌肉疲勞和酸痛，吸微壓氧可以提高氧氣供應，加速乳酸的代謝和排出，減輕疲勞和酸痛。吸氧不能代替運動和訓練本身，只是一種輔助方法。吸氧需要注意安全和使用的方法。建議在專業人員的指導下進行。

身體乳酸堆積與老化關聯性

乳酸堆積對於老化的影響與肌肉的功能下降和慢性疾病風險的增加有關。隨著年齡增加，人體代謝乳酸的清除速度下降。乳酸累積可導致細胞內 pH 值下降，進而對蛋白質、脂質和核酸等細胞組成物產生損傷，加速細胞老化的進程。

乳酸的積聚也與慢性疾病風險增加有關。高血壓、心血管疾病和糖尿病等疾病與乳酸堆積和乳酸清除能力有關。

乳酸堆積還可能對認知能力和神經系統健康產生影響，影響老年人生活質量。

乳酸堆積與老化和慢性疾病風險增加有關，透過運動和其他方法以減少乳酸的積聚和促進乳酸的清除，有助於維持身體健康和延緩衰老。

乳酸和癌症之間的關係

研究顯示癌細胞代謝過程會導致大量的乳酸產生，有助癌細胞的生長和擴散。乳酸可通過調節免疫細胞和肝臟細胞信號來影響癌症的發展。

2017 年發表在《自然》雜誌指出：許多癌細胞可以利用代謝途徑產生大量的乳酸，進而促進細胞生長和轉移。

研究發現乳酸可以調節腫瘤微環境，進一步促進癌細胞的存活和增殖，乳酸可能是癌症發展的重要因素之一。腫瘤細胞可以利用乳酸作為能源，促進其生長和轉移。研究顯示降低乳酸水平可以對癌症治療產生積極影響。

何種蔬菜可幫助乳酸清除

當身體處於高強度運動或長時間持續運動時，會產生大量的乳酸導致肌肉疲勞和不適。

蔬菜和水果可以作為清除乳酸的輔助手段，最好還是避免過度運動，適當休息和恢復，保持均衡飲食和健康的生活方式是最重要的。

可幫助乳酸清除的蔬菜如下。

- 蘋果醋：蘋果醋含有醋酸，促進身體代謝乳酸。
- 綠葉蔬菜：菠菜、羽衣甘藍、蘆筍、葉萵苣、芥蘭，富含維生素 C、葉酸、鎂和其他營養素。
- 甜菜根：含硝酸鹽幫助擴張血管，增加血液流量協助清除乳酸。
- 蒜：含抗氧化劑和抗炎物質，幫助抵抗疾病和紓解疼痛。
- 薑：含抗氧化劑和抗炎物質，紓解運動後的疼痛和炎症。

圖 6-20：可幫助乳酸清除的蔬菜

何種水果可幫助乳酸清除

有些水果含有豐富的維生素 C，可以促進乳酸的清除。雖然這些水果有助於促進乳酸的清除，但並不能完全取代充足的睡眠、充足的飲水和合理的營養攝入。說明如下。

- 柑橘類：檸檬、橙子、柚子等含大量維生素 C，具抗氧化可減少運動產生的乳酸。
- 藍莓：富含抗氧化物質、維生素 C、花青素，能抑制肌肉疲勞和酸痛。
- 草莓：富含抗氧化物質和維生素 C，具消除疲勞。
- 奇異果：富含維生素 C、鉀和纖維素能緩解疲勞和酸痛。
- 香蕉：富含鉀和碳水化合物能提供能量，幫助恢復體力。

圖 6-21：何種水果可幫助乳酸清除

失眠與乳酸產生的關聯性為何

研究顯示失眠可能和乳酸產生有關。研究發現患有失眠的受測者在睡眠期間產生的乳酸含量比健康對照組高出 30%。另研究指出失眠患者血漿中的乳酸濃度比健康對照組高出近兩倍。

失眠可能會影響人體內的乳酸清除，進而導致乳酸堆積增加。2016 年《睡眠》期刊指出：失眠病患在進行高強度運動後，其乳酸濃度比非失眠者高出約 40%。

2019 年《前瞻性醫學》期刊指出：睡眠品質不佳的人，在運動後的乳酸清除速度較差，且乳酸堆積會持續較久的時間。

結論：失眠可能會干擾人體內乳酸的代謝，使得身體更難清除乳酸導致乳酸堆積增加。

睡眠可否排毒體內乳酸

睡眠對於排毒體內乳酸的作用尚不清楚，但睡眠是人體生理機能調節的重要功能。

睡眠中，腦部和身體各系統進行復原、修復和重建工作，並分泌生長激素，有助維持身體的健康和平衡。

失眠持續影響睡眠質量和時間，會導致身體內部環境紊亂，影響代謝和排毒功能。保持充足的睡眠時間和質量，對於維持身體健康和排毒乳酸有著重要的作用。

乳酸堆積與罹患陰道炎有關嗎

乳酸與陰道健康有密切關係，正常情況下，陰道內的 pH 值維持在 3.5 到 4.5 之間，是由健康的乳酸菌群（Lactobacillus）分泌的乳酸所維持的。

乳酸菌可以促進陰道內的酸性環境，抑制病原微生物的生長，從而維持陰道健康。乳酸菌群減少，陰道的 pH 值就會上升，容易導致陰道感染和炎症。保持陰道健康需要維持正常的乳酸菌群，可以經由正常生活習慣、適當飲食、運動及避免使用含有有害化學物質清潔劑、穿著透氣性好的內褲等方式達到目的。

陰道的乳酸菌與人體運動後堆積的乳酸相同嗎

陰道中的乳酸菌產生的乳酸與人體運動後堆積的乳酸是不完全相同的。陰道內乳酸和人體運動後乳酸在生化性質、分子量、分子結構等方面也有所不同。

陰　道 乳酸菌	• 由乳酸菌分解碳水化合物所產生以維持陰道酸鹼度，抑制有害細菌的生長。
運動後 乳　酸	• 運動後在肌肉中產生。

圖 6-22：陰道的乳酸菌與人體運動後堆積的乳酸差異

陰道內的乳酸和人體內產生的乳酸其生物學效應和作用不同。以下是它們在生化性質、分子量和分子結構等方面的一些區別。

陰道乳酸菌	• 生化性質：由乳酸菌代謝產生，是 L(+)- 乳酸的形式，不會旋光。 • 分子量：以乳酸根離子存在，分子量約 90 Da 左右。 • 分子結構：單體形式存在。
運動後乳酸	• 生化性質：乳酸是 D(-)- 乳酸，會旋光。 • 分子量：以離子存在，分子量約為 130 Da 左右。 • 分子結構：二聚體的形式存在。

圖 6-23：陰道乳酸菌和運動後乳酸

陰道內灌注乳酸菌可以嗎

陰道中存在的乳酸菌，主要是 Lactobacillus 屬的菌種，例如：Lactobacillus crispatus、Lactobacillus jensenii、Lactobacillus gasseri 等。在陰道灌注乳酸菌的產品中，通常會使用上述這些菌種的一種或多種。

陰道內灌注乳酸菌可直接作用在陰道內，增加乳酸菌數量，調節陰道酸鹼度，減少有害細菌的生長，進而預防或治療陰道炎等婦科疾病。

陰道內灌注乳酸菌是常見的治療方法，被用於治療或預防細菌性陰道炎等疾病。乳酸菌能夠產生乳酸以幫助維持陰道的酸性環境，防止有害細菌生長。

陰道內灌注乳酸菌的方法通常是使用軟膏或洗劑，包含有益的乳酸菌菌株。這種方法安全且有效，但需要在醫師指導下使用，其作用包括：調節陰道的酸鹼度，增加有益菌的數量，抑制有害菌的生長，預防或改善陰道問題，如細菌性陰道病、念珠菌感染等。

市面上包括：膠囊、洗劑、乳劑等形式，品牌包括：Lactacyd、Femifresh、Femigel 等，不同品牌的產品成分及功效可能會有所差異，使用前建議詳閱產品標示及諮詢醫師建議。

陰道乳酸菌與灌注益生菌有何區別

陰道內的乳酸菌和口服益生菌在菌種上有所不同，因為陰道內的環境較為酸性，所以需要選擇較適合在酸性環境下生長繁殖的菌種。

陰　道 乳酸菌	• 乳酸桿菌（Lactobacillus acidophilus）、 雙歧桿菌（Bifidobacterium bifidum）、 凝乳酸桿菌（Lactobacillus crispatus）等。
口　服 益生菌	• 經過腸道和血液循環到達陰道，有些益生菌在腸道中被消化或排泄掉。

圖 6-24：陰道乳酸菌與灌注益生菌有何區別

第 7 章

氧　氣

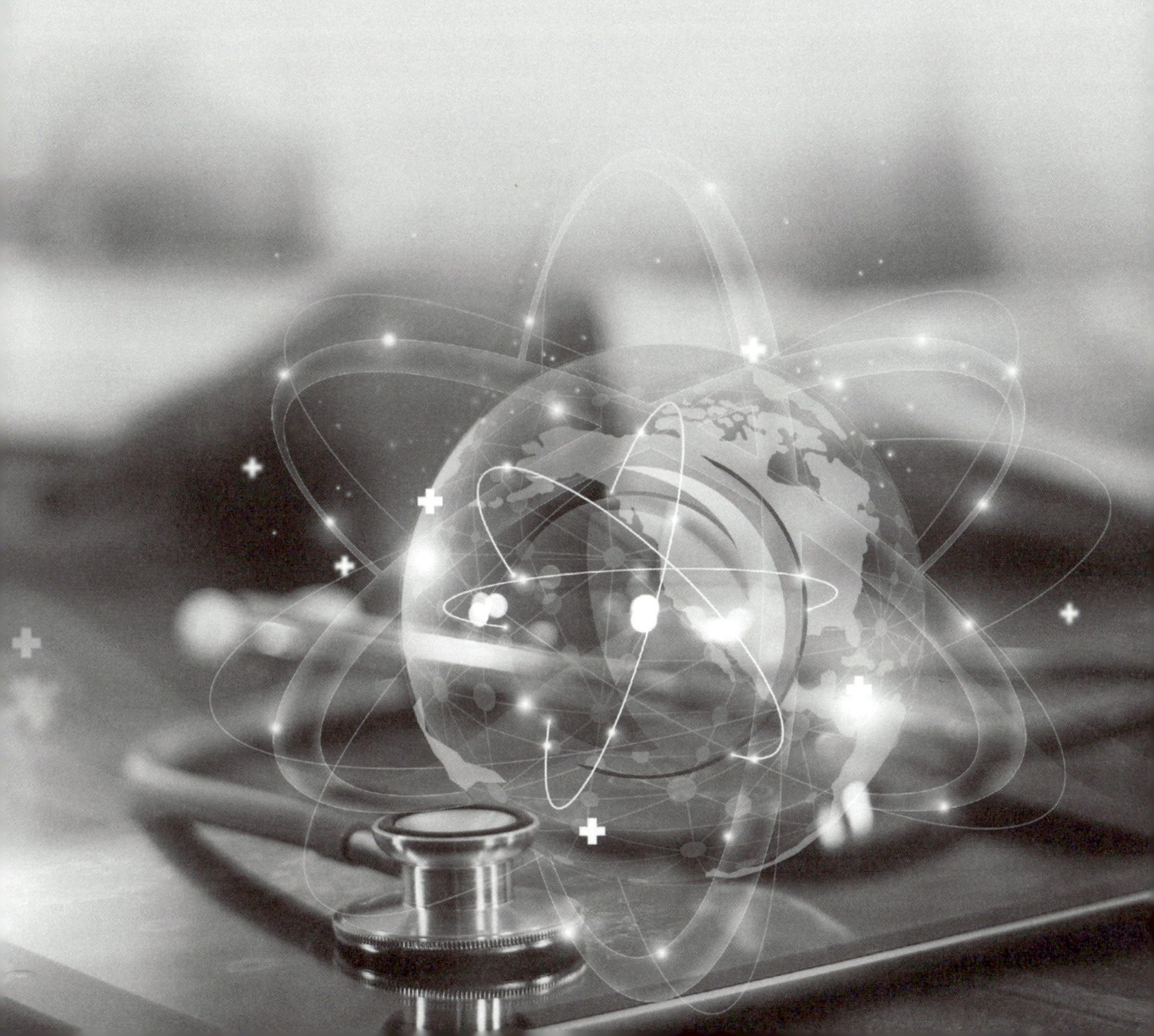

第 1 節 氧氣的特性

1775 年蒲立施禮（Priestley）首先發現氧氣。成人大腦重量約占體重 2.5 ～ 3%，腦耗氧量則占全身耗氧量 25%。氧氣對人類及萬物真是太重要了，人類一旦阻斷腦部氧氣供應 10 至 20 秒後會失去知覺；4 到 6 分鐘後會使腦細胞產生不可逆變化，即使恢復氧氣供應，人也不可能醒過來。缺氧幾秒鐘就會引起頭暈、甚至暈厥等症狀；大腦缺氧超過 6 ～ 8 分鐘則生命不可逆轉。

特　性	• 常態時：無色、無臭、無味氣體，重於空氣（密度 1.105 g/L）。 • 原子序數 8，原子量 16，分子量 32。氧氣密度重於空氣。 • 同位素：16O、17O、18O； 自然界以 16O 占最多，約為 99.7%。
溫　度	• 沸點為 -183 ℃；冷卻到 -218.8 ℃成為藍色固態。 • 0℃ 時，1 公斤液態氧可氣化成 700 公升的氣態氧。 • 3.0℃ 時，1 莫耳（32 公克）的氧體積為 22.4 公升。
溶解度	• 1 公升乾燥氧重 1.43 g；1 公升水中僅溶解 48 ml 氧。 • 0℃時，1 公斤液態氧可氣化成 700 公升、1 莫耳的氧體積為 22.4 公升。

圖 7-1：氧氣的特性

氧氣是無色、無味、無臭、高度反應性的氣體。氧氣是化學元素中的一種，符號為 O_2。氧氣是維持人類和動物生命的重要元素之一，人體所有的細胞都需要氧氣來進行代謝作用。氧氣治療是一種常見的治療方法，用於呼吸系統疾病、心血管疾病、中風、創傷等。氧氣可溶於水中的氣體，能夠通過呼吸進入人體，並被紅血球輸送到身體各部位。

氧氣是生命延續重要元素，通過氧化作用產生能量和運作，維護身體健康很重要的源頭就是保持身體細胞不缺氧。人體呼吸會將氧氣輸送在肺泡中，經由肺泡膜進入微血管再藉由血紅素中的血紅蛋白，將氧氣帶到心臟；充滿氧氣的血液進入心臟後，靠心臟的幫浦作用傳送到全身，使全身組織器官獲得氧氣，幫助葡萄糖氧化分解形成身體所需的能量。

氧氣是由紅血球內的血紅素（hemoglobin）所運送。血紅素運送約98% 的氧，另有 2%的氧是溶解在血漿（plasma）中被輸送的。

氧氣太容易取得且是免費無條件的供應，造成人們忽視它的存在。人體缺氧將造成疾病或癌症的發生，為保持身體的健康，我們決對不可輕忽氧氣對人體的重要性。

1969 年瓦柏格博士等人出版《癌症預防的方法》（The way to prevention of cancer）書籍提出氧氣治療概念，運用氧氣使身體細胞達到氧飽和狀態。病患在接受氧氣治療時，需避免接觸來自外源性的致癌物質。所有致癌物質都會損及呼吸功能，使肺泡毛細血管循環受到影響；在呼吸功能不受損狀況下癌細胞是不會存在的。當身體細胞受到致癌物質傷害時，呼吸功能是不會被修復的。氧氣對於一位高壓氧專科醫師而言就是藥物。

氧氣對人體影響，包括：化學特性、氧自由基、氧氣中毒等。高壓氧專科醫師需視病患年紀、身心狀態、臨床狀況、疾病種類等因素考量，然後開具不同的治療壓力、吸氧時間、治療頻率及療程等。氧氣如藥一般，不當的高壓氧治療壓力及吸氧時間，再加上病患個人體質差異，會使得極少數病患發生氧氣中毒發生。

氧氣對人體組織細胞的重要性非常大，它是維持人體正常生理功能的必需元素之一。人體缺乏氧氣會對身體產生負面影響，引起各種健康問題。氧氣是維持細胞生存和運作的必需元素。

氧氣本身不是一種藥物，但在醫療領域中通常被用作輔助治療，以增加患者的氧氣供應。在一些疾病中氧氣被視為藥物來使用。在支氣管擴張劑治療期間，患者進行氧氣治療以幫助其呼吸。氧氣可減輕疼痛，提高血液循環，促進傷口癒合等。

抗生素是抑制或殺死病原體（例如細菌、真菌、病毒等）。氧氣如同抗生素，可以提高人體組織的氧氣供應治療某些疾病。在醫療領域中，抗生素和氧氣通常被用來共同治療感染和其他疾病。

氧氣對人體組織細胞的重要性如下。

- 細胞呼吸作用：將食物轉化成能量，呼吸作用需要氧氣作為催化劑。
- 血液循環：紅血球血紅蛋白運輸氧氣，維持組織細胞正常運作。
- 維持細胞代謝：細胞代謝需要能量和物質交換，需要氧氣參與。
- 有助傷口癒合：氧氣可提高細胞再生速度，減少組織壞死風險。
- 促進免疫功能：氧氣可提高免疫細胞的活性，抵抗病毒和細菌入侵。

圖 7-2：氧氣對人體組織細胞的重要性

- 呼吸作用：肺部吸入氧氣經血液運輸到細胞。胞使用氧氣進行呼吸作用，將食物轉化為能量以維持生命。
- 代謝支持：氧氣支持細胞進行新陳代謝，包括分解分子、合成蛋白質、DNA 和其他生物分子。
- 免疫系統支持：免疫細胞（巨噬細胞和 T 細胞）需要氧氣來執行攻擊和摧毀病原體、感染細胞和異常細胞。
- 能量產生：氧氣參與細胞內呼吸鏈反應產生三磷酸腺苷（ATP）。

圖 7-3：氧氣對人體組織細胞的作用

人類生活在海平面一大氣壓力760毫米水銀汞柱（mmHg）環境下，呼吸空氣其中氧氣約占20.94%。依照道爾頓（Dalton）分壓定律：某氣體分壓＝混合氣體總壓力 × 某氣體所占比例計算，氧分壓約是160毫米水銀汞柱（760毫米水銀汞柱 ×21%＝160毫米水銀汞柱）。

人體由細胞所組成，細胞的運轉都能量必須有足夠的腺甘三磷酸（Adenosine triphosphate, ATP）能量提供。細胞存活要有足夠的氧分壓，疾病造成細胞受損，人體以自癒力修復細胞時需求的能量會更多。氧分壓不夠的話將導致疾病無法痊癒甚至有細胞的死亡、組織的壞死。人類呼吸空氣時，160毫米水銀汞柱的氧分壓會隨著血液循環進入細胞組織中，到達細胞質粒線體（mitochondria）時，約有25毫米水銀汞柱的氧分壓進行電子傳遞鏈作用產生腺甘三磷酸（Adenosine triphosphate, ATP）能量。

氧氣進入人體後與紅血球血紅素（hemoglobin）結合後運送到各組織器官。98%的氧氣與血紅素相結合，另外有2%的氧氣會溶解在血漿（plasma）中被輸送。由於98：2的比例太過於懸殊，臨床上會忽略血漿中的氧只關注血紅素的量。血氧計（pulse oximeter）是偵測血紅素的含氧量。但民眾在微壓艙或高壓氧呼吸氧氣時，血漿中的氧分壓多少是非常重要的。

在1大氣壓呼吸空氣時，溶解在血漿中的氧氣量是0.32；在3大氣壓並呼吸純氧時，氧氣在血漿中的量是6.80，整體提升了20倍以上。vol%是計量單位。1大氣壓下呼吸空氣，血紅素攜帶的總含氧量為

19.7；若一大氣壓下呼吸純氧，攜氧量會增為 20.1。一個血紅素最多只能鍵結四個氧分子，增加壓力並不會增加氧量，20.1 已經是飽和狀態了。

	空 氣	純 氧	純 氧	純 氧
大氣壓（ATA）	1	1	2	3
肺泡內氧分壓（毫米汞柱）	100	673	1433	2193
血漿中氧含量（Vol%）	0.32	1.88	3.6	6.8
血紅素中氧含量（Vol%）	19.7	20.1	20.1	20.1

圖 7-4：各大氣壓下血氧含量

對於血漿而言，氧氣的溶解屬於物理性反應，壓力越大溶解的量就越大。

將 1 大氣壓空氣的血紅素與血漿氧量加總可得到 20.02；在 3 大氣壓純氧下會提升至 26.9，共增加了 6.88（34%）。在安靜無運動的狀態下，人體的氧氣需求量約是 6。依靠高壓氧下提升的氧含量就足夠人體存活，單靠血漿的溶氧就能存活。在高壓氧艙內加壓會使得氧氣分壓增加，血液的總含氧量確實會增加。（圖 7-3）

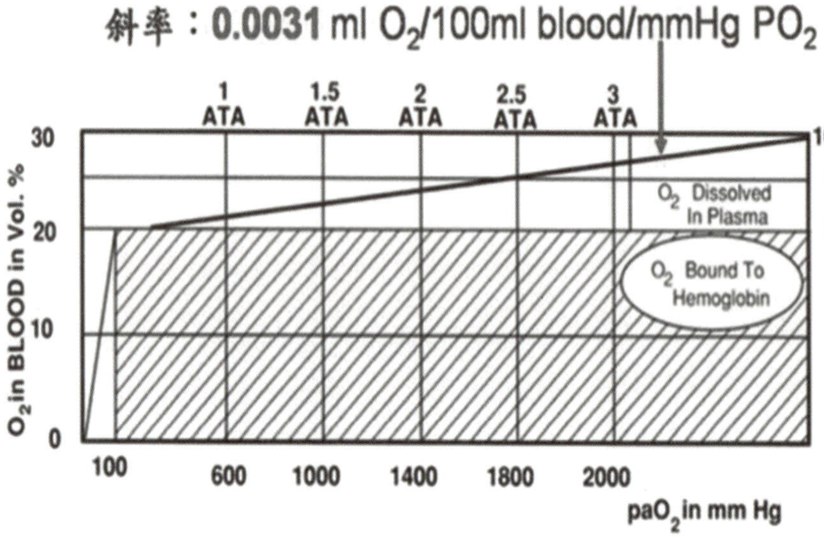

圖 7-5：不同壓力下的氧氣溶解度

經皮血氧測試（transcutaneous oxygen pressure, tcPO2）

當病患罹患慢性傷口時，在 1 大氣壓空氣下，以經皮血氧儀器測得 15；當在高壓氧 2.4 大氣壓下呼吸純氧時，經皮血氧測試馬上激增至 660，可見高壓氧治療對提升傷口組織的含氧量是非常重要的。

高壓氧是利用血管中氧濃度與組織間氧濃度的梯度差（oxygen gradient），使得氧氣的擴散距離增加，進而使細胞獲得的氧氣量增加，從而治療疾病。

	PO_2 values		
ATA	1.0 Air	1.0 O_2	2.4 O_2
air	159	760	1824
alveolar	104	673	1737
arterial	100	660	1700
venous	36	60	1650
muscle	29	59	250
subcutaneous	40	200-300	250-500
chronic wound	15	200-400	660
chest $tcp0_2$	67	450	1312
foot tcp02	63	280	919

資料來源：Undersea Hyperb Ned 1998; 25：179-88

圖 7-6：經皮血氧測試（transcutaneous oxygen pressure, tcPO2）

第 2 節 氧氣治療的種類

氧氣是存在於呼吸空氣中的氣體是人類生存所必需。平常我們是生活在水平面一大氣壓下，呼吸空氣中 21% 的氧氣。由於空氣的汙染或在密閉的環境下工作，空氣中的含氧量有可能會低於 21%，造成人體缺氧的發生。有呼吸障礙的人則無法獲得足夠的氧氣，需要補充氧氣治療。氧氣療法適用疾病包括：慢性阻塞性肺疾病（COPD）、肺炎、哮喘、支氣管肺發育不良、新生兒肺發育不全、心臟衰竭、囊性纖維化、睡眠呼吸暫停、肺部疾病、呼吸系統創傷等。

為確定是否身體含氧量足夠，可測定動脈血中氧氣含量或飽和度。動脈血氧的正常水平在 75 到 100 mmHg（毫米汞柱）之間，低於 60 mmHg 或更低的氧氣水平需要氧氣治療。可使用監測血氧儀夾在手指上使肘檢測。全球受到新冠肺炎的影響，離開家門出門在外時，人們都會被要求戴上口罩，間接地也會影響到人體的呼吸功能，長時間持續配戴口罩是否會造成人體缺氧，進而導致細胞的病變使癌症發病率增加，是值得探討及研究的議題。

使用者在接受氧療時依據加壓的壓力大小，氧療分類如下：

一、常壓氧治療：

在海平面一大氣壓及呼吸濃度不等的氧氣，用於氣喘、低氧血症、休閒養生或醫美之用。20 世紀 90 年代後期以來，在商業上設置氧氣酒吧（oxygen bars），顧客通過鼻導管（nasal cannula）呼吸氧氣以作為休閒娛樂之用。「氧氣按摩」（oxygen massage）和「氧療解毒」（oxygen detoxification），氧氣可以清除體內毒素和減少體內脂肪。一大氣壓下呼吸 28% 的氧療以提高細胞及組織的含氧量，作為養生保健之用。一大氣壓下呼吸 100%純氧：用於急診或病房治療的病患。

二、微壓氧治療：

艙內壓力為 1.3ATA 以下，病患呼吸氧氣濃度只為 70%，則其氧分壓為 91kPa, 低於常壓下呼吸純氧 100kPa 之設定水準，如果氧分壓低於常壓下呼吸純氧之數值，則不能稱為高壓氧治療。小於 1.4 大氣壓下微壓氧治療：用於醫美的客戶或養生保健之用。

微壓氧是指在相對較低的壓力條件下進行氧療，目的是提高血液中的氧氣濃度，以達到促進身體健康的效果。這種治療方式通常使用壓力不到 1.3 大氣壓的環境，比正常大氣壓低很多，但比全面罩供氧的氧氣治療要高。

微壓氧治療目前主要應用於一些疾病的輔助治療，例如慢性阻塞性肺疾病、哮喘、慢性支氣管炎等呼吸系統疾病，並且有一定的療效。此外，微壓氧治療還可以用於減輕疲勞、促進運動恢復等方面。但是，需要注意的是，微壓氧治療並不適用於所有人，例如有高血壓、心臟疾病等相關病史的人可能不適合接受微壓氧治療，應該在接受治療前諮詢醫生建議。

微壓氧治療還需要更多的科學研究和臨床試驗來確定其療效和安全性，因此不建議自行接受微壓氧治療。如果您有相關需求，應該諮詢專業醫生的建議。

三、高壓氧治療：

艙內壓力為加壓超過 1.4 大氣壓的壓力及呼吸純氧，具有廣泛用途及治療臨床疾病。高壓氧治療為將病患放置於一個完全密閉的壓力艙內，接著以空氣或氧氣將壓力艙內壓力加壓到超過 1.4 大氣壓力；病患經由面罩或頭罩開始呼吸 100% 純氧，如此治療方式稱之，用於臨床病患之用。

當高壓氧使用的壓力超過 1.4 大氣壓時，是屬於醫療行為；操作高壓氧艙的技術員須接受中華民國高壓暨海底醫學會審定合格的訓練醫院接受專業訓練，通過學科考試合格後得以取得高壓氧艙操艙技術師證照；醫師須接受中華民國高壓暨海底醫學會審定合格的訓練醫院接受專業訓練，通過學科及口試考試合格後得以取得高壓氧艙專科醫師證照。

有些人因為病情需要一直使用氧療，另有些人只是偶爾或在某些情況下才需要使用氧療。隨著醫療儀器的研發進展，研發出氧氣機，可以用在家中或辦公室使用，另有攜帶型氧氣機可用在路程中以提供氧氣。

身為一位高壓氧專科醫師是使用氧氣作為治療的處方，其中有二個因素及條件最為重要，分別是治療時的壓力及治療時間，決定了病患治療的成效及是否會造成氧氣中毒的發生。

為健康養身用之氧生機富氧膜是來自德國高分子聚合技術，為一種新型態的高效複合分離膜，具有良好的氣體滲透性和選擇性，提供良好的機械強度和化學性，適用於各種氣體的分離。富氧膜為耗材若正確使用及保養，可使用 8 ～ 10 年。

受到新冠疫情之影響使人們減少外出的時間，外出時須配戴口罩；當不幸罹患新冠肺炎後會造成患者快樂缺氧發生，在媒體上可以看到病患在宅猝死的新聞時有報導。現今民眾對於在宅養生的觀念及意願大大的提升。為因應民眾之需求，廠商們也推出了多款在宅式氧生機，在台灣製造研發及通過經濟部商品檢驗合格供民眾使用。

當民眾在選用氧生機時必須注意下列事項，以保證在使用時之安全及對身心有助益，包括：有無通過經濟部商品檢驗合格，有無通過無臭氧檢測以保護呼吸系統安全，吸入超過標準設定的臭氧對肺臟及免疫系統是有傷害性的。有無清楚的標示吸氧的設定濃度、流量觸控顯示面板及操作是否簡單便利。外殼是否輕巧、耐熱、耐衝擊，外型是否輕巧易於攜帶方便，對於 PM2.5、細菌、黴菌是否具有過濾效率達 100％、耗電量低、耗材便宜、更換方便等因素。

如何選擇一個適合您的氧氣機是非常重要的。如何做有效的設備管理、氧氣流量控制、氧氣罐的補充和租賃、安全使用等都是需要考量的因素。您將根據以下因素選擇供氧系統，包括：年紀、是否罹患疾病或受術、離家或旅行頻率、是否需要上下樓梯、體型、耐力和體力、是否罹患過敏性鼻炎以鼻子或嘴巴呼吸、醫生建議給您開出的多少氧氣流量等。

使用微壓氧艙吸氧時，應調整吸氧濃度和時間避免過度吸氧，確保安全和有效。對於有心肺疾病、高血壓、腦部疾病、糖尿病、中風等患者，應在醫生的診察後建議使用微壓氧艙吸氧時間。吸氧對健康有正面及負面的影響，說明如下。

正面影響	• 避免細胞缺氧、改善缺氧症狀、增強運動耐力和速度、促進傷口癒合。 • 提升免疫力、預防細胞缺氧導致的癌症。
負面影響	• 氧中毒產生噁心、頭痛、疲勞，中樞神經和視力傷害。 • 呼吸抑制，降低呼吸頻率和深度。 • 氧中毒導致細胞損傷。

圖 7-7：吸氧對健康有正面及負面的影響

氧氣治療之危險性

用氧氣治療時也需要注意安全。治療前應詳細評估患者身體狀況，適當給予氧氣濃度和治療時間。在微壓氧或高壓氧治療中應該避免使用易燃材料，注意空氣流通和火源安全等問題，以減少潛在的危險。

氧氣對人體很重要但高濃度的氧氣也可能對人體產生危險。以下是氧氣產生的危險性。

氧中毒	• 導致頭痛、噁心、嘔吐、疲勞、抽搐、昏迷和呼吸困難等症狀。
火災危險	• 氧氣不易燃，但能加速燃燒速度，氧氣不可和易燃物質接觸。
爆炸危險	• 氧氣和油脂、橡膠、塑料等接觸時，會引起爆炸。

圖 7-8：氧氣之危險性之一

特性	• 有助燃而不會自燃。
液態氧	• 與有機物和易於氧化的物品放在一起，可形成爆炸物。 • 易被衣物吸收，遇火源即可立即引起急劇燃燒。
傷害	• 液態氧可引起皮膚或其他組織凍傷。 • 常壓下，呼吸 100%氧、連續吸入數小時以上會刺激粘膜。

圖 7-9：氧氣之危險性之二

氧氣的管理標準

氧氣的管理標準包括儲存、運輸、使用和設備等多個方面，操作都應詳細遵循規範以確保安全使用，說明如下。

氧氣儲存	• 固定氧氣瓶防止滾動倒塌，碰撞和撞擊，瓶身標有標誌以便識別。 • 設置抽風設備以降低儲氧室之氧氣濃度。
氧氣使用	• 遵守使用說明，遵循醫療專業人員指示，調整氧氣流量和壓力避免危險。
氧氣設備	• 應符合標準規範，定期檢查和維護以確保使用安全。

圖 7-10：氧氣的管理標準

第 8 章

缺　氧

（Hypoxia）

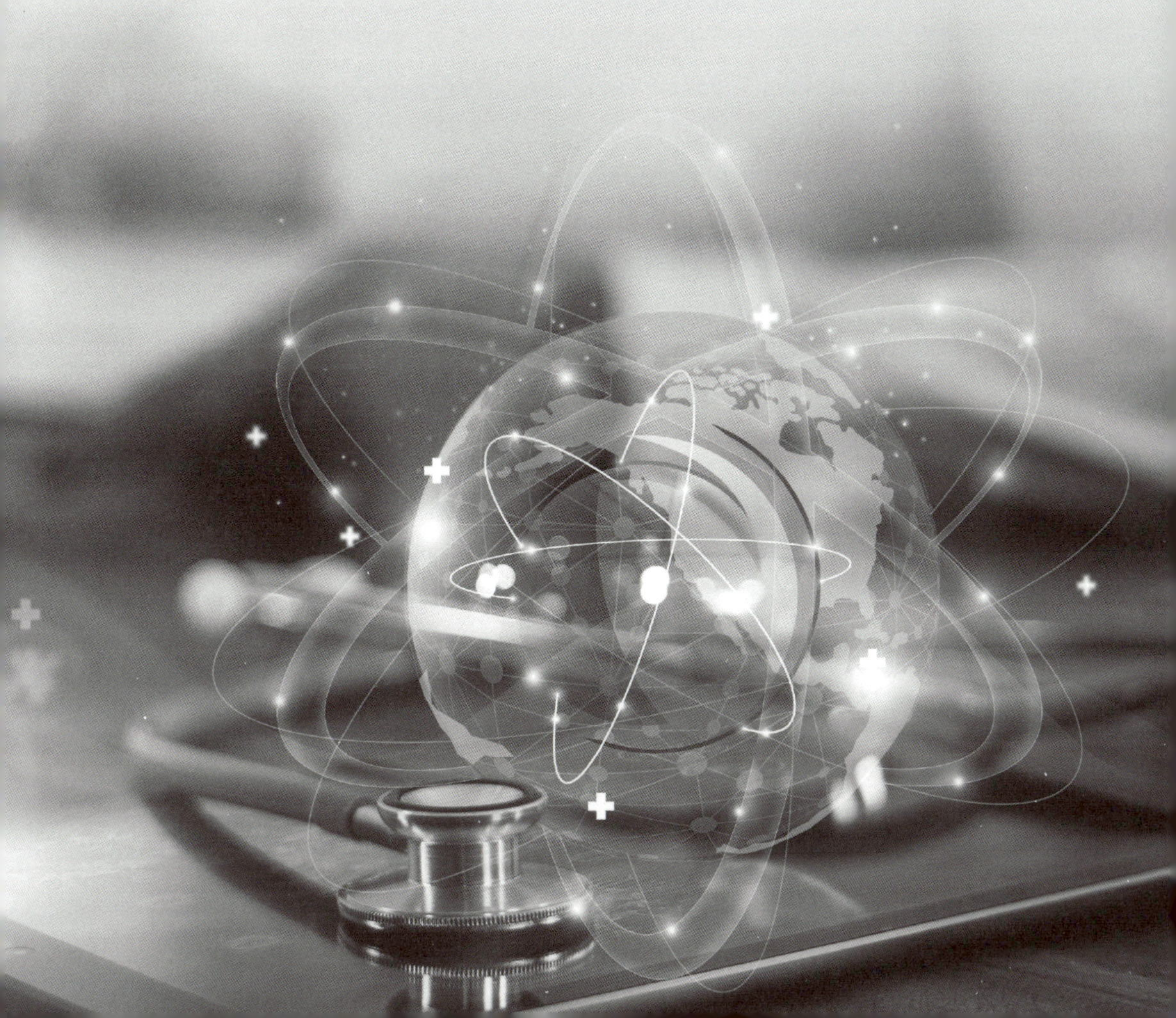

第 1 節 缺氧的成因與類型

地球形成後的前 20 億年間，地球大氣層中氧氣含量不到 1%。

直到約 25 億年前，地球上出現光合作用的生物，這些生物可利用陽光和二氧化碳產生能量，並釋放氧氣。這批生物作用使得地球大氣中氧氣含量逐漸增加，現今氧氣含量為約 21%。

氧氣是人體維持生命必需的重要氣體，是陽光、空氣、水、人類四大生存要素中不可或缺的一環。

正常情況下，人體是在一大氣壓海平面呼吸空氣中約 21% 的氧氣。受環境影響若呼吸氧氣濃度低於 21%，則可能會導致身體發生缺氧不良影響。21% 的氧氣經呼吸作用進入肺臟後，被紅血球攜帶至全身各處，進行氧化代謝產生能量。

此外，氧氣還具有抗菌作用，幫助身體對抗細菌和病毒感染，促進傷口癒合和身體修復。

氧氣是維持人體健康和養生的重要元素。空氣中氧氣含量為 21%，受到自然因素或人為因素影響，我們應該努力減少對環境的汙染和破壞，確保空氣中氧氣含量能夠保持在健康和安全的水平。但在下列特殊情況下氧氣含量會降低。

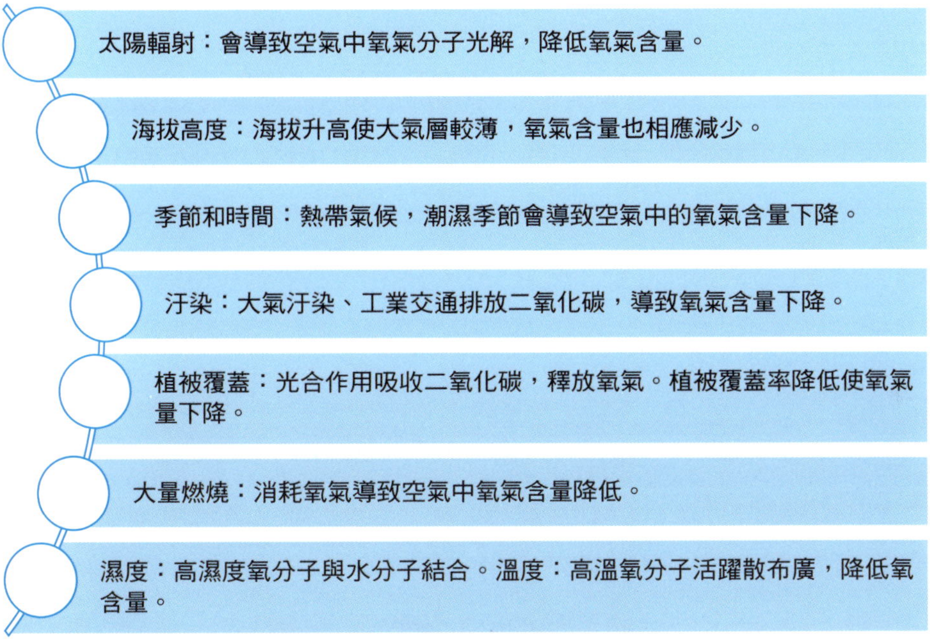
太陽輻射：會導致空氣中氧氣分子光解，降低氧氣含量。
海拔高度：海拔升高使大氣層較薄，氧氣含量也相應減少。
季節和時間：熱帶氣候，潮濕季節會導致空氣中的氧氣含量下降。
汙染：大氣汙染、工業交通排放二氧化碳，導致氧氣含量下降。
植被覆蓋：光合作用吸收二氧化碳，釋放氧氣。植被覆蓋率降低使氧氣量下降。
大量燃燒：消耗氧氣導致空氣中氧氣含量降低。
濕度：高濕度氧分子與水分子結合。溫度：高溫氧分子活躍散布廣，降低氧含量。

圖 8-1：使氧氣含量降低的因素

缺氧是指身體細胞、組織器官含氧氣量水平不足夠的狀況。1927 年瓦伯格博士指出：「導致癌症主因是缺氧，癌症發生主要病因是正常細胞有氧呼吸模式，被缺氧呼吸模式所取代。」瓦伯格博士提出癌症的理論，對人類防範癌症有重大貢獻，分別在 1931 年和 1944 年兩次獲得諾貝爾醫學獎。

「缺氧」是身體被阻斷適當的氧氣供應，使動脈血氧濃度變化異常，影響身體組織器官病變。

衛福部發布國人十大死因都與慢性缺氧相關，長期處於缺氧狀態會使生命暴露在危險中而毫無警覺。身體組織細胞缺氧將導致氣血循環障礙及疾病發生，長期缺氧癌症亦會隨之而生，「缺氧」造成的危害我們一定要重視。

如何提升人體內「氧氣」含量，供給組織細胞足夠氧氣，是維持生命、享受生命最重要課題。

缺氧的類型

缺氧誘導因子（Hypoxia-inducible factors, HIFs）是細胞中的轉錄因子，具有轉錄活性的核蛋白擁有靶基因譜，包括：與缺氧適應、炎症發展及腫瘤生長等近 100 種靶基因。

正常缺氧條件下，缺氧誘導因子會被蛋白酶體降解，細胞不會出現缺氧症狀。但在病態的缺氧情況下，缺氧誘導因子 1α 可對細胞缺氧產生多種影響造成病變。

缺氧誘導因子在細胞核內移動並驅動基因的轉錄，從而導致缺氧症狀。在氧氣減少或缺氧的情況下會誘導因子活化。缺氧誘導因子 1α 是細胞缺氧的主要介質，與靶基因結合後產生系列反應，包括：適應代償、病理性損害、低氧性肺動脈高壓（Hypoxic pulmonary hypertension, HPH）、腫瘤加速生長等。

細胞缺氧因子是人體組織器官發育的重要關鍵。在哺乳動物中，若缺少了缺氧誘導因子 -1 的基因，將導致胎兒死亡，對於軟骨細胞的存亡有重大的影響，能使軟骨細胞適應在骨骼生長板的缺氧環境。缺氧誘導因子在人類的代謝調節中，具有核心的角色。

不同的狀況會產生不同的缺氧類型，說明如下：

1. 乏氧性缺氧（Hypoxic hypoxia），或低張性缺氧（Hypotonic hypoxemia）：血液從肺攝取的氧減少，致肺靜脈血氧降低，使肺泡氧分壓降低、主動脈血氧含量減少，造成組織供氧不足。

   引發缺氧因素包括：（1）肺部疾病：慢性阻塞性肺病、肺水腫、肺炎等引發肺泡通氣量減少，肺部攝取氧量減少又稱為呼吸性缺氧（Respiratory hypoxia）。（2）氣氧分壓過低：高山區、高原地帶或高空，大氣壓偏低使氧氣濃度減少。（3）靜脈血分流入動脈：心房或心室間隔缺損、肺動脈狹窄或肺動脈高壓，使右心的靜脈血可以經缺損處流入左心。

2. 貧血性缺氧（Anemic hypoxia）或稱血液性缺氧（Haemo-tological hypoxia）：由於血紅蛋白含量減少或質變，致血氧含量降低或血紅蛋白氧結合後，氧不易在組織中釋出所引起的缺氧，屬於等張性低氧血症（Isotonic hypoxemia）。

   引發因素包括：（1）各種原因引起的貧血：一氧化碳（Carbon monoxide, CO）中毒：當一氧化碳與血紅蛋白結合形成碳氧血紅蛋白（Carboxyhaemoglobin），其親和力與氧氣相比約高出 210 倍。（2）一氧化碳能抑制紅細胞內糖酵解，使氧離曲線左移，含氧血紅蛋白中的氧不易釋出，從而加重組織缺氧。（3）高鐵血紅蛋白血症：食用大量含硝酸鹽的醃菜後，經腸道細菌將硝酸鹽還原為亞硝酸鹽，吸收後形成高鐵血紅蛋白血症，稱為「腸源性紫紺」（Enterogenous cyanosis）。

3. **滯留或局部缺血性缺氧（Stagnant or ischemic hypoxia）或稱循環系統性缺氧（Circulatory hypoxia）**：因組織血流量減少使組織供氧量減少引起的缺氧，稱為低動力性缺氧（Hypokinetic hypoxia）。

   引發因素分為：（1）缺血性缺氧（Ischemic hypoxia）：動脈狹窄或阻塞使毛細血管血液灌注量減少。（2）瘀塞性缺氧（Congestive hypoxia）：靜脈壓升高使血液回流受阻，導致毛細血管淤血。（3）休克、心衰竭、栓塞、動脈粥樣硬化、脈管炎與血栓形成等。

4. **組織中毒性缺氧（Histotoxic hypoxia）**：組織細胞利用氧氣發生障礙所引起的缺氧稱為組織性缺氧（Histogenous hypoxia）或障礙性缺氧（Dysoxidative hypoxia），造成因素包括：氰化物、硫化氫、磷等。

第 2 節 缺氧的症狀

人體缺氧會對身體造成不同的症狀和影響，這些症狀的嚴重程度和緊急性取決於缺氧的程度和時間長短，以及個人的身體狀況。缺氧對人體有著廣泛而嚴重的影響，及早識別並處理缺氧症狀非常重要，以確保身體獲得足夠的氧氣供應。

缺氧分為：全身性缺氧和局部性缺氧。造成缺氧性疾病包括：糖尿病、心冠狀動脈疾病、中風、血管栓塞、深靜脈血栓等。

104 人力銀行「上班族身心健康」調查指出：上班族 58.2% 每天都感到疲勞、57.6% 腰酸背痛、45.5% 常常打呵欠想睡覺，甚至引發頭痛、眼睛痛等。人體缺氧對身體影響是多方面的，及早識別缺氧症狀，採取適當的措施補充氧氣是非常重要的。以下是常見的人體缺氧症狀。

- 頭暈和噁心：身體無足夠的氧氣供應，導致頭暈和噁心。
- 呼吸急促：身體為增加呼吸速率和深度，以吸入更多氧氣。
- 喉嚨痛或乾燥、胸悶或胸痛。
- 心悸或心跳加速：缺氧致心臟加速跳動，以提高血氧濃度。
- 肌肉疲勞和虛弱：氧氣是肌肉運動和能量代謝關鍵成分。
- 焦慮或恐慌、運動耐力下降、免疫力下降。
- 意識不清：嚴重缺氧可能會導致意識不清、昏迷或死亡。

圖 8-2：常見的人體缺氧症狀

評估一個人是否缺氧需經過病史詢問、身體物理檢查、身心狀況、呼吸功能評估方可作缺氧診斷。缺氧因素包括：年齡、罹病過程、身心健康、慢性疾病等。缺氧症狀包括：倦怠、無力、記憶力變差、易煩躁、睡不好、反應變差、注意力下降、腰酸背痛、打哈欠、頭昏腦脹、頭痛、眼睛不舒服、手麻、皮膚缺乏光澤、頻打呵欠、心情煩悶、焦慮、困惑、不安；腦部缺氧症狀：頭暈、頭痛、頭脹、噁心、嘔吐、思維遲鈍、反應變慢、疲憊、情緒性情改變等。

當缺氧惡化生命體徵、意識、活動力會降低。末梢血管收縮或血色素蛋白減少致膚色暗沉、皮膚老化，老人斑、黑斑、皺紋、成膚色暗沉、缺乏光澤、嘴唇發紺、呼吸急促、呼吸困難（Dyspnea）、呼吸短促（Shortness of breath, SOB）。缺氧會導致關節疼痛症狀。

《醫用生理教科書》（Textbook on Medical Physiology）作者亞瑟・蓋頓（Arthur C. Guyton）博士指出：「所有慢性疼痛、病痛皆導因於正常細胞缺少生理之用氧量所致。」缺氧細胞會發出疼痛信號，一旦細胞缺氧會改變細胞在血流與細胞周圍液體內鈉鉀平衡，減弱細胞和血流內運作，體液和血流發生「礦物質沉積現象」，如沉積物發生在關節就會發生關節炎，在眼睛就產生白內障，在動脈就產生動脈硬化，在肌肉則會發生肌肉痙攣或反應遲緩等情況發生。

溫特・漢力克斯（Wendell Hendricks）博士指出：「過敏原因是身體氧化作用進行減退，引起對外來侵入物質（過敏原）產生敏感，當氧化作用機轉再回到原有高效率狀態時，敏感才能被排除。」身體有過敏產生應檢查是否有缺氧，將更容易找出過敏原。

部分高血壓發生與缺氧有關，當身體組織缺氧造成能量短缺時，身體的反應是設法增加血液供應量，心臟就必須加強其推力，讓血流量變大，如此會造成一時性的高血壓。當細胞缺氧時，造成細胞電解質不平衡，細胞內鈉離子增加讓較多的水分進入細胞內造成水腫，細胞水腫後會壓迫它周圍的微血管，造成微血管的循環不良，又再造成缺氧惡性循環。

缺氧會使用輔助肌肉（Accessory muscles）協助呼吸，可見頸部或肋間肌肉幫助呼吸表現出呼吸窘迫跡象，會有鼻孔撅起（Flaring of nostrils）或噘嘴吐氣（Pursed lips），皮膚呈現藍紫色或灰色變化。晚期缺氧指標可見精神狀態改變或意識喪失（Loss of consciousness, LOC）。

實驗室檢查：動脈血氧飽和度（Oxygen saturation levels）降低。成人氧飽和度應維持在 92％至 98％之間；若低於 92％則被認為是缺氧。罹患慢性阻塞性肺部疾病其氧飽和度介於 88％至 92％之間，若低於 88％則被認為是缺氧。當人處於長期缺氧狀況下，手指會出現鋤狀指，血液出現濃稠及更多紅血球細胞，稱之為紅細胞增多症（Polycythemia）；其他疾病包括：右心室肥厚（Right ventricular hypertrophy）或心臟擴大（Enlargement of the heart）和慢性肺動脈高壓（Chronic pulmonary hypertension）。

「缺氧是萬病之源」是疾病共同基本病理過程。中醫認為腫瘤或癌症是鬱瘀造成的積聚，鬱瘀正是缺氧。組織得不到充足的氧供應或者不能充分利用氧時，組織在代謝、功能、形態結構發生異常變化稱為缺氧。「缺氧」會使細胞內產生更多「活性氧自由基」。

「活性氧自由基」是活性很高的化學物質，會引起細胞核變化導致癌症發生。缺氧是致癌因素能促使細胞產生癌症變化。缺氧會造成「生長因子」分泌增加，「停止因子」功能失效，使得癌細胞快速增殖至腫瘤長大。「缺氧」造成人體的危害一定要重視，如何提升人體內「氧氣」含量及正常運作，是維持生命最重要的課題。

諾貝爾醫學獎得主瓦伯格醫師指出：「正常細胞需要充足的氧氣，才能夠存活及發揮正常運作功能。」

低氧（Hypoxia）是指在身體或身體某部分呈現低濃度的氧（low concentrations of oxygen）。缺氧源於身體所需要的氧量和所供應的含氧血液量之間呈現不平衡狀態。

缺氧症狀取決於當時身體狀況嚴重度，嚴重缺氧對人體會產生很大傷害，缺氧各期缺氧症狀。

初期	• 頭痛、頭暈、疲勞、心悸、血壓升高。 • 手指、腳趾、耳朵和鼻子可能變冷藍色。
中期	• 噁心、嘔吐、皮膚和指甲床發紺（cyanosis）。 • 呼吸困難、呼吸短促（呼吸會變得慢而淺）。 • 心跳可能會迅速顯著下降、血壓降低發生、心律不整、欣快感。
嚴重	• 自我分離的感覺、混亂、記憶喪失、認知問題、定向障礙、運動不協調。 • 光線對照眼睛的瞳孔不會有反應。 • 意識不清、癲癇發作、抽搐、昏迷、死亡。

圖 8-3：缺氧時各期的症狀

第 3 節 缺氧對人體的傷害

缺氧是指身體缺少足夠的氧氣供應，會對呼吸、循環和神經系統造成嚴重的損傷。身體缺氧時肺部和心臟會加速工作，試圖補足氧氣的缺乏造成呼吸和心臟系統造負擔，長期缺氧易導致這些系統的損傷和功能障礙，神經系統也會受到影響，導致意識混亂、頭痛、噁心、嘔吐、昏迷等症狀。

缺氧尤其對「腦部損傷」最為嚴重。腦部是身體最需要氧氣的器官之一，缺氧會導致腦部細胞無法正常運作，長期會導致腦部組織損傷和功能障礙，引發中風等嚴重疾病。因此，保持足夠的氧氣供應對維持身體健康和生命至關重要。

缺氧對細胞的傷害

缺氧對細胞的傷害主要是導致細胞無法進行正常的代謝過程和能量生產，從而導致細胞功能的受損和死亡。

缺氧會導致細胞內能量產生減少，ATP 水平下降，從而導致細胞代謝過程的受損。

缺氧還會影響細胞膜的完整性和細胞內外的離子濃度平衡，導致細胞膜通透性的改變和細胞內外的離子濃度失衡，進一步影響細胞內的正常代謝過程和功能。

缺氧會促進自由基的生成和細胞壞死的程序性細胞死亡（細胞凋

亡），進一步加劇細胞的損傷和死亡。

缺氧對細胞的傷害主要表現為能量代謝受損、細胞膜通透性和離子濃度失衡、自由基生成和細胞壞死等方面，從而導致細胞功能的受損和死亡。

人體在缺氧、富氧情況下，會造成活性氧自由基產生導致癌症發生。癌症（Cancer）又稱惡性腫瘤（Malignant Tumor），是身體細胞不正常增生，以不受控制的方式增殖，增生的細胞可能轉移到身體其他部分。癌症是由 100 多種不同和獨特的疾病所組成的群體。

癌症可發生在身體任何組織且以不同形式呈現病變。當不幸罹患口腔、鼻咽腔癌症後，除接受外科手術、化學藥物治療外，最常見的就是接受放射線性電療，該療法造成副作用包括：口腔或頸部潰瘍、放射線性頸椎炎及放射線性上頜骨壞死等。

頭頸部接受放射線性電療後會造成血管內膜炎、組織腫脹、潰瘍、疼痛、感染等，需要接受氧氣治療。

缺氧與老化關聯性

大腦對氧氣的需求量很高，缺氧可對大腦功能產生記憶、學習和認知能力受損。缺氧狀態時，心臟和肺部需要更加努力地工作，以補充身體所需的氧氣。這樣會增加心臟和肺部的負擔，導致心臟病和呼吸系統疾病。

缺氧與老化之間存在著密切的關聯性。缺氧可以促使細胞衰老和死亡，進而加速整個身體的老化過程。自由基會導致皮膚、眼睛、關節、肺部等器官的老化較為明顯。

使用適當及正確的補氧工具確保身體組織器官足夠的含氧量，對於延緩身體老化過程和維持身體健康非常重要。

保持良好的呼吸習慣和環境氧氣濃度的適當供應，是維護身體健康和延緩身體老化的重要措施。

細胞傷害	• 對細胞內氧化還原平衡影響，引起氧化損傷和自由基產生。 • 自由基導致細胞死亡和組織損傷。
細胞核傷害	• 對細胞 DNA 和 RNA 產生損傷，抑制細胞複製和修復能力。 • 影響細胞新陳代謝和分裂，加速細胞老化和死亡。
免疫傷害	• 影響免疫系統，抑制免疫細胞功能，使身體受到疾病攻擊，加速身體老化。

圖 8-4：缺氧對身體的傷害

身體缺氧引起的健康問題

缺氧會對身體產生不利影響。保持身體充足的氧氣供應，遵循定期運動、健康飲食和避免有害習慣等以維持身體健康。缺氧時需要接受氧氣治療以補充身體所需的氧氣。

身體缺氧引起的健康問題如下。

- 疲勞和缺乏精力：細胞無法行呼吸，身體無法產生足夠能量。
- 神經系統問題：缺氧導致頭痛、失眠和注意力不集中。
- 心臟負擔增加：缺氧心臟需要更加工作，心臟負擔增加。
- 呼吸困難：肺疾病、貧血引起氧氣不足。

圖 8-5：缺氧引起的健康問題

缺氧還可能會對其他器官和系統造成傷害，說明如下：

1. **腦部損傷：**腦組織對缺氧耐受能力最低，動脈血氧分壓降到 60 mmHg 時，就會出現智力和視覺功能紊亂，動脈血氧分壓下降到 50 ～ 30 mmHg 時，腦皮質功能發生嚴重障礙，定向能力障礙、運動不協調、意識障礙、驚厥、昏睡、昏迷、以至死亡。腦的急性供血、供氧中斷 8 ～ 15 秒內就會喪失知覺，3 ～ 6 分鐘就會造成不可逆轉損傷。缺氧會導致神經細胞能量代謝障礙、變性和壞死。
2. **眼睛病變：**視網膜上柱狀細胞當動脈血氧分壓下降到 75 ～ 65 mmHg 時，在暗處視覺能力會弱化；下降到 50 ～ 35 mmHg 時，辨色力減弱、視野縮小。
3. **心臟病變：**血管硬化產生循環障礙造成組織缺氧引發全身性功能障礙，造成心臟衰竭、中風後長期臥床，最後心肺功能下降而缺氧致命。當動脈血氧分壓降低到 60 mmHg 時，血紅素飽和度雖維持在 90%，但心臟出現心律不整。嚴重缺氧和持續缺氧，可使心肌收縮能力降低、心率緩慢、心臟血液輸出量減少、心肌細胞變性、壞死等。若持續慢性缺氧可導致心肌肥厚和心臟體積增大，造成心肌供氧不足發生心力衰竭。
4. **肺臟病變：**嚴重缺氧會抑制呼吸神經中樞，使呼吸減弱或出現潮式呼吸或呼吸停止。動脈血氧含量的降低會導致肺動脈收縮、肺動脈阻力增大、心臟輸出血量增加、肺血管血流量增大、肺毛細血管擴大、肺動脈壓力升高，由於肺動脈高血壓、右心負荷加重，日久會導致肺心病和右心衰竭。

5. **產生糖尿病：**缺氧會傷害胰臟功能加重併發症。

6. **增加憂鬱症、焦慮症：**增加自殺機率。

7. **影響細胞生物合成、生物溶解、氧化解毒等生化過程：**嚴重缺氧會造成細胞水腫、結構破壞、變性、壞死等。缺氧引起能量供應不足，影響細胞內外電解質的平衡和人體內部酸鹼度平衡導致組織細胞酸中毒或鹼中毒。細胞能量產生需要氧氣的供應，氧氣對於組織細胞是非常重要的。人體肺部吸入 160 毫米水銀汞柱（mmHg）的氧分壓，隨著血液循環降低，最終到達細胞的粒線體（Mitochondria）時，大約還有 25 mmHg 的氧分壓。粒線體至少要有 25 mmHg 的氧分壓才能進行電子傳遞鏈作用而產生能量。組織細胞運轉需要供應能量，細胞存活需要有足夠氧分壓，氧分壓不夠將導致細胞死亡、組織壞死、疾病和癌症發生。缺氧會使免疫系統失調，導致毒素無法排出是所有疾病形成的最大原因。

8. **產生癌症：**細胞含氧量低於正常細胞 40% 時，便會進入酵解方式產生能量，進而使細胞失去對自身複製的控制，進入到癌症的形成。Dr. Warburg 指出：「任何可以使細胞失去正常氧供應的物質都是致癌因素，花費大量的人力及財力去探尋新的致癌物質，其成效是存疑的，缺氧是主要的致癌原因，若治療癌症時不去試圖改善腫瘤缺氧狀態將是事倍功半的。」

正常細胞需要充足氧氣，才能夠存活及發揮正常運作的效果。

癌細胞是屬於缺氧細胞，當血中氧氣濃度太低或自由基濃度太高時，癌細胞便會分裂與蔓延。癌細胞是由正常細胞的細胞核突變而來。體內每日都有癌細胞形成，該細胞可能立即就死亡或被免疫系統追殺。若產生突變的細胞沒有被免疫系統消滅又取得能量來源，便會成長為腫瘤。當腫瘤內部有血管的生成供給其血液營養，便會發生轉移。

體內缺氧、自由基增加、抗氧化能力減弱致細胞缺氧，造成高血壓、心肌梗塞、癌症。十大死因與慢性缺氧關聯大，缺氧使細胞癌化而易致癌。身體抗氧化能力弱、會使得癌症走向年輕化趨勢。

隨著空氣、水質、食物與心靈均遭受汙染，高膽固醇、高血糖、高三酸甘油脂造成血管狹窄、硬化、阻塞；生活中壓力大，情緒受影響，產生失眠、恐懼、憂鬱、焦慮等均會抑制呼吸，降低氧氣進入人體致組織器官及細胞血氧飽和度不足，罹癌機率增加。抽煙致肺臟傷害或吃進過多的有毒物質致肝臟傷害，造成血氧飽和度低，均會增加罹癌機率。經常性的缺氧（如經常抽煙）比單次大缺氧（如一氧化碳中毒），前者造成人體的傷害更大，罹癌的機率更高。

癌細胞源自於自身細胞，是由正常細胞於 DNA 複製時突變而來，體內每日都有許多這樣的癌細胞形成，該細胞可能立即就死亡或被免疫系統追殺。若突變的細胞沒有被免疫系統消滅，同時又取得能量來源便會成長為腫瘤。

腫瘤內氧氣壓力是非常低的，癌細胞是進行厭氧（Anaerobiosis）路徑，正常細胞是以非厭氧（Non-anaerobiosis）方式進展。細胞缺氧是細胞核染色體改變非常重要的因素，最終導致癌症發生。

缺氧持續發生癌細胞會釋放出血管內皮生長因子（Vascular Endothelial Growth Factor, VEGF）及成纖維細胞生長因子（Fibroblast Growth Factor, FGF）。這些因子可促使腫瘤附近血管新生，當血管與癌細胞接連後，大量養分將作為腫瘤成長的營養及形成惡性腫瘤。腫瘤處於缺氧狀態，在腫瘤中央其缺氧是更明顯的。缺氧可使得腫瘤細胞在功能和增值上呈現各種面相改變。

由於腫瘤細胞適應了缺氧環境，造成缺氧的腫瘤細胞在接受傳統治療時較不敏感，影響到治療成效。腫瘤缺氧與罹患癌症的嚴重度和癌症預後是息息相關的。正常細胞處於嚴重或長期缺氧是不好的，癌細胞面對缺氧環境，會促使癌症細胞能夠生存增殖。缺氧增加腫瘤細胞基因的不穩定性、激化腫瘤浸潤性生長並維持細胞呈現未分化的惡性狀態。

癌症代表著身體組織細胞產生病變，細胞會不斷增生形成腫瘤，過程中涉及：細胞增殖、血管生成、糖酵解代謝和轉移等。腫瘤內部細胞是否「缺氧」是一個非常關鍵因素，會影響到癌症治療效果、癌症是否轉移或復發。當人體面對氧氣不足或供應過多都會造成自由基產生危害身體健康，唯有調節身體所需的氧氣才能維持身體健康。

現今，研究顯示影響呼吸正常運作導致細胞缺氧為造成癌症發生的重要原因。如何防範人體缺氧發生，提升人體吸入高分壓的氧氣，改善組織細胞缺氧狀況，為防止癌症發生很重要措施。選擇治療癌症方式時，需考量到癌細胞是處於缺氧狀態，對於治療的反應會相對變低，如何改善癌細胞缺氧狀況，提升癌細胞至正常含氧或高含氧狀況，並視病患狀況搭配常壓氧或高壓氧治療，提升治療效果是值得推廣的輔助治療方式。

新冠疫情期間長時間戴口罩是否會導致人體細胞缺氧

疫情期間長時間戴口罩不會導致人體細胞缺氧。口罩可以防止飛沫傳播，並不會阻礙正常呼吸。口罩使用時應當遵循正確的使用方法，保持口罩清潔乾燥，避免長時間使用同一個口罩，以減少口罩對呼吸的影響。長時間佩戴口罩可能會導致口罩濕潤、悶熱等不適感，建議定時更換口罩或間歇性休息。

N95 口罩長期使用是否會缺氧

長時間佩戴 N95 口罩不會導致人體細胞缺氧。N95 口罩可以阻止 95% 的空氣中的微小顆粒和病毒進入呼吸道，但不會影響正常呼吸。

N95 口罩的過濾效率較高，佩戴時應當注意以下事項：正確佩戴，將口罩完全覆蓋口鼻並確保密合性。佩戴時間：不建議長時間佩戴同一個口罩，應該定時更換。選擇口罩：應選擇符合自己臉部尺寸的口罩，以確保密合性。總之，長時間佩戴 N95 口罩不會導致人體細胞缺氧，但應注意口罩的正確佩戴和使用方法，以確保其正確性和效果。

食物安全及環境汙染是另一個健康隱形殺手，「慢性缺氧」正在慢慢傷害人類健康。缺氧非體內毒素而無法由體內排出；缺氧無法由食物營養所補救；缺氧將產生身體細胞無法正常運作，人類必須呼吸「氧氣」才能活下去，少了「氧氣」會使得健康亮紅燈，造成疾病及生命受到威脅。

美國約翰霍普金斯大學人類遺傳部方鴻明醫師說：「不必等到身體快沒氣了，當吸進來的氧氣不夠身體所需時，就會產生慢性缺氧。」細胞在缺氧狀態下會持續分化，促進血管新生。傷口缺氧會促進角質細胞的移動與上皮組織的修護。

第 4 節 缺氧與癌症關聯性

缺氧和癌症之間存在著密切關聯性。癌細胞生長需要更多的氧氣來支持其能量代謝和增殖。缺氧對癌症治療影響是非常重要的研究領域。

放射線治療需要氧氣作為媒介。缺氧可能降低放射線治療效果。某些化療藥物需要透過氧化作用殺死癌細胞，缺氧也可能影響這些藥物的治療效果。

缺氧對癌症的影響非常複雜，既可能促進癌症生長和轉移，也可影響癌症治療效果。對於癌症治療需要針對不同的病例和治療方式，進行個體化的設計和調整，取得最佳的治療效果。癌症治療除了要考慮到缺氧對癌細胞的影響外，還要顧慮到患者整體健康狀況和治療反應，以制定最合適的治療方案。

缺　氧	• 癌細胞會產生「缺氧誘導因子」蛋白質，促進血管生成和細胞代謝途徑調節，以滿足癌細胞的氧氣需求。
缺氧誘導因子	• 可啟動基因，促進癌細胞增殖、轉移和生存。 • 誘導癌細胞產生細胞外基質和腫瘤血管，癌症生長和轉移條件。
療　效	• 缺氧誘導因子增加促使癌細胞突變和不穩定性，癌症進展和轉移。 • 增加癌症細胞對放射線和化療藥物的耐受性。
氧要夠	• 癌症治療需要癌細胞氧含量足夠以保證治療有效。

圖 8-6：缺氧與癌症關聯性

缺　　氧
- 促進腫瘤細胞增殖、轉移和生存。
- 啟動基因、誘導腫瘤血管生成影響癌症。

傳統治療
- 缺氧影響癌症治療的效果，降低放射線治療和化療藥物的療效。

搭配氧療
- 癌症的治療可以氧療作為輔助治療。
- 達到最佳治療效果。

圖 8-7：缺氧在癌症生長和轉移中的作用

1982 年起，癌症成為台灣死亡原因之首。2020 年 6 月 16 日「衛福部」公布 2017 年國人十大死因，癌症蟬聯 38 年之首，死亡人數突破 5 萬人，創下史上新高占所有死亡人數 28.6%。從 1995 年至 2017 年的罹患癌症時鐘，每年都在快轉之中。

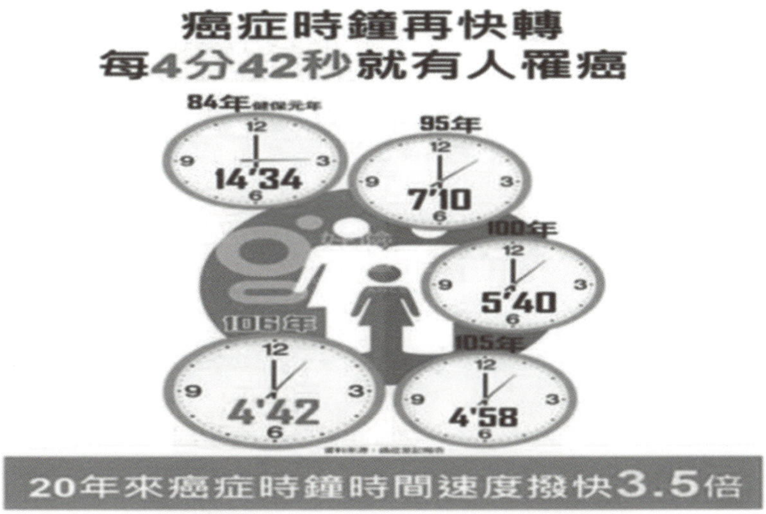

圖 8-8：1995 年至 2017 年罹癌症時鐘快轉

至2016年，每4分58秒就有1人罹癌，變成4分42秒就有1人罹癌，時鐘快轉16秒。

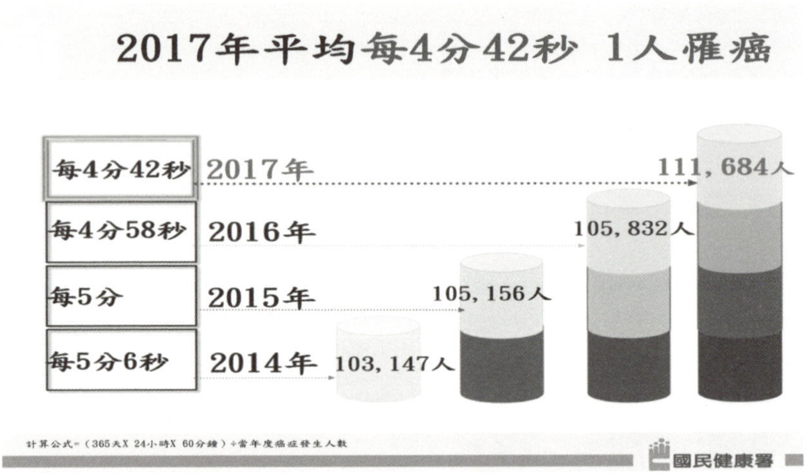

圖8-9：2014年至2017年罹癌症時鐘快轉

2017年癌症人數11萬1,684人，相較2016年，罹癌人數增加5,852人（約5.2%）。

癌症是聞之色變的可怕疾病。從1996年至2017年，罹患癌症人數逐年增加中，對於國家、社會、家庭、個人等各層次影響深遠。

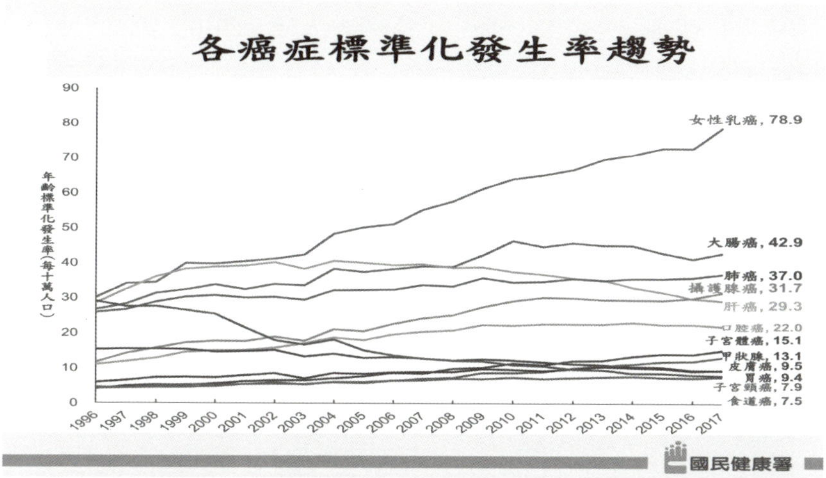

圖 8-10：1996 年至 2017 年各癌症發生率趨勢

2019 年，世界衛生組織發布全球每年有 1,000 萬人死於癌症。到 2040 年，全球癌症病例將增加 60%，每年有 2,940 萬癌症新病例。

全球前五大癌症依序：肺癌、乳癌、大腸直腸癌、攝護腺癌與胃癌。女性：乳癌、肺癌及大腸直腸癌。男性：肺癌、攝護腺癌和大腸癌。

衛福部公布 2019 年國人十大死因統計，平均每 10 分鐘 27 秒就有人因癌症死亡。癌症排名以肺癌、肝癌、大腸癌居前 3 位，如何防範及延緩癌症發病率是很重要課題。

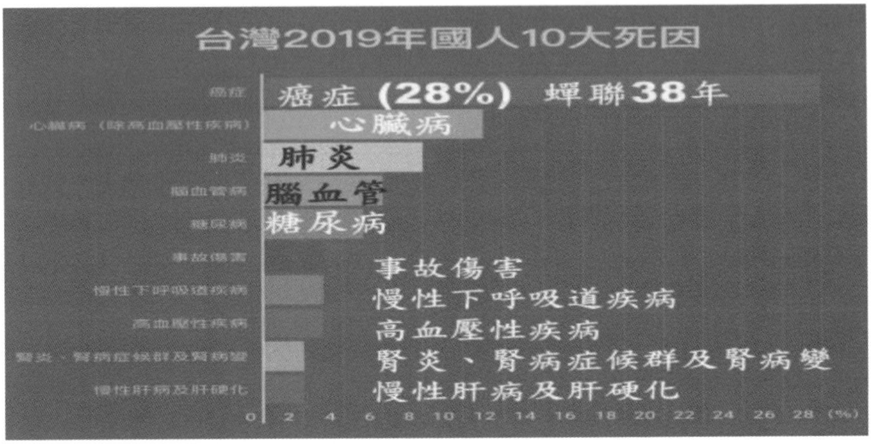

圖 8-11：台灣 2019 年國人 10 大死因統計

門診時有不少病患求助高壓氧治療，病患因訊息誤導，非常擔心接受高壓氧治療會造成癌症復發而心生恐懼，延誤治療時機。

「缺氧、癌症、高壓氧、癌症復發」這四個因素牽動著彼此互動性及糾結性。高壓氧專科醫師有責任照顧求診之罹癌病患，應將所學得專業知識，務實向癌症病患完整說明。本書收集接受高壓氧治療三年以上癌症病患，結果沒有發生癌症復發，讓更多醫護人員、民眾、病患了解高壓氧治療病不會造成癌症復發恐懼，及早接受高壓氧治療是防範癌症復發及提升免疫力，對抗癌症最佳的輔助性治療方式。

人體若含氧量太少或太多會導致「缺氧」（Hypoxia）或「富氧」（Hyperoxia）發生。「缺氧是萬病之源，會導致癌症發生。」「富氧會增加活性氧自由基導致癌症發生。」病患罹患癌症後，治療方式包括：化學藥物、放射線性電療、外科手術、細胞免疫等療法。有些癌症病患會求助於高壓氧治療。遺憾的是民間流傳高壓氧會導致癌症復發或轉移，造成病患或家屬心生恐懼而不願意接受高壓氧治療，延誤了治療最佳時機。

缺氧、富氧、癌症、高壓氧之間的糾結為何？如何偵測「氧氣」、「癌症」之間有何關聯性？癌症病患接受高壓氧治療前、中、後心路歷程為何？高壓氧治療後是否會造成癌症復發？病患對高氧治療的恐懼感、滿意度、忠誠度為何？**「缺氧致癌、吸氧抗癌防癌」是本書探討最主要的主題。**

細胞以「氧」為天，生物細胞利用氧產生能量及水並放出二氧化碳。電子傳遞鏈發生於粒線體內褶膜，有氧氣參與並產生水。氧氣對於細胞質內粒線體產生能量，占有非常重要的角色。當人體含氧濃度不足時，導致細胞內粒線體功能受損，造成細胞死亡及人體老化，若細胞核病變會造成人體罹癌發生。

癌細胞並不是外來的病原，而是從身體原本正常的細胞所逐步變化而來。**癌細胞需要經歷「癌變期」、「成長期」、「侵入期」、「移轉期」等四個階段。**

從正常細胞轉變成腫瘤細胞稱為「零期」癌細胞，稱之為「癌變期」，最大特點為「細胞異常的增值現象」。

癌細胞進入「成長期」後大量分泌生長因子（Growth Factor, GF），催化「血管新生」，在免疫細胞作用幫助下開始成長。免疫細胞會幫助腫瘤成長，稱為「助瘤發炎反應」。

「侵入期」的癌細胞會大量分泌「蛋白質分解酵素」進行「上皮間質轉化」機制，使得癌細胞鑽入其他組織，造成出血、穿孔、壓迫神經致疼痛及功能喪失等傷害。「侵入期」的癌細胞若侵入到血管或淋巴管，移轉到身體其他部位微血管後長出另一個新腫瘤時，稱之為「移轉」。影響呼吸正常運作，導致細胞缺氧造成癌症發生。

防範人體缺氧，提升吸入高分壓氧氣，改善組織細胞缺氧為防止癌症發生很重要的措施。癌細胞可利用缺氧的無氧代謝，大量地複製癌細胞。

1924 年擁有醫學與化學雙博士，在德國柏林「Max Planck-Institute for Cell Physiology」擔任研究中心主任的奧托．海因里希．瓦伯格（Otto Heinrich Warburg）博士，研究缺氧與癌症之關聯性。1927 年瓦伯格博士指出：「癌症發生的主要原發性因素（Primary cause）是缺氧，次要性原因（Secondary cause）為細胞基因、發炎等造成。」

癌細胞喜歡無氧環境且主要能量來源是糖。癌細胞不是以有氧方式呼吸，而是以無氧呼吸發酵方式，利用糖做為能量來源。癌細胞的生長速度遠大於正常細胞，原因為癌細胞使用線粒體的方式與正常細胞有所不同。癌細胞會使用糖解作用，取代正常細胞的有氧循環。癌細胞的代謝主要倚賴大量的有氧糖解作用（Aerobic glycolysis）來產生能量，產生三磷酸腺苷（ATP）的能量來源不同，稱為「瓦伯格效應」（Warburg effect）。

「瓦伯格效應」受到一些科學家質疑及挑戰，包括：德國國家癌症研究院 Dr. Harry Goldbatt 驗證了正常細胞會因「缺氧」轉變為癌細胞過程。疾病的主要原因是身體氧化不足，導致毒素蓄積，「缺氧」是所有疾病根本原因。細胞缺氧會導致細胞核改變與癌症發生有直接關係。

「癌症」是身體缺氧，造成低水平氧化過程導致細胞核傷害導致癌症發生。當身體有充足氧氣時可以清除身體有毒的代謝物質，當身體內沒有大量毒素蓄積時，自身免疫力將被提高。

當提升細胞氧氣分壓時，細胞對外界物質的傷害性才會被清除。缺氧會導致細胞氧化作用衰竭，使細胞發生不受控制的病變。身體因過多毒素使細胞失去正常活性，毒素蓄積形成腫瘤以便去控制這些毒素。

病理科醫師或技術人員在顯微鏡下觀察細胞核變化程度，做為癌症診斷或癌症侵患組織程度的重要指標。為避免癌症發生或進展，首要工作就是保持細胞不要缺氧，則可使得人體遠離癌症發生。Goldblatt 博士指出：「將實驗組大鼠成纖維心肌細胞長期受到間歇性氮氣供應以造成厭氧環境，結果導致心肌細胞惡性病變。」經由厭氧環境所導致的細胞缺氧可以培育出癌症腫瘤。

人體極少發生心臟癌症，原因為心臟含有最充足的細胞含氧量；當細胞氧氣量足夠時，不易導致癌症發生。當心肌細胞在血氧過低時，仍然會造成心肌細胞癌症發生，氧氣在癌症發生機轉扮演重要角色。將小鼠胚胎細胞培養在高壓氧環境下，胚胎細胞少有發酵作用。若胚胎細胞在缺氧環境下，在48小時內胚胎幹細胞會產生發酵性的癌細胞。癌細胞產生後，即使再放回到原有的高壓氧分壓下，癌症細胞依然存在而不會變回原來的正常細胞；當胚胎細胞轉化成癌症細胞後是不可逆的。細胞在過低的氧氣壓力是造成細胞致癌發生的原因。癌細胞生存在厭氧環境下是一個存在的事實。細胞在缺氧情況會發生轉化作用（Transformation），導致正常細胞轉化成癌細胞。

腫瘤缺氧被認為與腫瘤的發展、腫瘤血管形成和腫瘤生長等項有關。惡性多型態膠質細胞瘤常伴有腦組織的壞死，容易造成腫瘤缺氧、腫瘤轉移、細胞凋亡、化療或放射治療產生阻力，均與缺氧機轉有關。膠質瘤和腦瘤的生長和新生血管形成均與腦缺氧有關。當細胞缺氧時會造成下列物質產生，包括：缺氧產生因素-1（Hypoxia inducible factor-1）、碳酸酐酶IX（Carbonic anhydrase IX）、葡萄糖轉運子1（Glucose transporter 1）和血管內皮生長因素（Vascular endothelial growth factor）等。

癌細胞大量增殖及周遭血管缺乏，使得癌細胞常處於葡萄糖缺乏狀況，癌細胞需要在這樣的環境條件才能存活下來。導致癌症的主因是缺氧，當人體血氧穩定供應至全身所有細胞時，即可預防癌症發生。諾貝爾醫學獎得主 Dr. Otto Warburg 表示：「缺氧是造成癌細胞的主要原因。」「細胞缺氧造成組織和細胞氧合（Oxygenation）不夠，是導致疾病和癌病基本原因，也會造成退化性疾病體質，缺氧是免疫和退化性疾病的一個顯著的因子」。

諾貝爾獲獎者瓦伯格（Otto Warburg）博士指出癌細胞不像人體其他的細胞，癌細胞不需要氧氣。癌細胞是厭氧的，在無需氧氣的條件下便能衍生能量。指出細胞內氧含量降低會激發缺氧誘導因子（HIF）的活性，導致癌細胞與缺氧相關基因產生造成癌症。缺氧是腫瘤特性，是決定腫瘤惡性化發展的重要因素。癌細胞缺氧活氧性分子（ROS）引發反應、癌細胞缺氧訊號傳導路徑、缺氧會增加遺傳的不穩定性等。腫瘤缺氧會使得癌細胞對放射線治療成效不佳且對化學治療產生耐藥性，更嚴重是缺氧會促進癌細胞的生長和轉移。細胞內氧含量降低會激發缺氧誘導因子（HIF）的活性，導致了癌細胞與缺氧相關的基因產生，造成癌症發生。

1931 年瓦伯格博士發現細胞呼吸（Cell respiration）路徑及缺氧致癌的理論，獲得諾貝爾獎生理學和醫學獎。瓦伯格效應理論為：「正常細胞與癌細胞兩者差異，在於正常細胞是進行有氧循環運作，代謝葡萄糖以取得能量。」但在癌細胞則是進行無氧循環以糖解作用取得能量，稱之為「麩醯胺酸分解」。

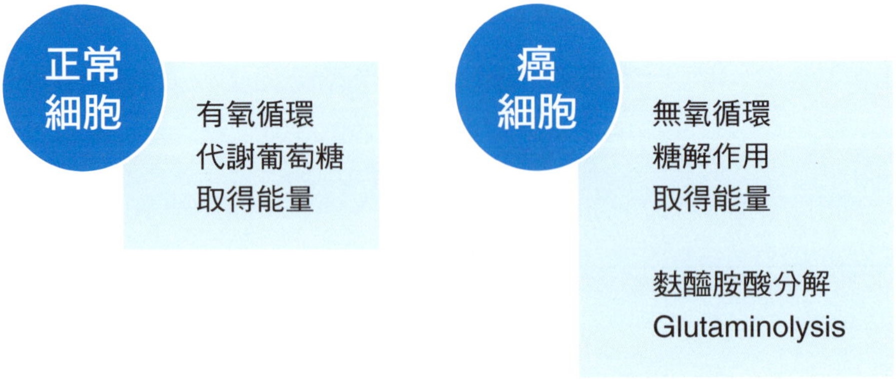

圖 8-12：正常細胞與癌細胞兩者取得能量之差異

癌細胞所進行的麩醯胺酸分解（Glutaminolysis）和丙酮酸羧化，已被確定為癌症代謝的流程。麩醯胺酸（Glutamine）是血液和肌肉中含量最豐富的氨基酸，具有促進癌化作用。麩醯胺酸在癌細胞的能量產生、必需分子（氨基酸、嘌呤、嘧啶、脂肪酸）的合成、氧化還原的穩定、信號的傳遞具有作用。

粒線體調控有氧循環與糖解作用是抗癌的重要研究，是否藉由導引細胞恢復正常有氧循環或切斷癌細胞的能量供應以阻止癌細胞生長是重要課題。正常細胞與癌細胞之糖解說明如下。

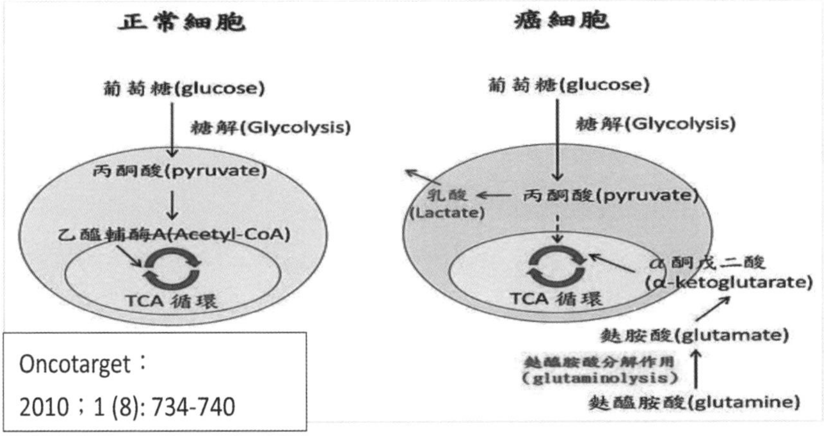

圖 8-13：正常細胞與癌細胞之糖解說明

1991 年發現缺氧誘導因子 -1，為細胞缺氧時才會誘發其反應，會使癌細胞產生血管新生，進而促進惡化及轉移。腫瘤旁的新生血管主要是因為腫瘤缺氧被誘導生成的，這些被誘導的血管內皮細胞會比一般正常血管內皮細胞，更頻繁進行有絲分裂。

人類缺氧會死，癌細胞缺氧不但不會死，還會繼續生長，更會導致癌症惡化、細胞轉移。「缺氧會導致癌細胞移轉」、「腫瘤缺氧會愈長愈快」，被刊登於《自然細胞生物學》（Nature Cell Biology）。罹患癌症或慢性病人，身體細胞都嚴重缺氧，導致細胞自癒功能、人體免疫力下降。腫瘤內血管結構異常、癌細胞生長過快容易造成腫瘤局部缺氧。腫瘤缺氧會誘導新血管生成，被誘導的血管內皮細胞會比一般正常的血管內皮細胞進行更頻繁的有絲分裂及改變酸鹼值影響基因表現，使化療藥物產生抗藥性，影響治療成效。

野口英世（醫學博士、發現梅毒及研究黃熱病而聞名）：「所有的疾病都伴隨有氧氣缺乏症。」

小山內博（曾任日本勞動科學研究所所長）：「癌細胞是氧氣不足的細胞增殖而成，中風、動脈硬化、肝臟病、子宮肌瘤等成人病最大的原因是氧氣不足。」

亞瑟・蓋頓（Arthur C. Guyton）醫學博士為編寫《醫用生理學教科書》（Textbook of Medical Physiology）的作者寫到：「所有慢性疼痛、病痛皆導因正常細胞生理用量之氧缺少所致。」

史蒂芬・李文（Stephen Levine）博士（分子生物學家和遺傳學家）指出：「我們可以把缺氧視為是所有疾病的單一最大原因。研究都支持相信血液缺氧很可能就是免疫系統受損的起點。」

溫特・漢力克斯（Wendell Hendricks）博士指出：「過敏真正原因就是身體裡面氧化作用進行，當身體氧含減少時引起患者對外來過敏原產生敏感反應。當氧含量提高深便會正常的運作氧化作用機轉，再回到原有的高效率狀態，敏感反應才能消除。」

巴里斯奇德（Parris M. Kidd）博士指出：「氧在免疫系統扮演關鍵角色，尤其關係到疾病、細菌和病毒的全身抵抗力。」

美國密西根州立大學與英國倫敦癌症研究學院科學家們，聯手發現氧氣和二價（Fe++）參與 DNA 修復，發表 2002 年 9 月份的英國知名期刊《自然》（Nature）雜誌。

艾德．麥卡比（Ed McCabe）（《Oxygen Therapies-A new Way Of Approaching Disease》作者）指出：「疾病是不能排除體內毒素的結果，氧氣是幫助身體清除毒素不可缺少的因子」。

科特．丹斯白契（Kurt W. Donsbach, D.C., N.D.）博士指出：「組織內額外的氧氣量是最被忽略的，氧氣能提供有效的身體排毒能力」。2018 年 2 月由義大利、希臘和西班牙研究團隊，系統性估算出人體由 37.2 兆細胞數所組成。粒線體是細胞能量工廠，參與癌症發病的機制；粒線體具有信號傳導途徑、氨基酸、核酸、脂質、活性氧等功能。缺氧會造成細胞粒線體產生三磷酸腺苷（Adenosine triphosphate, ATP）能量不足，導致細胞功能不穩定、結構變形或是細胞死亡。

2019 年諾貝爾生醫獎，頒給研究「缺氧狀態下，細胞如何因應調節的生理機制」，在缺氧環境中各種細胞因應及疾病模式產生，可謂影響深遠。癌細胞內缺氧訊號的傳遞。

癌細胞缺氧	• 缺氧是決定腫瘤惡性化發展的重要因素。 • 誘導癌細胞，使放射線治療失效，化學治療產生耐藥性。
缺氧誘生因子	• 刺激活性氧自由基引發反應。 • 缺氧誘生因子 -1α（HIF-1α）與缺氧誘生因子 -1β（HIF-1β）結合形成 HIF-1 複合體，再與缺氧反應元（HRE）結合。
癌症轉移	• 促使血管內皮生成因子生成，促進腫瘤旁微血管新生。 • 促進癌細胞的生長和轉移。 • 癌細胞缺氧訊號通路是受多重因素調控的複雜過程。

圖 8-14：癌細胞內缺氧訊號的傳遞

缺氧是實體腫瘤晚期特徵為腫瘤治療的障礙，腫瘤缺氧會促進腫瘤演變（Tumor progression）和對治療產生阻力。缺氧與腫瘤細胞增殖、分化、壞死或凋亡有關。缺氧可使腫瘤變得更具有侵略性的基因表現，加速病情惡化。腫瘤缺氧程度與病情治療、不利預後因素、腫瘤分期、淋巴結是否轉移等有關，與病患病情發展息息相關。固體腫瘤內部常伴有不等程度急性或慢性缺氧現象。

當腫瘤不斷增大時，宿主會被動的提供腫瘤所需要的空間及增加氧氣需求量的訊號。增加腫瘤內氧氣需求量必須仰賴腫瘤內部血管，但腫瘤內新生血管（Neo-angiogenesis）異常且功能不佳。當腫瘤在氧氣需求不平衡下，癌症細胞缺氧會造成腫瘤不斷長大，以獲得更多的氧氣量。腫瘤內不足的氧化作用（Insufficient oxygenation），會使癌細胞產生更多的惡性細胞生成，加速腫瘤轉移。實體腫瘤呈現缺氧狀態，缺氧會誘導腫瘤生長、惡化和轉移。

幹細胞是人體發育生長及生命運轉很重要的細胞。2017 年約翰霍普金斯大學醫學院（Johns Hopkins Medicine）格雷格．西門薩（Gregg Semenza）指出：「空氣中氧氣是 21%，健康乳腺組織約為 9%左右，但在乳腺腫瘤內只有 1.4 % 含氧量；在低氧會造成缺氧誘導因子（hypoxia-inducible factors, HIFs）產生，誘導細胞轉變成癌細胞。」在低氧下，腫瘤幹細胞（Cancer stem cells）仍會成長，使得胚胎幹細胞（Embryonic stem cells）和乳腺癌幹細胞（Breast cancer stem cells）刺激增長，產生治療上的障礙。

將細胞暴露到高氧濃度的培養基，可造成延遲和防止細胞惡性轉化。細胞內缺氧可能是引發癌症發生內在或外在因素（Intrinsic or extrinsic factors）。在惡性腫瘤上皮細胞與間質轉化過程中，在缺氧下，會成為浸入性或轉移型的癌症。

在生物界真核細胞生物，氧是進行生命活動所必需的，在能量代謝步驟形成無害的水。能量代謝效率取決於氧分子濃度，維持氧濃度恆定為有機體生存發展必須面對的重要課題。當人類個體缺氧時，細胞發展出反應機制：包括增加葡萄糖運輸蛋白（Glucose transporter）合成、增加細胞對葡萄糖的吸收速率、促進醣解反應製造能量、分泌血管內皮細胞生長因子（VEGF）刺激血管新生（Angiogenesis）。氧化還原機制參與癌細胞缺氧性—上皮—間質之轉化過程，上皮—間質轉化（Epithelial-mesenchymal transition, EMT）和缺氧是癌細胞侵襲和轉移很重要因素。若上皮細胞處於缺氧狀況，導致癌細胞發生及日後浸入性或轉移。癌症病患在接受抗癌治療後，為評估治療效果或預後如何，檢測腫瘤是否缺氧是最佳指標之一。

2011 年 Overgaard J. 分析 4,805 位罹患頭頸部癌症的病患，分析結果：當頭頸部腫瘤在缺氧狀態下接受放射線治療，都沒有得到很明顯進步。腫瘤內氧氣濃度高低，在放射腫瘤治療成效上，扮演特別重要角色。改善腫瘤缺氧狀態再加以高壓氧治療最為顯著，可提升放射線治療的效果。

罹患癌症後，多數病患會選擇化學藥物治療，當人體細胞處於缺氧環境下，是否會對藥效產生影響是人們所關心的議題。當身體長期處在慢性缺氧時，正常細胞得不到良好的血氧交換，從有氧代謝轉變為無氧代謝，使得營養物質無法轉換為能量，原本好細胞因為能量匱乏逐漸凋亡或產生癌細胞。

缺氧對化療反應的重要性與藥物種類有關。細胞缺氧將產生化療抗藥性（Chemoresistance）改變細胞新陳代謝，引發藥物毒性。缺氧可引起耐藥細胞（Drug-resistant cells）更快速生成發展，導致遺傳風險。氧氣在活性氧產生過程中扮演著重要角色及影響化療產生毒性強弱的反應。當氧氣消耗大於供應時，就會產生組織缺氧（Tissue hypoxia）。當腫瘤細胞增生（Cellular proliferation）及血管血液供應不及（Inefficient vascular supply），會造成實質腫瘤缺氧發生。

當腫瘤缺氧發生時，表示癌症將朝向不好的發展指標，意味著癌細胞會不斷增生且會對治療產生阻力及降低療效，腫瘤缺氧為降低化療效果的重要因素。控制腫瘤細胞的存活（Tumor cell survival），最主要是檢測腫瘤是否缺氧。缺氧一反應轉移因素（Hypoxia-responsive transcription factors）可以調控基因表現，進而影響腫瘤細胞存活。腫瘤缺氧會造成化學療效阻力（Chemotherapeutic resistance）增加，直接原因為缺少氧氣的供應，間接原因為基因蛋白／基因組（Proteome/genome）改變、新生血管生成（Angiogenesis）和酸鹼值改變（pH changes）。

在高壓氧治療下結合 SMA-pirarubicin 治療，會使得腫瘤含氧量提高，促進腫瘤活性氧分子產生，達到抗腫瘤效應。藥物合併高壓氧治療發現轉移到肝臟的腫瘤結節明顯減小且療效更有效應，高壓氧治療不會導致癌症轉移。

癌症形成主因是細胞基因變異導致細胞癌化，癌細胞分泌細胞生長因子，刺激癌細胞生長與轉移伴隨異常血管新生作用（Angiogenesis）。抗血管新生藥物，如 Bevacizumab（Avastin）、Sunitinib（Sutent），是阻斷血管內皮細胞生長因子受體（Vascular Endothelial Growth Factor Receptor; VEGFR）傳遞路徑，使癌症細胞團血管萎縮，癌細胞得不到養分，癌細胞便不能生長與轉移。

缺氧（Hypoxia）對實體腫瘤而言是非常重要的關鍵指標。腫瘤組織是屬於缺氧性，該因素涉及增強細胞存活（Enhanced cell survival）、血管生成（Angiogenesis）、糖酵解代謝（Glycolytic metabolism）和癌症轉移（Metastasis）。當身體在含氧量不足情況下更容易造成癌細胞遠處轉移及病患死亡。缺氧不但會誘導癌細胞，使放射線治療失效、對化學治療產生耐藥性，更重要的是缺氧還會促進癌細胞生長和轉移。

腫瘤內含氧量狀態（Tumor oxygenation status）與其攻擊行為有關。腫瘤內血管化程度與含氧量與缺氧有很大相關性；若腫瘤內缺氧會導致細胞突變率（Mutational rate）增加、癌症轉移速度（Metastatic spread）加快、對於放射線電療及化療產生阻抗性。缺氧會促進癌細胞去分化（Dedifferentiation）增快，使腫瘤產生原始型幹細胞（Stem cell）出現。原始幹細胞型態出現表示腫瘤是屬於低分化等級（Low differentiation stage）和預後不好。缺氧會導致細胞去分化速度加快及細胞基因型態改變增加。由於腫瘤血管結構和功能異常，造成腫瘤容易缺氧。

正常細胞缺氧後之病變、細胞缺氧的以前論述及現在證實，說明如下。

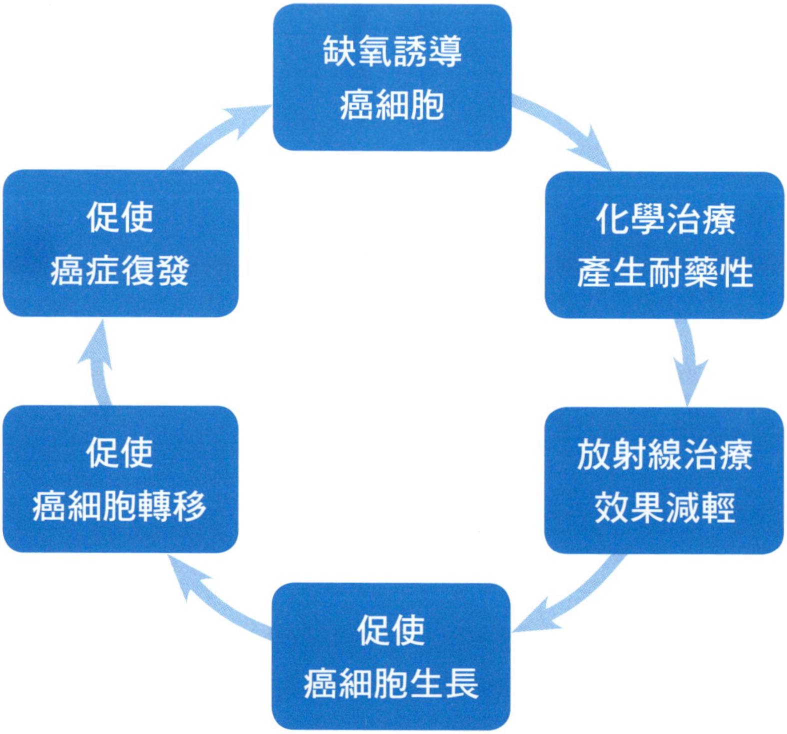

圖 8-15：正常細胞缺氧後之病變

以前論述

缺氧會降低細胞分裂的能力，限制癌細胞生長。

現在證實

缺氧增加遺傳不穩定、激化腫瘤浸潤轉移。

缺氧是促使癌症惡化及轉移的致病因素。

氧分壓下降會導致更多的惡性細胞生成和誘導癌症生長。

圖 8-16：細胞缺氧的以前論述及現在證實

缺氧與癌症之間有著密切的關聯性。在癌症細胞的生長過程中，癌症細胞過度增殖和新生血管的不足，導致細胞周圍的營養和氧氣供應不足，形成缺氧的環境。缺氧環境會影響到癌症細胞的代謝和生長，進而影響到癌症的發展和轉移。缺氧還可以誘導癌症細胞產生許多生長因子和細胞因子，這些因子會進一步促進癌症的生長和轉移。缺氧環境還將影響到腫瘤的治療效果。由於缺氧環境下癌症細胞的代謝和生長狀態不同於正常細胞，對於放療和化療等治療方式會產生一定的抵抗性，對治療效果產生一定的影響。缺氧與癌症之間存在著密切的關聯性。針對癌症患者的缺氧狀態進行檢測和治療，對於改善癌症患者的生存率和治療效果具有重要意義。

腫瘤生長	• 促使腫瘤產生「缺氧誘導因子（HIF）」。 • 改變癌細胞代謝誘使腫瘤發炎，促進癌細胞生長與惡化。 • 癌細胞發炎會分泌毒蛋白（PD-L1）壓抑或殺死抗癌型 T 細胞或分泌免疫抑制因子。
腫瘤轉移	• 誘導腫瘤充斥發炎細胞，壓抑抗癌免疫力。 • 誘導腫瘤內產生「癌幹細胞」，讓癌細胞不停增生。 • 促成癌細胞侵襲、轉移至遠處器官。
藥效打折	• 化療、放療、抗癌免疫療法，不易產生療效。

圖 8-17：腫瘤缺氧所產生的傷害

癌細胞生長速度快且不理會腫瘤內血管形成能力，造成癌細胞需要更多的氧氣以供應日益增加的耗氧量。

為預防缺氧導致癌症，有以下建議：（1）保持快速血液流動，促使靜脈血仍能夠擁有足夠氧氣含量。（2）平時呼吸養生用氧療機（含氧量 28%），保持血液中血紅素含有高含氧濃度。（3）注意飲食均衡營養，可添加活化呼吸酶酵素在食品中，健康的人亦可食用，對於有可能進展為癌前病患可以增加其劑量。（4）嚴謹禁止外源性致癌物質（Exogenous carcinogens）進入體內，相對的，可使體內生成的許多內源性癌症被有效防止發生。

運動或熱療	• 活化自然殺手細胞；促使脂肪燃燒，經由汗水、尿液與呼氣排毒。 • 激活抗癌蛋白 p53，促進腺粒體再生與活性，改善癌細胞代謝缺陷。 • 降低「胰島素」與「類胰島生長因子」等促癌細胞生長的養分。
唱歌	• 增加腦部分泌腦內啡、血清素、左旋色胺酸與多巴胺，紓解緊張或憂鬱，產生愉悅感。 • 緩解氧化性壓力，減少癌細胞生長的養分。
氧療	• 提升腫瘤含氧量，延緩癌細胞惡化，改善化療、放療的效果。 • 是抗癌免疫療法能否成功最關鍵的因素。 • 改善腫瘤的局部循環。

圖 8-18：如何增加腫瘤含氧量及產生效益

2002 年 Harris AL. 研究指出：缺氧是腫瘤生長和轉移過程中的一個關鍵因素。缺氧對癌症細胞的代謝和生長改變，腫瘤血管形成和治療效果等都有影響。

2007 年 Vaupel P, Mayer A 等人研究指出：缺氧是癌症中一個普遍存在的現象，對於癌症的發展和治療具有重要影響。

2007 年 Vaupel, P., & Mayer, A. 指出：缺氧是癌症生長和轉移的重要因素之一，對治療的效果也有很大的影響。

2008 年 Dewhirst MW, Cao Y 研究指出：腫瘤周圍的缺氧環境對於腫瘤生長和治療效果具有重要影響。

2016 年 Kelly, R. J., & Giaccone, G. 研究指出：氧療可提高腫瘤組織

中氧氣的含量，從而增強放射線的療效。

2018 年 Secomb, T. W., & Hsu, R. 研究指出：腫瘤血流異質性可能會導致腫瘤部位的局部缺氧，從而影響治療的效果。

更多知名醫師和科學家說明氧氣維護身心重要性的名言，整理如下。

表 8-1：知名醫師和科學家說明氧氣在維護身心的名言

姓　名	氧氣在維護身心的重要性名言
Dr. Stephen Levine	人體組織低氧是造成疾病的首要指標。 缺氧是造成所有退化性疾病的根本原因。
Dr. John Muntz	缺氧使身體生病，持續下去造成人體死亡。
Dr. Otto Warburg 兩次諾貝爾獎	造成癌症只有一個主要原因就是缺氧。 人體細胞有氧呼吸被無氧呼吸取代導致癌症。
Dr. Paavo Airola	組織氧氣供應不足造成嚴重疾病，包括：心臟病、貧血、急性中毒。 長期缺氧是造成癌症的原因之一。
Dr. W.Spencer Way	氧氣不足意味著生物能量不足，導致輕度疲勞到威脅生命。 氧氣不足與疾病產生相關性是牢不可破的。
Dr. Harry Goldblatt	缺氧是導致細胞癌病變的顯著主要原因。

續下頁

續上頁

姓 名	氧氣在維護身心的重要性名言
Dr. Alec Borsenko	氧氣可消除人體毒性。 細菌、病毒、寄生蟲會被氧氣所破壞，尤其是癌症。
Dr. Paavo Airola	細胞新陳代謝需要氧氣供應和足夠營養。 組織慢性缺氧會導致冠心病和心臟病發作。
Dr. Parris Kidd	氧氣可使免疫系統正常運作以抵抗疾病、細菌和病毒。
Dr. Stephen Levine	缺氧是疾病發生最重要因素，造成血液、免疫、癌症、白血病、愛滋病、念珠菌、癲癇。
Dr. Goulet	氧氣如同營養素，提供細胞正常運作。
Dr. Albert Carter	人體新陳代謝運作需要食物和氧氣，以獲取細胞運作能量。
Dr.Wendell Hendricks	癌症是因為體內氧化作用枯竭，人體細胞退化超出正常生理控制範圍。 過敏為體內氧化降低，使得對侵入的物質產生過敏。 只要氧化代謝機轉恢復正常時，即可消除過敏。
日本橫田貴史博士	「缺氧是一切疾病的起始源。」
德國瓦爾布克博士	癌症成因是氧氣不足，當人體細胞缺氧時，會降低化學藥物效應。 高壓氧治療可提升組織細胞含氧量，增加化學藥物治療成效，產生加成作用。

第 9 章

自由基

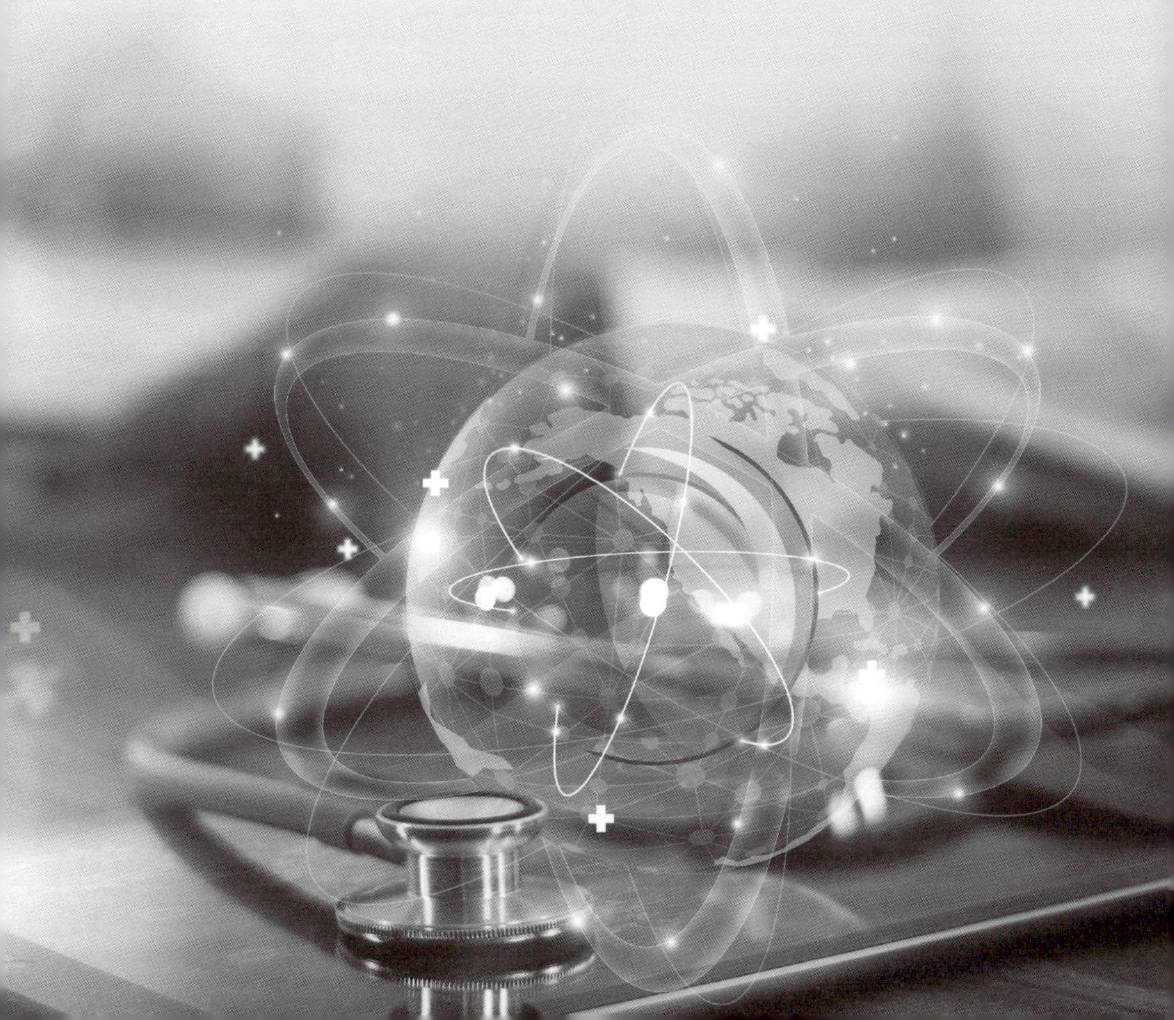

第 1 節 自由基的定義及種類

身體細胞、組織器官含氧氣量水平過高，高於正常氧氣含量。人體處於富氧情況下會影響氧化代謝，產生活性氧物質（Reactive Oxygen Species, ROS），分為：含氧自由基及非含氧自由基。人體長期處於富氧狀態下，會導致活性氧自由基增加，造成氧氣中毒發生；嚴重時會導致細胞受損及死亡，多數症狀表現在中樞神經系統、肺和眼睛。

自由基為細胞軌道具有奇數不成對電子的原子、分子或離子。含氧自由基為氧氣在體內代謝後所衍生出活性高、攻擊性強的氧氣化合物，如：$1O_2$、O_2-・、OH・、H_2O_2；活性氧物質（ROS）分成 4 大類：

1. 超氧化物陰離子（O_2-・）。
2. 氫氧自由基（OH・）：氫氧自由基會不斷與不飽合脂肪酸作用，產生脂質過氧化游離基即過氧化脂質生成；此產物會破壞細胞膜及細胞核膜造成人體傷害。
3. 過氧化氫（H_2O_2）。
4. 單線氧（Single oxygen, $1O_2$）：人體暴露在放射線或強烈的紫外光線下時會造成單線氧發生，致人體產生皮膚組織的傷害，如皮膚癌疾病。

細胞膜主要成分是磷脂；磷脂內有大量不飽合脂肪酸，極容易受氧化產生過氧化脂質致人體傷害。人體疾病：癌症、老人斑及老化均與人體內氫氧游離基的活性有關。老人斑是細胞膜磷脂內有大量的不飽合脂肪酸，受氧化產生過氧化脂質再與蛋白質作用後致蛋白質變性，產生脂質（lipofuscin）沉著皮膚上，人體的臉部、四肢可見。老人癡呆症：脂質傷害腦神經細胞。心臟血管疾病：脂質黏附在心臟血管壁致心臟功能受損。神經性疼痛：脂質黏附在神經系統造成。氫氧游離基對人體傷害最強。

自由基是一個原子、分子或離子帶有一個單獨不成對的電子；凡具有奇數電子的化學種類都是自由基。自由基是百病的根源。自由基是軌道上具有不成對奇數電子的化合物，非常活躍不穩定，必須從外部掠奪一個電子，與內部不成對的電子配對後才能達到穩定。被奪去電子的化合物則會 成為新的自由基，繼續去掠奪其他分子的電子，形成「自由基連鎖反應」。

細胞軌道電子在掠奪的過程中其自由基會和體內細胞、組織產生「氧化」反應，使細胞、組織失去正常功能，造成 DNA 損害或突變。人體是由細胞所組成，造成人體疾病或癌症發生，最主要原因就是細胞出現問題。當人體在缺氧（Hypoxia）或富氧（Hyperoxia）時，都會造成自由基產生，當體內存在過多自由基對身體傷害是非常大的。自由基是導致細胞病變的首要原因，當人體面對生活環境時，無時無刻都會受到自由基傷害。

自由基如何產生

自由基是一種極其活躍的分子容易與其他分子發生反應，並引發一系列的反應。

當自由基的生成速度超過機體自身的清除速度時，就會對身體造成損害。這些損害可能會導致 DNA、蛋白質和細胞膜等分子的損傷，進而導致疾病的發生和進展。

常見的疾病包括癌症、心臟病、中風、糖尿病等。因此，減少自由基的生成對於保持身體健康非常重要。自由基產生如下。

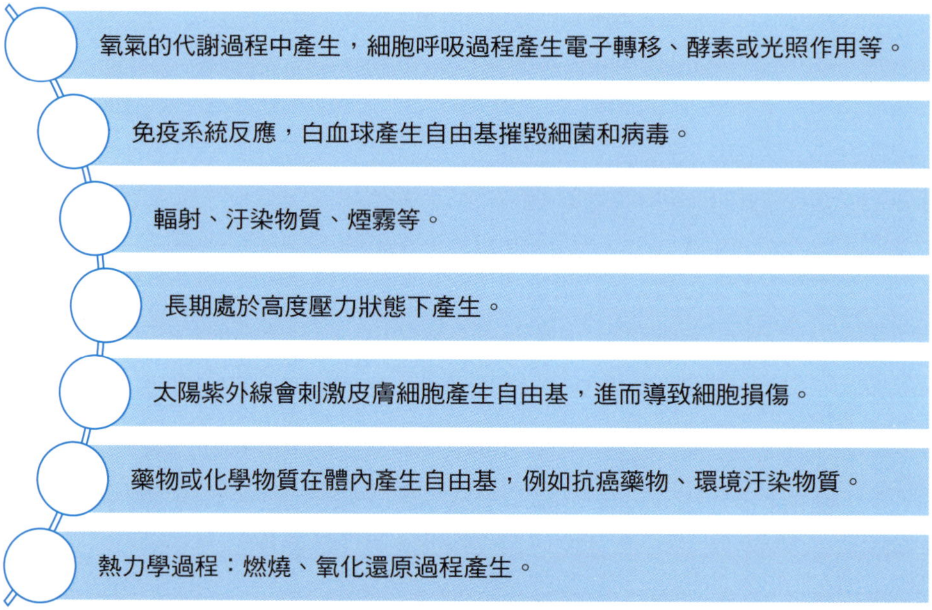
氧氣的代謝過程中產生，細胞呼吸過程產生電子轉移、酵素或光照作用等。
免疫系統反應，白血球產生自由基摧毀細菌和病毒。
輻射、汙染物質、煙霧等。
長期處於高度壓力狀態下產生。
太陽紫外線會刺激皮膚細胞產生自由基，進而導致細胞損傷。
藥物或化學物質在體內產生自由基，例如抗癌藥物、環境汙染物質。
熱力學過程：燃燒、氧化還原過程產生。

圖 9-1：自由基產生途徑

自由基種類

氧 碳 自由基	• 氧自由基：超氧自由基、過氧化氫、一氧化氮等，由呼吸作用和氧化代謝過程中產生的。 • 碳自由基：烷基自由基、烯基自由基、炔基自由基等，由有機分子受熱或光照射等外界刺激產生的。
氮 硫 自由基	• 氮自由基：氨基自由基、硝酸根自由基、亞硝酸根自由基等，由氧化還原反應或生物代謝過程中產生的。 • 硫自由基：硫醇自由基、硫酸根自由基等，由氧化還原反應中的硫原子受到氧化作用產生的。
鈷 鐵 自由基	• 半胱氨酸自由基：由於半胱氨酸的硫基受到氧化作用而產生。 • 鈷自由基：由於鈷的離子化過程中電子失去造成的。 • 鐵自由基：鐵離子與氧分子結合形成過氧化氫和超氧自由基，或鐵離子與細胞色素和傳遞電子過程中產生。

圖 9-2：常見的自由基種類

自由基對人體的傷害

自由基對人體的傷害與其高度反應性有關。它們可以與身體中的 DNA、蛋白質和脂質等重要分子產生反應，從而損壞這些分子的結構和功能，導致多種疾病和疾病的進展。自由基的累積和傷害可能導致多種健康問題，包括氧化損傷、DNA 損傷、蛋白質和脂質氧化等。自由基攻擊蛋白質產生氧化損傷，破壞細胞結構和功能，影響蛋白質形狀、穩定性和活性，從而對細胞產生影響。自由基攻擊 DNA 導致氧化損傷，影響 DNA 正確複製和修復，從而對細胞產生影響，導致細胞突變增加罹患癌症風險。自由基攻擊細胞膜上的脂質分子導致脂質過氧化，破壞細胞膜結構和功能，導致細胞死亡或失去功能。自由基可引起細胞凋亡對組織和器官造成損害。因此，保持身體的氧化平衡是重要的健康因素之一。

自由基可造成人體傷害，說明如下。

氧化損傷	• 自由基可形成氧化損傷。 • 造成癌症、心血管疾病、白內障和老年癡呆症。
DNA損傷	• 自由基對 DNA 產生損傷，導致突變、染色體 異常、細胞死亡、疾病、癌症發生。
細胞傷害	• 蛋白質氧化導致酶和功能喪失。 • 脂質氧化導致細胞膜損傷和細胞死亡。

圖 9-3：自由基對人體的傷害

如何清除自由基，說明如下。

抗氧化劑	• 抗氧化劑給予自由基一個電子使其穩定，減少身體傷害。 • 如維生素 C、維生素 E、β - 胡蘿蔔素、硒等。
避免爆量	• 避免過量曝露紫外線、空氣汙染、煙酒、攝入過多的脂肪等。 • 攝取豐富抗氧化劑，綠茶、紅酒、水果、蔬菜等清除自由基。
信息傳遞	• 促進身體代謝增強身體免疫力，減少自由基對身體的傷害。 • 接受物理治療減少自由基產生和對身體的傷害。

圖 9-4：如何清除自由基

氧氣與自由基之關聯性為何

氧氣是我們生存所必需的，但是氧氣在身體內也容易被還原成一些高度活性的分子，如超氧陰離子、羥基自由基和過氧化氫等，這些分子都具有強氧化能力，稱為「氧自由基」。

氧自由基在生物體內會與細胞膜、蛋白質、核酸等生物大分子發生氧化反應，導致細胞損傷和死亡，引起多種疾病的發生。

身體需要抗氧化能力清除過多的氧自由基，保持身體健康。氧氣是身體必需的元素，但是過量的氧氣會產生自由基，造成細胞傷害。

自由基生成可以是正常代謝活動產生的，也可以是外在因素，如紫外線、空氣汙染等所產生。當自由基累積到一定程度時，就會引發氧化損傷和發炎反應，導致細胞和組織損傷及多種疾病。

身體可以產生自己的抗氧化物質來對抗自由基，也可以通過飲食攝取含有豐富抗氧化物質的食物。適量的運動、正常的睡眠和遠離有害環境因素也可以幫助減少自由基的生成。

同時，氧氣也可以作為抗氧化劑來清除其他的自由基。人體內會產生一氧化氮，一氧化氮在低濃度時有益於人體，但過多的一氧化氮會與其他自由基反應，產生過氧化氮等有害物質。

氧氣可與一氧化氮反應生成亞硝酸鹽，從而清除一氧化氮自由基。因此，氧氣在適當的情況下也可以作為抗氧化劑來清除自由基。

第 2 節 自由基產生途徑及對人體的危害

人體產生的自由基有 2 種來源：

1. 體內合成或新陳代謝所產生：

新陳代謝是一個氧化作用會自然產生自由基。粒線體製造能量時會產生自由基副產物。

當病毒、細菌進入人體，白血球就會利用自由基去吞噬外來的入侵者，白血球吞噬外來入侵者會產生大量自由基。但如果自由基生產過多便會氧化破壞蛋白質。當身體發炎時體內便會產生大量自由基。

2. 來自外在的誘導因子：

輻射、紫外線、電磁波、抽菸或二手菸（每根菸會產生一萬兆個自由基）、空氣汙染（包括空氣、水、工業廢水及土壤汙染）、濫用化學物質（食品添加劑、農藥、蔬果汙染、毒品、藥物 用等環境因素）；個人情緒與心理精神狀況（壓力過大、急躁、焦慮、鬱悶、緊張等情緒問題）等均會產生自由基。

自由基造成的危害，說明如下。

氧化細胞膜脂質	• 自由基氧化細胞膜使流通性改變，養分無法進入細胞內造成細胞壞死。細胞膜破壞速度大於再生速度，器官功能會受到影響產生老化。
攻擊蛋白	• 讓蛋白失去功能或形成大分子或斷裂引起病變發生在皮下之膠原組織，會讓皮膚失去彈性。
破壞 DNA	• DNA 雙股切斷或鹼基修改，細胞在修護無法正常修復產生突變。自由基攻擊鹼基後會使遺傳發生錯誤而致癌。

圖 9-5：自由基造成人體的危害

自由基造成的疾病，說明如下。

- 減少一氧化氮（NO）的生物利用度。
- 氧化壓力被視為糖尿病、高血壓的危險因子。
- 刺激內皮細胞遷移，促進血管功能障礙和再造。
- 損害內皮依賴性血管舒張和血管內皮細胞的生長。
- 活化發炎使血管內皮功能障礙，形成高血壓和動脈硬化。
- 造成細胞凋亡或脫落凋亡。

圖 9-6：活性氧自由基對人體的氧化傷害

自由基就像鐵金屬氧化之後形成的鐵鏽一樣，會逐漸侵蝕身體各個部位，當損害到達一定程度時無法修復，會出現老化或病變，包括：癌症、中風、心臟病、糖尿病、關節炎、痛風、白內障、老人痴呆、免疫系統失調、神經萎縮、性功能衰退、 性腫瘤、腦血管疾病、慢性肝疾及肝硬化、肺炎、腎炎、腎症候群及腎變性病、高血壓性疾病等。

「缺氧」會增加「活性氧自由基」，增加細胞基因突變的機率，促成癌細胞的誕生。癌細胞的快速增殖是基因突變與缺氧共同所造成。缺氧是致癌因素，能促使細胞產生癌症變化。缺氧會造成人體成為容易致癌的體質，若再加上致癌外來物質的催化下（如抽煙），會加速細胞產生癌變。氧氣含量對細胞之影響如下。

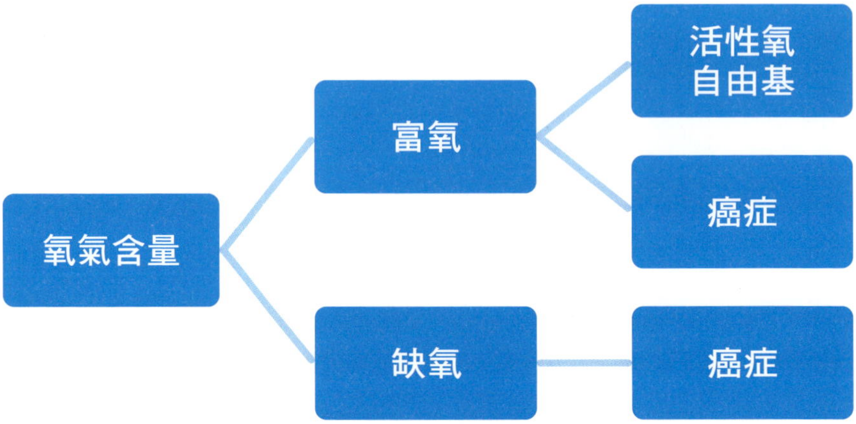

圖 9-7：氧氣含量對細胞之影響

心血管疾病的發生大多從動脈硬化開始，它除了是脂質病變的累積，也代表著慢性發炎過程，脂質病變的原因是由氧化壓力（oxidative stress）造成的。

人體在正常代謝過程會產生自由基與活性氧（reactive oxygen species, ROS），當體內不飽和脂肪酸受到自由基攻擊時，會形成更多的自由基攻擊脂質、蛋白質、酵素、DNA 及醣類等分子。大量的活性氧會造成血管壁氧化壓力，引起低密度脂蛋白膽固醇（LDL）累積在血管壁上，內皮細胞造成發炎造成血管硬化。

「缺氧是致癌的因素之一」，但富氧亦會使得人體產生活性氧自由基，造成人體產生癌症因素。

身體氧氣含量的多寡，會引發細胞質內的粒腺體產生能量不足，引起細胞核染色體之病變及癌症發生最重要的因素。防癌最重要步驟就是控制細胞內氧氣的含量適中。細胞內氧氣過多或過少都會造成細胞的病變，導致癌症的發生。

自由基穿透過細胞膜，進入到細胞質會造成細胞胞器損害。細胞質內最重要是粒線體，當粒線體受到傷害造成人體無法產生足夠能量，導致人體虛弱、老化。當自由基再進入到細胞核會破壞染色體、基因，造成人體疾病及癌症發生。

另一個造成癌症重要因素就是自由基。人體內有多種不同的自由基，對於人體有益的自由基如一氧化氮；也有對人體有害的氧自由基（oxygen free radical）。

2012 年張安之、李石勇、方鴻明等人指出：「當氧氣不夠身體細胞所需時會產生缺氧現象。缺氧會使得細胞產生更多活性氧自由基」。「自由基」是活性很高的化學物質，引起細胞變化進而致癌。

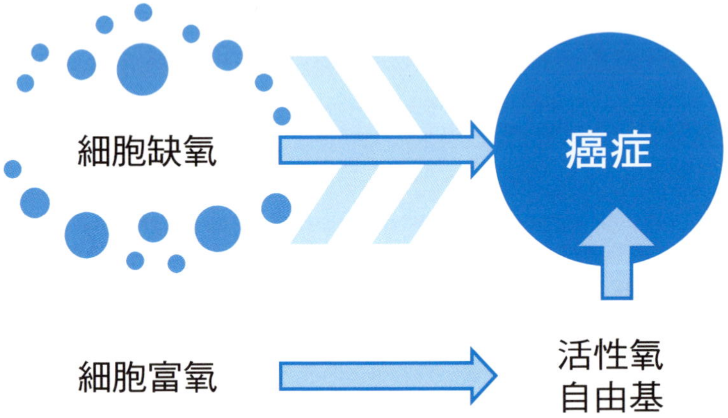

圖 9-8：細胞致癌的發展模式

第 10 章

微壓氧治療（Minihyperbaric Oxygen Therapy）

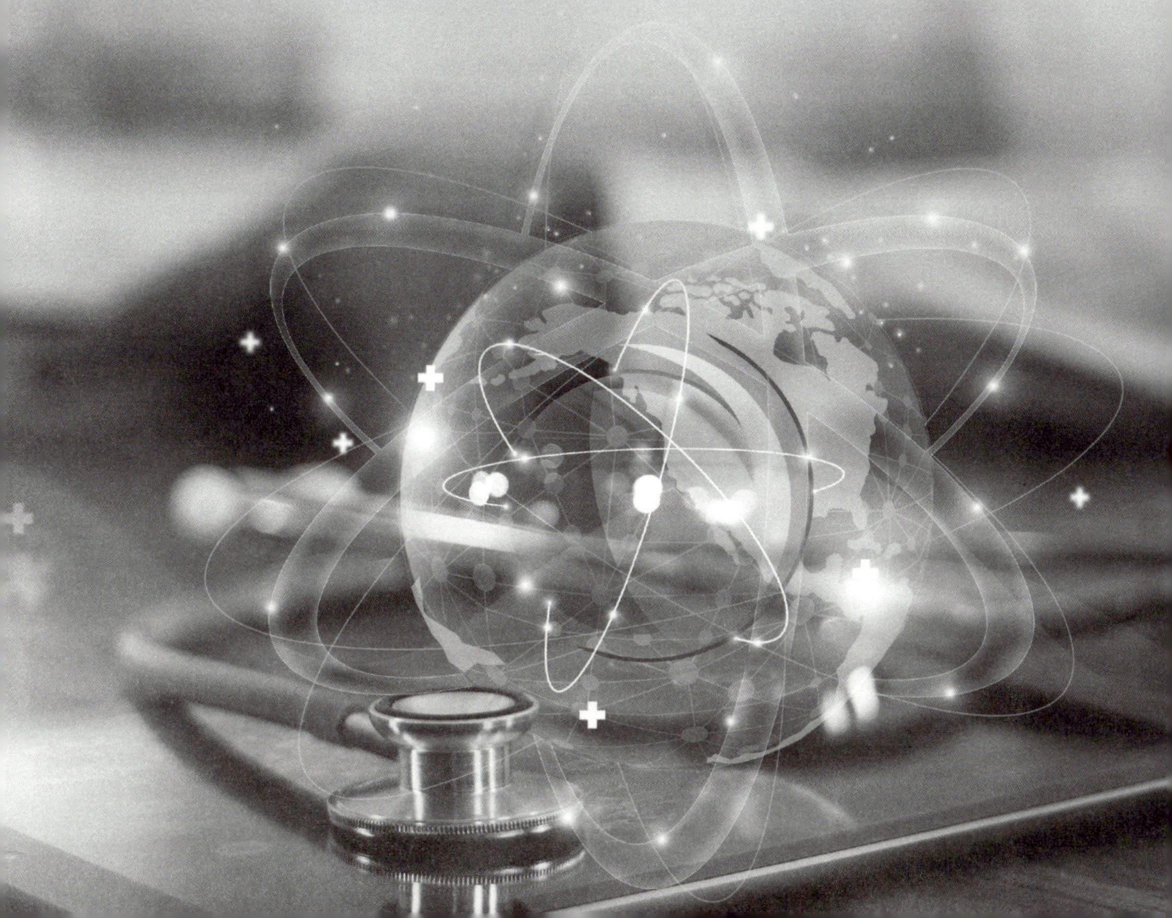

人生活在海平面醫大氣壓下是呼吸空氣中 21% 的氧氣，若人類在一大氣壓下呼吸 100% 的純氧稱之為常壓下吸氧，當人進入微壓艙加壓到等於或小於 1.4 大氣壓呼吸 100% 純氧稱之微壓氧理療，加壓到超過 1.4 大氣壓呼吸 100% 純氧則稱之為高壓氧治療。

高濃度的氧氣通常指純度較高的氧氣，一般在 90% 以上。常見的高濃度氧氣供應包括：100% 純氧氣和高濃度的氧氣、氮氣或氦氣的混合氣體，氧氣濃度依據需求調配到 21% 至 60% 不等。在不同的應用場景中，對氧氣的濃度要求不同，需要使用不同濃度的氧氣供應。

第 1 節 微壓氧定義及物理定律

微壓氧定義：在較低的氧氣壓力下呼吸氧氣，通常是在 1.3 大氣壓（相當於海平面下 10 米）或更低的氧氣壓力下呼吸純氧。微壓氧療法是一種非侵入性的治療方法，通過將患者置於壓力略高於大氣壓的環境中，提供高濃度的氧氣，從而提高身體組織的氧氣供應，促進身體自然療癒力。

操艙員在從事微壓氧艙操作時，顧客需要進入微壓艙後將艙內加壓到大於一大氣壓或小於 1.4 大氣壓以內，呼吸純氧，故在微壓氧艙外面有設置壓力錶以提供給操艙師判讀。操艙師一定要將判讀壓力錶做充分的了解，以避免加壓不當造成傷害或意外。

錶壓力與絕對壓力有何區別

錶壓力（Gauge pressure）	• 壓力計中測量的壓力值與當地大氣壓力的差值。 • 在 1 個標準大氣壓（1 atm），壓力計測量到的值為 2 atm，它的錶壓力就是 1 atm。
絕對壓力（Absolute Pressure）	• 壓力計中測量的壓力值與真空壓力的差值。 • 真空壓力是指完全沒有氣體存在的壓力狀態，其值為 0 atm。，在一個大氣壓力為 1 atm 的地方，壓力計測量到的值為 2 atm，它的絕對壓力就是 3 atm。

圖 10-1：錶壓力與絕對壓力區別

錶壓力是相對於大氣壓力的壓力值，絕對壓力是相對於真空壓力的壓力值。在工程科學中，需要使用絕對壓力來描述壓力與壓力的物理本質相關。在熱力學和流體力學中，絕對壓力通常被用來計算流體的速度、體積和密度等參數。

錶壓力和絕對壓力有多種單位計算，例如：標準大氣壓（atm）、巴（bar）、帕斯卡（Pa）、磅力／平方英寸（psi）等。需要注意的是，在從事微壓氧或高壓氧治療時，壓力艙艙外設置的壓力錶其使用的壓力單位是非常重要的，需要進行判讀以避免錯誤，導致艙內壓力加壓不對造成顧客氧氣中毒之風險。

從事微壓氧艙之醫師或操艙人員在操作壓力艙前，務必先查看微壓氧艙儀錶板上之壓力錶的使用單位為何？再設定治療的壓力及時間是相當重要的。微壓氧治療時，有關治療時壓力（大氣壓）及治療時間（分鐘）的設定是相當重要的。

各國壓力錶使用的單位不同，其換算如下：

1 大氣壓（atmosphere, atm）＝ 1.013 巴（bar）＝ 760 托爾（Torr）＝ 101.33 kilo Pascals（KPa）＝ 14.6961 磅／平方英吋（lb/in2, psi）＝ 1.0332 公斤／平方公分（kg/cm2）＝ 33.07 呎海水深度（feet sea water, fsw）＝ 33.95 英呎淡水深度（feet fresh water, ffw）＝ 10.08 公尺海水深度（meter sea water, msw）＝ 760 毫米汞柱（millimeters mercury, mmHg）。

1.4 大氣壓的錶壓力和絕對壓力分別如何

1.4 ATM 的錶壓力是指相對於大氣壓力的壓力單位，因此在標準大氣壓下（1 ATM），1.4 ATM 的錶壓力為 1 ATM（海平面一大氣壓）＋ 0.4 ATM ＝ 1.4ATM。1.4 ATM 的絕對壓力是指相對於真空的壓力單位，因此在標準大氣壓下，1.4 ATM 的絕對壓力為 1 ATM ＋ 0.4 ATM ＋ 1 ATM（海平面一氣壓力）＝ 2.4 ATA（絕對壓力單位）。

需要注意的是，微壓氧治療中通常使用的是絕對壓力，因為絕對壓力更符合物理和生理的定律，能夠更準確地描述高壓環境下氧氣的行為和對人體的影響。顧客進入微壓氧艙後，操艙師需要嚴密監看艙內壓力的變化，注視錶壓力以監測艙內壓力狀態，確保艙壓正常運行。錶壓力和絕對壓力是壓力的兩種常見表示方式，它們的差異在於參考值不同，需要根據具體的應用場景和需求選擇適合的壓力表示方式和注意其壓力單位。

對於從事微壓氧艙治療的醫護人員一定要深切了解亨利定律及波義耳定律，方能減少擠壓傷害、減壓病或空氣栓塞症的發生，分別說明如下。

在衡溫時，氣體溶解於液體的量與液體內氣體的分壓成正比關係。

若加壓到水下十公尺的海水深度，此時溶解於人體組織中的氮氣量便會增加成為二倍。

呼吸壓縮空氣的潛水人員若下潛愈深，則溶解於人體組織中的氮氣量便會愈多。

圖 10-2：亨利定律

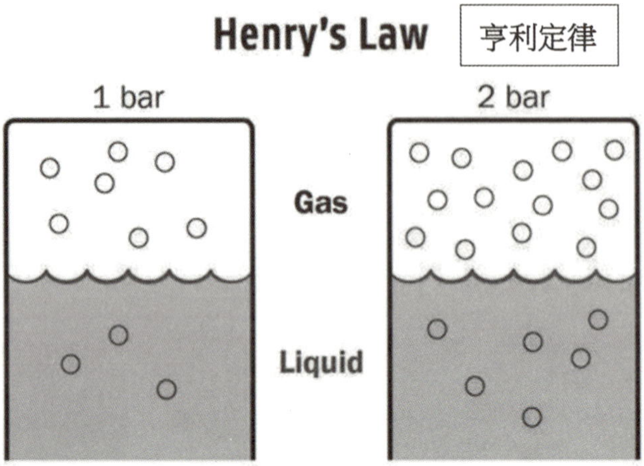
Henry's Law
亨利定律
1 bar
2 bar
Gas
Liquid

資料來源：https://kknews.cc/science/ggkzq98.html

圖 10-3：亨利定律

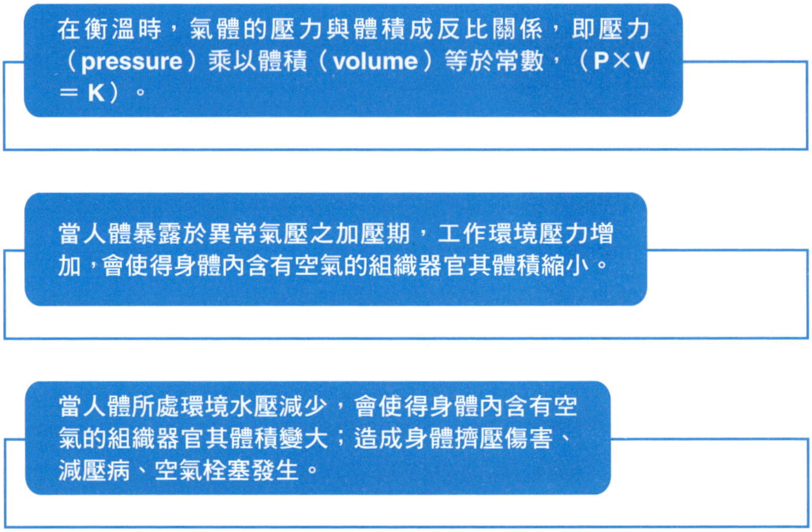
在衡溫時，氣體的壓力與體積成反比關係，即壓力（pressure）乘以體積（volume）等於常數，（P×V＝K）。
當人體暴露於異常氣壓之加壓期，工作環境壓力增加，會使得身體內含有空氣的組織器官其體積縮小。
當人體所處環境水壓減少，會使得身體內含有空氣的組織器官其體積變大；造成身體擠壓傷害、減壓病、空氣栓塞發生。

圖 10-4：波義耳定律

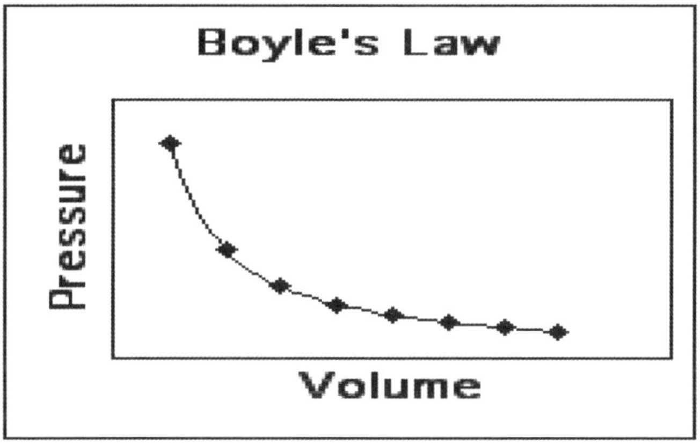

資料來源：http://www.missingtheforest.com/1662-boyles-law/

圖 10-5：波義耳定律

當病患接受微壓氧治療時，須視病患的年紀、疾病，選用不同的治療表格，再由操艙技術按照高壓氧治療表為病患執行治療工作。操作微壓氧治療表格時有二個主要的元素，分別為加壓的深度及治療的時間，若操作時加壓的深度及治療時間不當則病患有可能造成氧氣中毒發生。若操艙師作太快速的減壓上升，則病患有可能造成空氣栓塞症發生危及生命，故操艙師在控制台操作壓力艙時，一定要非常小心專注，選用正確的治療表格，及觀察病患在壓力艙裡面的動靜，遇到有任何狀況時要隨時向醫師反應。

商業上氧氣機的產品濃度通常是 90％以上，專門為醫療、工業或其他應用，主要目的是提供高純度、高濃度的氧氣。

在醫療應用中，高濃度氧氣可以用於呼吸治療和氧氣療法，以幫助患者增加血氧含量。

在工業應用中，高濃度氧氣通常用於加速化學反應或支持燃燒等。企業研發的氧氣產品濃度通常是根據不同應用場景的需要而設計和調整的。

現今為休閒養生或治療之用，民間企業公司推出了呼吸 26% 或 28% 濃度的氧氣機或微壓氧艙供顧客或病患使用。休閒養生使用的氧氣機或微壓氧艙產品其氧氣濃度通常可以經由機器操作進行調節，以滿足不同的需求。

氧氣濃度低於 90%可能會對醫療或工業應用產生不利影響，而氧氣濃度高於 99%則可能增加氧氣中毒造成人體或環境的風險。因此，商業上研發出提供 26% 或 28% 濃度的氧氣機，或微壓氧艙以避免產生氧氣中毒的風險及滿足顧客的需求。

正常空氣中氧氣的濃度約為 21%，人體可從空氣中吸收到 21% 的氧氣進行新陳代謝運作。相對而言，呼吸 26% 或 28% 高濃度的氧氣或進入微壓氧艙呼吸 100%純氧氣，應當根據個體情況選擇相對應的氧氣濃度和治療方法。

吸收高濃度的氧氣可以帶來更多的生理和效益。

血氧含量	• 增加血氧含量： • 改善組織的氧氣供應，感善呼吸系統疾病、肺部損傷。
身體復原	• 促進身體復原： • 促進身體的細胞代謝和組織修復有助身體復原和治療。
運動表現	• 促進運動表現： • 提高運動時氧氣供應，有助運動表現和增強體能。

圖 10-6：吸收高濃度氧氣生理和效益

微壓氧艙屬於氧療的一種，其定義及功用說明如下。

定　義	• 是一種氧氣療法。 • 加壓 1.3 大氣壓或以下之氧氣壓力。
進　艙	• 人員在微壓艙內呼吸氧氣。 • 可使用面罩或口罩吸氧。
功　用	• 提高身體氧氣濃度和血氧水平。 • 改善疾病或運動後疲勞恢復、養生保健、醫美。

圖 10-7：微壓氧定義及功用

使用微壓氧艙吸氧時，進艙人員須視年紀、身心狀況作適當休息，避免過度疲勞和造成身心負擔。

進入微壓氧艙前不要吸煙，因為煙草燃燒會釋放有害物質傷害肺臟，且吸煙會減少吸氧的效果。不要飲酒因為酒精會降低身體氧攜帶能力，且影響吸氧的效果。

使用微壓氧艙吸氧時，因人員要進入微壓氧艙、艙內要加壓、使用氧氣呼吸等因素具有一定風險性，需要務必注意安全和提供有效性。如果遇到任何疑問或人員不適情況發生，須時尋求專業醫師幫助解答。

第 2 節 微壓氧治療種類

微壓氧療法的效果因應用的情況而異，不同的人可能會有不同的反應。一些研究表明，微壓氧療法可以提高氧氣在組織中的濃度，促進血流循環，增加血管新生，提高免疫功能，減少炎症反應，緩解疲勞和疼痛，改善心血管健康等。但是，有些研究對微壓氧療法的效果提出了質疑，因此還需要更多的研究和評估。

低壓高氧治療（Low Pressure Hyperbaric Oxygen Therapy，簡稱 LPHOT）是一種低壓下進行的高氧治療，加壓壓力小於 1.3 大氣壓，使用的氧氣濃度為 21%到 40%。

微壓氧治療（Mild hyperbaric oxygen therapy, MHOT）和迷你高氧治療（Mini hyperbaric oxygen therapy, mHBOT）都是一種微壓氧治療，使用的氧氣濃度為 90% 以上，氣壓也比低壓高氧治療高，但都不屬於高壓氧治療。高壓氧治療為艙內加壓要超過 1.4 大氣壓且在艙內呼吸 100%純氧。

低壓高氧治療主要應用於治療主要用於改善身體的整體健康、運動員的康復和訓練中的表現提高、增強身體的免疫力，對於慢性疾病的治療效果不如微壓氧或迷你高壓氧治療。

微壓氧治療（Mild hyperbaric oxygen therapy, MHOT）和迷你高氧治療（Mini hyperbaric oxygen therapy, mHBOT）兩者都是氧氣療法，但它們有不同的特點和應用方式。說明如下。

微壓氧 Mild HBO	• 小於 1.4 大氣壓（atm）。 • 呼吸 40 ～ 100%純氧。 • 在微壓艙治療。
迷你壓氧 Mini HBO	• 小於 0.5 大氣壓（atm）。 • 呼吸氧氣 40 ～ 100% 純氧。 • 在迷你壓艙治療。

圖 10-8：微壓氧和迷你壓氧

微壓氧與高壓氧區別

微壓氧（Mild hyperbaric oxygen therapy, MHOT）、高壓氧（Hyperbaric oxygen therapy, HBOT）是兩種不同的治療方式。

微壓氧是一種低壓高氧治療，通常使用氧氣濃度為 40%到 100%，氣壓不超過 1.3 大氣壓，以提高組織和器官的氧氣供應。

相比之下，高壓高氧治療通常使用氧氣濃度為 100%，氣壓則會高於海平面大氣壓 1.4 倍以上。兩者治療中都是患者被置於一個密閉的高壓艙內，治療時間視病情而定，以提高身體組織和器官的氧氣供應。

微壓氧治療是一種相對輕微的低壓高氧治療，適用於一些較輕的疾病和健康問題，如缺氧、疲勞等。

而高壓氧治療則是一種正式的臨床工具，治療較為嚴重的高壓高氧治療，通常適用於較嚴重的健康問題，如燒傷、放射線損傷、缺血性疾病等。

高壓氧治療需要取得高壓氧專科醫師及操艙師須通過國內高壓暨海底醫學會學術科考試合格後方可執行此醫療行為。

微壓氧和高壓氧是兩種不同的治療方式，治療效果和應用範圍有所不同，選擇哪種治療方式應該根據患者的疾病和健康狀況而定，並在醫生的建議下進行治療。

微壓氧	• 小於或等於 1.4 大氣壓（atm）。 • 呼吸 40 ～ 100%純氧。 • 用於緩解疲勞、增加能量、提升免疫系統。
高壓氧	• 大於 1.4 大氣壓。 • 呼吸 100% 純氧。 • 用於臨床疾病治療。

圖 10-9：微壓氧與高壓氧區別

第 3 節 微壓氧療對人體效益機轉

氧氣對於細胞能量的產生至關重要，人體呼吸使得氧氣進入血管中與流動的紅細胞結合，循環至組織器官。

氧氣與紅血球細胞中的血紅蛋白結合稱為「與血紅蛋白結合的氧」（oxygen bound to hemoglobin）。溶解在血漿中的氧氣稱為「溶解氧」（dissolved oxygen）。

雖然，溶解氧的量少於與血紅蛋白結合的氧量，但是溶解氧可以循環到周邊細胞（peripheral cells），尤其是大腦、心臟和眼睛的細胞，即使上述器官之毛細血管是非常的狹窄，但是因為氧氣是直接溶解在血漿中的。

當人體呼吸氧氣進入人體組織後，其成效取決於血液中血紅蛋白的水平和功能。由於血液中幾乎所有的氧氣都與血紅蛋白分子結合，只有一小部分溶解在血漿中。因此，增加空氣中的氧氣含量（在常壓條件下）不會顯著增加攜帶到組織的氧氣量，但呼吸系統疾病患者除外。

大腦是人體器官中代謝最活躍的器官之一。大腦約占全身重的2%，它約占全身平靜時耗氧量的 20%。因此，大腦功能和修復嚴重依賴氧氣和葡萄糖的充足供應。

大量證據顯示氧分壓（PPO2）在正常情況下，腦組織中的特定區域的活動在生理上維持在一個良好的運作，腦循環的自動調節神經血管以確保大腦區域獲得必要的氧氣供應。

呼吸微壓氧治療（為將吸入空氣中的氧氣百分比提高到21% 以上）會增加腦組織中的氧分壓，從而改善線粒體功能。

呼吸微壓氧會提高血漿溶解氧部分的壓力會影響粒線體關鍵酶的氧壓，影響細胞基因修護。

在動物和人類研究中發現濃度為 40% 的常壓氧氣治療是安全的，沒有發生肺氧中毒或神經系統異常的證據。使用最大吸入氧百分比（100% O2）會減少腦血流量，減輕腦水腫。臨床上使用微壓氧可治療某些神經病理學病症，產生積極的效果。

微壓氧的物理性基礎，說明如下。

壓　　力	• 利用壓力增加氧氣在人體組織中的溶解度，以增加氧氣的可利用性。
溶 解 度	• 氧氣被壓縮至微壓下，使氧氣在人體溶解。 • 度比常壓下高，提供更多氧氣給人體組織。
速率效率	• 提高氧氣在血液和組織中的溶解度，增加氧氣傳輸到身體組織的速率和效率。

圖 10-10：微壓氧的物理性基礎

微壓氧的化學性基礎，說明如下。

穿透力	• 氧氣在微壓下溶解度隨著壓力增加，氧分子被壓縮成更小，更容易穿透細胞膜進入細胞。
利用率	• 促進身體細胞新陳代謝，提高人體對氧氣的利用效率，促進細胞再生和修復。
能量	• 增加細胞 ATP 合成，細胞能量供應。 • 增加一氧化氮（NO）產生，促進血管擴張，增加血液灌注量。

圖 10-11：微壓氧的化學性基礎

微壓氧的生理基礎，說明如下。

改善缺氧	• 提高組織氧氣濃度，改善組織缺氧。 • 狀態，具有治療作用。
促進血流	• 促進血管擴張，增加血液灌注量和微循。 • 環，增強免疫系統功能。
細胞再生	• 促進細胞再生和修復，減少組織損傷和炎症，減少細胞死亡和損傷。

圖 10-12：微壓氧的生理基礎

此外，微壓氧還可以減少細胞壓力和氧化應激反應，提高身體抵抗力、刺激血管內皮細胞釋放生長因子和細胞因子，促進血管新生和修復，從而對多種疾病有治療作用、降低腫脹和炎症反應，促進傷口癒合和細胞再生，加速恢復和康復。

微壓氧治療還有以下重要特性。

治療時間：20-60 分鐘，每週 1-2 次，連續治療 2-4 週，有時需要長期治療。

預防性：提高免疫力、促進代謝和細胞修復，預防疾病和延緩衰老。

互補性：與針灸、按摩、理療和藥物互補，提高療效加速康復。

廣泛應用：應用於養生或疾病治療。

可控性：調節氧氣濃度、壓力和時間等行個人化治療。

安全、無副作用，適用各個年齡段和健康狀況。

非侵入性：不需手術或注射，只需要呼吸機器提供氧氣。

圖 10-13：微壓氧治療特性之一

機理和作用：減輕炎症、促進細胞修復和再生、增強免疫功能、調節神經系統。

治療效果：改善呼吸、心血管功能、認知功能、提高生活質量。

健康風險：氧中毒、肺氣腫、氣胸、癲癇等，治療前需身體　檢查和評估。

成本和保險：因地區而異，不被保險公司支付需要自費。

研究和證據：有一定的研究和證據支持，但仍需要進一步評估。

圖 10-14：微壓氧治療特性之二

病患在微壓氧治療下，氧氣經由人體肺部呼吸後進入血液循環系統，使得人體產生以下的效應：

1. **微壓氧氣可以物理現像溶解於血漿中，使血中的氧含量增加**：由於微壓壓艙內的壓力升高，依據亨利定律人體大量的氧氣會溶解在血液中（亨利定律：溶解在身體的氣體量與壓力成正比），使得血液帶入缺血組織的氧量增加。
2. **增加組織間氧氣分壓，促進傷口癒合**：組織中的氧含量增加，改善組織缺血、缺氧現像，促使纖維母細胞增生、膠原蛋白、肉芽組織及新生血管形成、增進傷口癒合及組織細菌感染獲得控制。當局部組織氧分壓小於 10 ～ 15mmHg 時，纖維母細胞會失去製造膠原蛋白功能及降低移動及分裂功能。當氧氣分壓提高可促使新血管增生，纖維母細胞會製造膠原蛋白，造骨細胞會形成骨骼，促進傷口加速癒合，有助於治療骨髓炎、放射性骨壞死及骨折後不癒合。可用於治療組織缺血、缺氧導致感染、潰瘍性疾病。

3. **氧本身就是一種廣效性抗生素，不僅抗厭氧菌，也能抗需氧菌**：文獻上指出氧氣如同抗生素一般，可使得細菌或黴菌的新陳代謝功能受到抑制，具有直接的殺菌或抑菌作用。

陰道感染症一直是常困擾著婦女及婦產科門診最常見的疾病之一。陰道感染因病原菌的不同可分為：細菌性陰道炎、黴菌性陰道炎、滴蟲性陰道炎。

白色念珠菌源自腸胃道是最可能的根源，多來自直腸或肛門；正常大便中 17%～40% 可培養出此黴菌。臨床表徵常有很大的特異性，要確定診斷，通常要靠微生物的檢查，直接在顯微鏡下觀察檢體，必要時再做培養；如果尚無法確定診斷要作活體解剖（biopoy）。

1987 年 Gudewicz 首先實驗以高壓氧研究對白色念珠菌的效應。白色念珠菌在高壓空氣下並不會造成影響。白色念珠菌暴露在高壓氧下，當氧氣分壓到達 900 毫米汞柱時，白色念珠菌的生長會受到抑制；當氧氣分壓高達 1,800 毫米汞柱時則可殺死白色念珠菌。作者曾與婦產科合作研究，對象為罹患黴菌性陰道炎於接受藥物治療（包括抗生素、抗黴菌藥物或陰道栓劑）6 個月仍然無改善之病患。

合作方式：會診高壓氧科後並接受高壓氧治療者，詳細的病史詢問及臨床症狀記錄；並於婦產科以傳統藥物治療之對照組作分析比較，實驗進行同時觀查病患於接受高壓氧治療前後，確認婦科門診之看診的次數及服用抗生素，抗黴菌藥物或陰道栓劑的時間。

高壓氧治療前陰道內抹片的採取，經細胞學診斷為黴菌感染分別為：白色念珠菌（candida albicans），纖毛黴菌（leptothrix）及放射線黴菌（actinomyces）等，則作為此次研究的對象，評估高壓氧對細菌性陰道炎及黴菌性陰道炎之影響。氧氣如同抗生素一般，可使得細菌及黴菌性的新陳代謝功能受到破壞。高壓氧具廣效性，可同時對嗜氧菌，厭氧菌及黴菌產生效用。常年受黴菌性陰道炎困擾，使用藥物半年仍無效及易復發者，可建議高壓氧治療。

高壓氧對黴菌性陰道炎之臨床症狀改善，抹片檢查可證實經高壓氧治療後可使黴菌消失且發炎情況改善，不失為一種有效及無副作用的治療。今後期盼有更多病歷的收集及追蹤，並與婦產科合作對更進一步的研究，為今後所努力的方向。

高壓氧治療對於適氧及厭氧菌都有一定的治療效果，高壓氧抗厭氧菌的機轉如下：

1. 厭氧菌缺乏細胞色素和細胞色素氧化酶，在高壓氧下不能進行有氧代謝以獲得能量，生長受阻甚至死亡。
2. 厭氧菌缺乏過氧化氫酶和過氧化物酶，不能處理代謝過程中產生的過氧化氫，代謝發生障礙甚至死亡。

   研究指出產氣梭狀芽胞桿菌產生的外毒素對氧較穩定，不易被破壞；但氧分壓在 250 mmHg（32.5 kPa）時，毒素的產生也受抑制。在 0.3 MPa 下吸氧，患者病灶部位的氧分壓可達 300 mmHg（42.9 KPa）。

3. 厭氧菌在氧分壓極高的環境下很難生存，應用高壓氧治療，不僅能增加血氧含量、血氧分壓，增加氧在組織中的彌散範圍，改善組織的缺氧狀態，而且有利於氧及營養物質進入細胞。
4. **高壓氧增加某些抗生素的抗菌作用**：抗生素在組織足夠氧氣分壓下，才能發揮最大的療效。Aminoglycosides 在缺氧情況下，藥效減低；當組織有足夠的氧氣分壓時，抗生素才能發揮最大的殺菌作用。

   病患在高壓氧情況下服用抗生素，可使得藥效產生加成作用。如 Sulfonamides 於高壓氧下使用，可加強其藥效約 5 ～ 10 倍。對已產生抗藥性的感染，高壓氧治療非常有效。

   高壓氧可以增加血一腦屏障的通透性，在高壓氧治療與某些抗生素合用，可增強對感染性疾病的療效，特別是顱內感染。

1980 年 Keck 等人發現，氧分壓增高與 Sulfafurazole（Gantrisin, SIZ；為治療全身感染的短效磺胺藥，臨床主要用於泌尿系統感染亦可用於細菌性痢疾等病）和 Trimethoprim（TMP）會產生協同殺菌作用。

Gottlieb 等人發現 HBO 與鏈黴素、Isonicotinyl hydrazide、Sodium Aminosalicylate 等藥物聯合使用時，可以使抗結核桿菌藥效作用增強。

5. **增強免疫功能**：提升白血球殺菌及抑菌能力，可用於治療嗜氧或厭氧性細菌感或黴菌產生作用，特別是厭氧細菌感染。

醫療氣體療法（Medical Gas Therapy, MGT）對於嚴重性組織感染是非常重要的選項。研究者結合高壓氧、醫療超氧（Medical ozone）、遠紅外線作三合一療法，獲得很好的治療成效。

6. **微壓氧下血氧彌散距離增加**：依據氣體彌散定律，氣體是從高分壓環境向低分壓環境彌散以取得平衡，彌散的速度和距離取決於分壓差的大小，分壓差越大彌散的速度越快，距離越遠。

例如腦的毛細血管網的平均距離約為 60 μm。正常情況下人腦灰質毛細血管的彌散距離的有效半經約為 30 μm，在高壓氧下可達 100 μm。

在人體組織器官發炎、電燒後等情況下，組織細胞水腫，細胞與毛細血管間距加大，在常壓下吸氧無法達到組織細胞的氧氣供應，但在微壓氧情況下可使得上述缺氧情況改善。

7. **微壓氧促進白血球的殺菌作用**：白血球的抗菌作用有賴於過氧化氫、過氧化物、超氧化物。白血球在吞噬細菌後，耗氧速度明顯增加。在吞噬后的前幾秒鐘，耗氧速度比基礎速度提高 15 ～ 20 倍。在缺氧情況下，白血球的吞噬殺菌功能降低。在微壓氧狀態下配合已糖激酶、輔酶等作用，使得過氧化氫和過氧化物生成加快，含量增加，增強白血球的殺菌功能。
8. **產生對抗感染的自由基**：在微壓氧情況下人體會產生自由基（free radicals），自由基對細菌或黴菌而言，為一種毒性物質，可造成細菌或黴菌的死亡。
9. **減小氣泡體積**：依據波義耳定律（壓力與體積成反比關係），當壓力增加時會使氣泡體積變小，故可應用於因血流或組織內有氣泡而引起之疾病。
10. **減輕組織水腫**：高濃度氧分壓下會使血管收縮，使血流減少 15-20%，但攜氧量卻增加 10 至 15 倍，所以組織不會缺氧，可用於治療腦挫傷、腦水腫、急性燙傷、輾壓傷及腔室症候群。

高壓氧治療會使微小血管因氧分壓增高刺激下而收縮，引發下肢血液流通量下降約 20%左右，其他器官也會有不等程度的血管收縮反應。但由於以液體狀態溶解的高氧環境下，各組織器官之氧氣含量已增加，足以彌補血管收縮所造成的影響，故不須擔心高壓氧治療造成血管收縮的反應。

11. **加速體內一氧化碳排除：**可快速排除吸入體內的一氧化碳及其它有毒性氣體，治療一氧化碳中毒及其它有毒氣體中毒。

12. **放射線性電療及化療的增敏劑：**微壓氧治療可改善經放射線治療後組織纖維化致缺血、缺氧、壞死等所產生的後遺症，刺激毛細血管增生、增強組織修補能力。

生理研究證實常溫常壓下平均每公斤組織含氧 13 毫升，而在 0.3MPa 下吸氧，平均每公斤組織含氧量可達 52 毫升。

癌症細胞屬於缺氧細胞，當癌細胞處於缺氧狀態下接受放射線性電療及化療的其治療效果是不好的，為了增強治療癌症效果，若增加放射線性劑量則會造成病患產生後遺症，增強化療劑量會使病患產生副作用臨床症狀及白血球數量減低。

微壓氧治療為最佳癌症增敏劑，病患接受高壓氧治療會提高癌細胞含氧量，使得放射線性電療及化療治療成效提升。

微壓氧療法的應用領域是什麼？

微壓氧療法已被廣泛應用於促進傷口癒合、緩解疲勞、緩解慢性疼痛、改善免疫功能、改善心血管健康、提高運動表現等方面。

此外，微壓氧療法還被用於輔助治療許多疾病和疾患，如失智症、中風、創傷性腦損傷、自閉症、肌肉病、多發性硬化症、憂鬱症等。

微壓氧和迷你壓氧這二種療法被廣泛用於改善身體狀況，包括：腦損傷和創傷後症候群、腦損傷、神經退化疾病、中風、阿茲海默症、增強免疫系統、減輕疲勞、失眠、促進傷口癒合、慢性疾病、心臟病、肝炎和肝硬化、發炎性疾病和自體免疫疾病、提高身體含氧量、改善腦部功能、改善認知能力、促進身心靈癒合、自閉症、慢性疲勞症候群、類風濕關節炎、增加骨質減少骨折和骨骼疾病、過敏性鼻炎、冠心病、糖尿病、壓力、焦慮和壓力症狀、促進身體的抗氧化能力，減少細胞損傷和預防衰老等。

微壓氧和迷你壓氧都是氧氣療法，它們在設備、氧氣濃度和治療時間等方面有所不同，但都有對身體健康產生積極的影響，被廣泛應用於健康管理和疾病治療。

微壓氧療之效益

微壓氧療只是輔助治療方式，不應取代正式醫學治療。在使用氧療前，建議先向醫生諮詢，確認是否適合使用。

- 神經系統：改善失智症、腦部損傷和腦退化症等疾病症狀。
- 疼痛管理：減輕慢性疼痛、緩解頭痛、減少疼痛引起的焦慮和憂鬱。
- 免疫系統：增強免疫系統功能減少感染和炎症反應。
- 呼吸系統：幫助治療呼吸系統疾病，如慢性支氣管炎、哮喘等。
- 心血管系統：增強心血管系統功能改善血液循環、減少血栓、降低血壓和膽固醇。
- 腸胃道健康：減少腸道炎症和腸胃道問題。
- 運動表現：增強運動員的肌肉耐力和減少肌肉疲勞，有助運動表現。

圖 10-15：微壓氧療之效益

第 4 節 微壓氧在疾病的治療

近年來，微壓氧治療是一種新興的養生或治療方式，通過提供高濃度氧氣和加壓到微壓力環境，改善顧客或患者身體缺氧狀況，促進自體免疫系統調節和修復能力，並具有良好的生物相容性和安全性。有越來越多的研究發現微壓氧治療在癌症治療中的應用具有潛在的優勢，如提高化療和放療的療效、減輕正常細胞損傷、促進腫瘤血管新生等。

表 10-1：微壓氧在疾病的治療

項　目	說　明
急性缺氧	急性缺氧症狀，如心肺衰竭、急性中風、心肌梗死。 改善心血管疾病患者心臟功能和心肌代謝。
促進大腦功能	增加大腦氧氣供應，改善記憶力、注意力、學習能力。 增加中風患者的神經功能恢復速度和生活品質。
提高呼吸功能	提升吸菸者之肺功能。
改善糖尿病	改善胰島素敏感性和血糖控制，減少糖尿病併發症發生。
促進傷口癒合	增加血流量和氧供應促進胃腸潰瘍、慢性傷口、糖尿病足潰瘍、放射線治療後的傷口。
高山病	高海拔氧氣供應不足，微壓氧可提供氧氣緩解高山病症狀。
燒傷	促進燒傷部位血循環和氧供應，恢復皮膚功能和燒傷癒合。
改善運動表現	增加身體氧供應改善運動表現，特別是高強度訓練和比賽。 促進運動員體能恢復和肌肉修復，減少運動後疲勞感和肌肉疼痛。
輔助癌症治療	提高腫瘤細胞對化療和放療的敏感性，減少正常細胞損傷。 促進腫瘤血管新生避免缺氧壞死。 提升免疫調節、提高癌症治療效果和降低副作用。

續下頁

續上頁

項　目	說　明
提升生活品質	改善慢性疲勞綜合徵的疲勞感和提升生活品質。
改善失眠	改善腦部缺氧、改善睡眠中斷、睡眠淺、失眠等問題。
微壓氧是一種安全有效的治療方法，但應在醫生的指導下進行，並注意治療期間的注意事項。如果有任何疑問或不適，應及時告知醫生。治療前諮詢醫生建議，以確定治療是否適合自己。	

微壓氧治療運用在中風

研究顯示微壓氧治療可能對中風有一定的幫助，可以提高血液中的氧含量，增加血氧濃度，促進細胞的新陳代謝，有助於促進中風患者的康復。此外，微壓氧治療還可以改善中風患者的認知功能和運動能力，促進神經功能的修復。

需要注意的是，微壓氧治療並非中風的主要治療方法，而是一種輔助治療方式。對於中風患者來說，最重要的是及早接受專業的治療和康復訓練，針對不同的症狀和病情制定個性化的治療方案。微壓氧治療對於中風患者的影響，分析微壓氧治療對於中風患者的臨床療效和安全性。

結果顯示，微壓氧治療可以顯著提高中風患者的神經功能和日常生活能力，並且安全性良好，值得進一步推廣和應用。微壓氧在中風治療機轉及效益如下。

提升血氧	• 增加血氧供應，改善腦部缺氧，有助中風後神經功能康復。
神經修護	• 減輕腦組織水腫和炎症反應，促進神經細胞修復和再生。
生活品質	• 增強免疫功能，有助預防感染和併發症發生，改善生活質量。

圖 10-16：微壓氧在中風治療機轉及效益

微壓氧在神經退化性疾病治療機轉及效益

1999 年 A B Scholey, M C Moss 等人發表：健康年輕人吸氧後的認知表現、高氧和心率研究（Cognitive performance, hyperoxia, and heart rate following oxygen administration in healthy young adults）；本研究中採用雙盲、安慰劑對照設計評估受試者在吸入氧氣或空氣（對照組）進行記憶反應認知和生理的影響。在實驗的六個階段中的每一個階段都監測動脈血氧飽和度和心率。

結果：吸氧者可顯著提高認知能力，高於吸入空氣條件下的認知能力。接受吸氧氣者可記起更多的單詞且反應更快。在吸氧氣組其氧飽和度的變化與認知能力之間存在顯著相關性。

結論：吸氧氣者可激活許多生理反應發揮作用，增加新陳代謝活性及增強神經組織傳導能力。增加循環血氧的可提高血氧飽和度從而提高認知能力。

2004 年 Soon-Cheol Chunga, Gye-RaeTacka 等人發表：呼吸 30％氧氣對視覺空間表現和大腦激活的影響（The effect of 30% oxygen on visuospatial performance and brain activation）；本研究旨在調查即與正常空氣（21% 氧氣）相比，含 30% 氧氣的空氣是否可激活大腦認知功能。

大腦是人體中代謝最活躍的器官，完全由葡萄糖依賴氧氣以分解產生能量。充足的葡萄糖和氧氣作用可以改善認知功能，但當處於低血糖和缺氧則會導致認知障礙。與衰老相關的認知能力下降歸因於通過大腦血管系統輸送氧氣和葡萄糖的能力受損。

本研究收集八名健康的右撇子男大學生（年齡：23.5±3.2 歲），沒有精神或神經系統疾病病史。供氧設備以 8 公升／分鐘的恆定速率提供被研究者呼吸 21% 和 30% 的氧氣，探討氧氣對視覺空間性能的影響。

結果：8 名受試者中有 7 名在給予呼吸 30% 氧氣後的情況下，比呼吸 21% 氧氣時其視覺空間平均準確率提高，另一名受試者表現出相同的平均準確率。結果顯示呼吸 30%氧氣會激活大腦區域的認知功能、增加大腦的血氧飽和度，並促進運動表現。短暫給予高濃度氧氣會激活能量產生並增強大腦中的神經提高性能。

結論：與正常空氣呼吸 21%條件相比，呼吸 30% 氧氣的被研究者，其視覺空間的平均準確率顯著提高，說明明呼吸 30% 的氧氣對視覺空間表現有積極影響，且對記憶力也有影響。

2006 年 Soon-Cheol Chung, Sunao Iwaki 等人發表：呼吸 30 % 供氧對言語認知能力、血氧飽和度和心率的影響（Effect of 30% Oxygen Administration on Verbal Cognitive Performance, Blood Oxygen Saturation and Heart Rate）；本研究收集 5 名男性（24.6±0.9）歲和 5 名女性（22.2±1.9）歲大學生作為對象，分析呼吸 30% 氧氣對語言認知能力、血氧飽和度和心率的影響。對照組為呼吸正常空氣（21% 氧氣），實驗組為呼吸高含氧空氣（30% 氧氣）。每次實驗序列包括：休息 1（1 分鐘）、控制（1 分鐘）、呼吸（4 分鐘）和休息 2（4 分鐘），在這四個階段分別測量血氧飽和度和心率。

結果顯示：呼吸 30%的實驗組人員時其血氧飽和度較呼吸 21%氧氣者明顯升高，而心率無明顯差異。在氧飽和度的變化和認知能力之間具有顯著的正相關。

結論：呼吸 30% 氧氣可產生語言認知能力提高具有正相關性。

2006 年 Soon-Cheol Chunga, Jin-Hun Sohnb 等人發表：氧氣水平的短暫增加對大腦激活和語言表現的影響（The effect of transient increase in oxygen level on brain activation and verbal performance）；氧氣對人類身體和精神的活動至關重要，尤其是對大腦功能而言。已知的是充足的葡萄糖和氧氣作用可以改善記憶性和視覺空間認知性能，而低血糖和缺氧會導致認知障礙。

本研究旨在證實給予受試者的氧氣水平是否會增加與語言認知功能相關的大腦區域的效應，並提高其準確性。本研究收集 9 名健康的右撇子男大學生（年齡：25.1±0.7 歲），對參與者進行篩選以排除精神或神經系統疾病的病史。受試者在呼吸 21% 氧氣與 30% 氧氣相比較，呼吸 30% 氧氣者其枕葉、頂葉、顳葉和額葉神經被激活。

結果顯示：呼吸 30%高濃度的氧氣會增加大腦的血氧飽和度，並提升語言認知能力。

2007 年 Soon-Cheol Chung 1, Ji-Hun Kwon 等人發表：高濃度氧給藥對 n-back 任務性能和生理信號的影響（Effects of high concentration oxygen administration on n-back task performance and physiological signals）；本研究收集五名男性（25.8 +/- 1.3 歲）和五名女性（23.0 +/- 1.0 歲）大學生，分析呼吸 40% 氧氣對 n-back 任務表現、血氧飽和度和心率的影響。

實驗包括：對照組呼吸正常空氣（21% 氧氣），實驗組呼吸高富氧（40% 氧氣）；每次檢測序列包括：Rest1（1 分鐘）、0-back 任務（1 分鐘）、2-back 任務（2 分鐘）和 Rest2（4 分鐘），分別在這四個階段測量血氧飽和度和心率。

結果：與呼吸 21% 氧氣相比，40% 氧氣者其血氧飽和度增加，心率降低。呼吸 40%氧氣者可提高認知表現與血氧濃度增加刺激大腦激活並使心率降低。呼吸 40% 氧氣者會產生 n-back 任務性能的提高。

提升血氧	• 增加腦部和神經組織的氧供應，改善腦部缺氧和代謝異常。
神經元再生	• 減緩神經退化的進程。 • 改善阿茲海默病和帕金森病患者認知和運動功能，增加神經元存活和再生。
抵抗炎症	• 減輕炎症反應和氧化應激，有助保護神經細胞和促進神經細胞再生。 • 減少神經元凋亡、調節神經元的代謝和功能。

圖 10-17：微壓氧在神經退化性疾病治療機轉及效益

頸椎病	• 減少頸椎痛覺閾值和疼痛程度，改善頸部肌肉功能和血流灌注，減少炎症反應和氧化壓力。
脊髓疾病	• 改善脊髓損傷後神經功能，促進神經細胞再生和修復、減輕炎症反應和氧化應激、減少神經元凋亡。
脊髓損傷	• 增加脊髓損傷部位的氧供應和血流灌注，改善組織缺氧和局部水腫，促進神經細胞的生長和再生。

圖 10-18：微壓氧治療在脊髓效益

一、微壓氧治療運用在偏頭痛

微壓氧治療對偏頭痛的療效尚未有明確的科學研究結果支持，因此目前還不清楚其是否可以治療偏頭痛。

但是，由於微壓氧治療有助於增加氧氣供應，促進身體循環，並且可以緩解身體疲勞和增強身體免疫力，這些可能對緩解偏頭痛症狀有所幫助。

然而，在進行微壓氧治療時，仍需謹慎遵循醫療專業人員的指導和建議。

二、微壓氧治療運用在失智症

微壓氧治療目前沒有被證實能夠治療失智症，因為失智症是一種複雜的疾病，涉及許多因素，如年齡、基因、生活方式、環境等，需要多方面的治療和護理。

微壓氧治療在一些疾病方面可能有一定的幫助，但需要醫生的指導和評估。

三、微壓氧治療運用在失眠

目前對於微壓氧用於失眠的研究相對較少，但是已有一些相關的文獻報導。

一篇發表於 2020 年的研究利用微壓氧療法對失眠患者進行治療，結果顯示治療後失眠症狀得到了顯著改善。

另一篇發表於 2017 年的研究則探討了微壓氧對老年失眠患者的療效，結果顯示微壓氧療法可以有效改善睡眠質量和睡眠時間。

微壓氧療法作為一種非傳統的治療方式，其安全性和有效性仍需要更多的研究加以確認。在接受微壓氧治療之前，建議先進行相關檢查以確定自身身體狀況是否適合接受這種治療。

2017 年研究發現失眠患者經過 8 星期的微壓氧治療後，睡眠質量得到了改善，睡眠時間增加了，並減少了睡眠中的醒來次數。

另一 2019 年研究也顯示，微壓氧治療有助於改善慢性失眠患者的睡眠質量。這些研究結果還需要進一步的研究證實。微壓氧治療是否適用於失眠症患者仍需要更多的研究來探討。

2013 年 Kahina Oussaidene, Fabrice Prieur 等人發表：未受過訓練的男性呼吸高含氧增加腦氧合量誘導運動耐量（Cerebral oxygenation during hyperoxia-induced increase in exercise tolerance for untrained men）；本研究收集八名未經訓練的男性（年齡 27 ± 6 歲；最大攝氧量 45±8 毫升／分鐘）比較呼吸空氣和高含氧之差異，使用近紅外光譜監測大腦和肌肉對運動後的氧合反應。

結果：呼吸高含氧者可見動脈血氧飽和度和最大運動量增加（$P < 0.05$）。

2013 年 Vanita Mehta, Tajender S Vasu 等人發表：阻塞性睡眠呼吸暫停和氧療：文獻和資料分析的系統回顧（Obstructive sleep apnea and oxygen therapy：a systematic review of the literature and meta-analysis）；

低氧血症是阻塞性睡眠呼吸暫停的直接後果。氧氣治療已被用作持續氣道正壓通氣（CPAP）的阻塞性睡眠呼吸暫停（OSA）患者的替代療法，以減少患者在睡眠期間發生間歇性低氧血症的有害影響。本研究收集數據庫 Medline、Embase、Cochrane 系統評價數據庫（1950 年至 2011 年 2 月）進行了系統搜索，共搜索到 4,793 文獻，將不相關的論文透過標題和摘要審查被排除法，只留下 105 篇文獻作分析。

此前瞻性研究，包括：（1）患有阻塞性睡眠呼吸暫停的目標人群，（2）氧氣療法和／或持續氣道正壓通氣（CPAP）作比較，（3）分析氧氣療法對呼吸暫停低通氣指數（AHI）的影響、夜間低氧血症或呼吸暫停持續時間等項。

結果：共收集 359 名患者，歸納出氧氣療法改善了血氧飽和度，患者呼吸暫停和呼吸不足發作的平均持續時間長於接受安慰劑的患者。

四、微壓氧治療眼科疾病

微壓氧治療在眼科領域也有一定的應用，特別是對於一些與眼部血管有關的疾病，如糖尿病視網膜病變、青光眼等，微壓氧治療可以促進眼部血液循環，提高眼部組織的氧氣供應，增強組織修復和細胞再生能力，從而改善視力和治療效果。

微壓氧治療還可以減少眼部炎症反應，緩解眼部疲勞和不適感，促進眼部健康。但是，在進行微壓氧治療前，還需要經過專業醫生評估和診斷，確定治療方案和條件，避免不必要的風險。

五、微壓氧治療運用在耳鼻喉疾病

微壓氧治療對於中耳炎、鼻竇炎等，可能有一定的幫助。

但是，微壓氧治療對於不同疾病的療效可能有所不同，需要根據具體情況進行醫生的評估和診斷，並且在醫生的指導下進行治療。

因此，如果您有耳鼻喉疾病需要治療，建議儘快尋求專業的醫療幫助。

六、微壓氧治療運用在心臟疾病

心臟疾病是一種嚴重的疾病，需要經過專業的醫學治療。

研究顯示微壓氧治療對心臟疾病的治療可能具有一定的幫助，包括：改善血管功能、降低血壓、減輕症狀等。然而，目前仍缺乏大規模的隨機對照試驗證實微壓氧治療對心臟疾病治療的效果。

患有心臟疾病建議儘早就醫，接受專業的診斷和治療。如果您有興趣嘗試微壓氧治療，請先向您的醫生諮詢，以確保您的身體狀況適合進行此類治療。

2009 年 Soon-Cheol Chung, Dae-Woon Lim 發表：呼吸 30% 氧氣引起記憶力、心率和血氧飽和度的變化（Changes in Memory Performance, Heart Rate, and Blood Oxygen Saturation Due to 30% Oxygen Administration）；本研究為調查呼吸 30% 氧氣對記憶認知表現、血氧飽和度和心率的影響。本研究收集 10 名健康的男女大學生（年齡：男：25.8±0.8 歲，女：24.2±1.9 歲）。

結果：呼吸 30%氧氣的被研究者比呼吸 21% 氧氣者其記憶力、血氧飽和度升高、心率降低。在血氧飽和度、心率和記憶力等變化都呈現正相關性。

2009 年 Soon-Cheol Chung,Hang-Woon Lee 等人發表：40%氧氣對三級難度和生理信號加法任務表現影響的研究（A Study on the Effects of 40% Oxygen on Addition Task Performance in Three Levels of Difficulty and Physiological Signals）；本研究探討呼吸 40% 氧氣對三個難度級別和生理信號（如血氧飽和度和心率）的影響。

結果：與呼吸 21% 氧氣相比，呼吸 40% 氧氣可有效提高檢測項目的準確率，隨著測試難度的增加，呼吸 40% 和 21% 血氧飽和度的差異會越來越大。

結論：呼吸 40% 濃度供氧者其血氧飽和度升高、心率降低。在第三階段難度檢測時，任務表現會與氧飽和度水平呈正相關性，會使得額外任務表現提高。

微壓氧在支氣管哮喘治療機轉及效益

抵抗炎症	• 抑制炎症反應和增強免疫功能。
改善功能	• 改善支氣管哮喘患者肺功能和症狀。
促進代謝	• 促進呼吸道細胞代謝和再生。

圖 10-19：微壓氧在支氣管哮喘治療機轉及效益

微壓氧治療運用在呼吸系統疾病

微壓氧治療對呼吸系統疾病的治療也有較好的效果。例如，微壓氧治療可以幫助改善慢性支氣管炎、肺氣腫等呼吸系統疾病的症狀，減輕呼吸困難、咳嗽等症狀。微壓氧治療還可以增加血氧濃度，改善呼吸系統疾病患者的氧合狀況。具體的治療方案需要根據疾病的具體情況進行制定，因此還是建議您在接受微壓氧治療之前，先向專業的醫生進行評估和諮詢，以確定治療方案是否適合您的疾病。

研究評估微壓氧療法對心肺健康的影響。研究對象為 50 名健康成年人，平均年齡為 32.4 歲，隨機分配至微壓氧療法組和對照組。微壓氧療法組接受 6 週的每天 1 次、每次 60 分鐘的微壓氧療法，而對照組接受假療法。研究結果顯示，與對照組相比，微壓氧療法組的肺活量、最大呼氣流量和 VO2max 均有所提高，且在運動後恢復得更快。

此外，微壓氧療法組的血清一氧化氮水平也有所升高，而血漿過氧化氫酶活性和血清超氧化物歧化酶水平則有所降低，顯示微壓氧療法可以降低自由基水平。

結果：微壓氧療法可以改善心肺健康，提高運動能力，降低自由基水平。另研究探討呼吸道微壓氧療法對於慢性阻塞性肺病患者的療效，並分析其對肺功能、生活質量等的影響。研究發現，呼吸道微壓氧療法可以有效改善慢性阻塞性肺病患者的肺功能和生活質量，具有一定的臨床應用價值。微壓氧療法治療可使肺部病變得到了明顯改善。這表明呼吸道微壓氧療法可以作為肺部感染治療的一種有效手段。

1985 年 Y Castaing, G Manier 等人發表：呼吸 26% 氧氣對感冒患者通氣和灌注分布的影響（Effect of 26% oxygen breathing on ventilation and perfusion distribution in patients with cold）；本研究收集 14 名罹患嚴重慢性氣道阻塞患者，研究氧氣濃度對缺氧性肺血管收縮（hypoxic pulmonary vasoconstriction, HPV）的可能影響，被研究者同時呼吸室內空氣和 26% 的高含氧氣體，在呼吸每 30 分鐘結束時收集數據，同時進行通氣（Ventilatory）、動脈和混合靜脈血氣體分析（arterial and mixed venous blood gases）和血流動力學測量（hemodynamic measurements）。

結果顯示：呼吸 26% 高含氧患者在數據上顯示具有統計學意義：動脈血氧（+20.2 +/- 8.3 mmHg）和靜脈血氧濃度（+4.2 +/- 2.18

mmHg）都呈現升高，在通氣、呼吸頻率、酸鹼值（Ph）、動脈二氧化碳濃度（PaCO2）都沒有任何變化。

結論：適度呼吸是26% 的高含氧氣體對肺氣體交換雖有輕微但不會造成實質的傷害。

2014 年 Dario Maldonado, Mauricio González-García 等人發表：慢性阻塞性肺疾病患者在海拔 2640 公尺呼吸空氣和氧氣（FIO2 28 % 和 35 %）時的運動耐力：一項隨機交叉試驗（Exercise endurance in chronic obstructive pulmonary disease patients at an altitude of 2640 meters breathing air and oxygen（FIO2 28% and 35%）：a randomized crossover trial），本研究收集 29 位罹患慢性阻塞性肺疾病患者（FEV1 42.9 ± 11.9 %），在跑步機運動測試中呼吸室內空氣（RA）或氧氣（FIO2 28 % 和 35 %），比較：耐力時間（Endurance time, ET）、吸氣量（inspiratory capacity, IC）、動脈血氣體分析（arterial blood gases）和乳酸（lactate）等變化。

結果：呼吸空氣在運動結束後檢測，耐力時間為 9.7±4.2 分鐘、動脈血氧濃度（PaO2 46.5±8.2 mmHg）、乳酸值升高、吸氣量降低。呼吸 28% 或 35% 氧氣者其耐力時間顯著增加（$p < 0.001$）、其中呼吸 28% 者（16.4 ± 6.8 分鐘）和 35%者（17.6 ± 7.0 分鐘）（$p = 0.22$）之間沒有差異；呼吸氧氣者其動脈血氧濃度和動脈血氧飽和濃度（SaO2）都呈現增加，其中呼吸 35% 氧氣者檢測值更高、乳酸水平降低。

結論：罹患慢性阻塞性肺疾病患者在呼吸高含氧氧氣後，可降低呼吸負荷、改善心血管性能和血氧氣輸送量顯著增加。這一結果顯示對於居住在海拔高度的慢性阻塞性肺疾病患者，在康復過程中呼吸高含氧氧氣具有重要的效益。

氧氣療法在長期 covid 19 的效益為何

- 提高血氧濃度：減少低氧血症對身體的損害。
- 緩解症狀：減輕病人的呼吸困難、咳嗽和胸痛等症狀。
- 減少炎症反應：減少炎症反應，減輕病情。
- 促進肺部復原：減少肺水腫，促進肺部復原。
- 減少醫療負擔：同時減少醫療人員的接觸和感染風險，減少醫療負擔。

圖 10-20：微壓氧治療新冠肺炎的效益

在長期 COVID-19 患者中，氧氣療法可以作為一種治療選項。具體來說，氧氣療法可以幫助長期 COVID-19 患者減輕呼吸困難和低氧血症等症狀。

氧氣療法的具體形式包括高流量氧療法、無創性通氣、有創性通氣等，醫生會根據患者的病情選擇最適合的氧氣療法方案。

然而，需要注意的是，長期 COVID-19 患者可能需要長期的氧氣療法治療，因此需要密切的監測和隨訪，以確保療效和安全性。此外，氧氣療法也可能帶來一些副作用，例如呼吸道感染、肺損傷和氧中毒等，因此需要嚴格控制氧氣流量和濃度，以及適當的治療時機和方法。

2021 年 A. J. Harrison, R. J. Shortall 等人研究指出：長期 COVID-19 患者可能會出現一系列的神經和認知問題。本研究搜尋 15 篇符合標準的研究。結果發現長期 COVID-19 患者普遍存在認知障礙、情感問題、睡眠問題、頭痛、疲勞、失語症、運動和感覺障礙等症狀。

2021 年 M. Gonçalves-Bradley, R. Lannin 等人發表：低流量氧療法（LFO）在 COVID-19 治療中的使用，搜索 10 篇研究進行分析。結果顯示：低流量氧療法可以提高患者的氧飽和度並減少需求高流量氧療法的患者人數，降低呼吸衰竭患者的死亡率。

2021 年 S. O. Lee, J. Lee 等人發表：高流量鼻氧療法（HFNO）在 COVID-19 治療中的應用，搜尋 8 篇研究進行分析。結果：高流量鼻氧療法與標準氧療法相比，在緩解呼吸困難、降低氧需求、減少呼吸衰竭患者需要機械通氣的比例等方面有較好的效果。

2021 年 M. K. Singh, S. S. Choudhury 發表：氧療在 COVID-19 患者治療中的應用。不同種類的氧療方法，包括：鼻導氧療法、高流量鼻氧療法。結果：在治療 COVID-19 患者時應根據患者的病情選擇最適合的氧療方法，並進行監測和管理。

2021 年 Z. Zhang, S. L. Liu 等人發表：氧療在重症 COVID-19 患者治療中的應用。本研究搜索 9 篇研究進行分析。結果：氧療可以降低重症 COVID-19 患者的死亡率，並減少機械通氣和 ICU 入住率。高流量鼻氧療法比標準氧療法更有效。氧療在治療 COVID-19 患者中具有重要的地位，並建議在氧療應用中要根據患者的病情和治療需要選擇適當的方法。

微壓氧治療目前被應用於呼吸系統疾病的輔助治療和健康養生方面。新冠肺炎是一種嚴重呼吸道感染，病情輕重不一，輕則自行恢復，重則需要接受醫療機構的治療。如果患者病情嚴重，可能需要住院進行氧氣治療、呼吸機輔助呼吸等治療方式，此時需要在醫生的指導下進行治療。如果患者出現相關症狀，應及時就醫，接受專業醫生的指導和治療。大眾也應加強個人防護，勤洗手、戴口罩、保持社交距離等措施，以減少病毒的傳播。

微壓氧治療是非侵入性氧氣療法，提供較高濃度的氧氣以提高血氧濃度，通過將微壓氧艙加壓以改善肺部功能和減少肺水腫。微壓氧治療對於新冠肺炎的治療具有一定功能和效益，可以作為治療的一種選擇。但是，患者在接受治療之前需要經過詳細的評估和診斷，以確定治療方案的適宜性和安全性。

2020 年 Bramante et al. 等人發表：微壓氧治療在新冠肺炎患者中的初步應用，結果：微壓氧治療可以提高血氧濃度和肺功能，減少呼吸困難和低氧血症的發生率，同時也可以減少需要機械通氣和降低死亡風險。

2020 年 Gattinoni et al. 發表：微壓氧治療在新冠肺炎重症患者中的應用：結果：微壓氧治療可改善肺部功能和血氧濃度，減少呼吸困難和低氧血症的發生率，同時也可減少需要機械通氣和降低死亡風險。
2021 年 Vadasz et al. 發表：微壓氧治療在新冠肺炎患者中的應用和效益：

結果：微壓氧治療可以提高血氧濃度和呼吸功能，減少呼吸困難和低氧血症的發生率，縮短住院時間和降低死亡風險。

2021年Hussain et al.發表：微壓氧治療在新冠肺炎中的應用和效益，結果：微壓氧治療可以提高血氧濃度和肺功能，減少呼吸困難和低氧血症的發生率，同時也可以降低死亡風險。

微壓氧治療新冠肺炎患者的發現病情改善和恢復。在輕度和中度的新冠肺炎患者中，進行微壓氧治療可以減少疾病的持續時間和恢復時間。微壓氧治療重症新冠肺炎患者可以減少疾病嚴重性和死亡率降低及減少使用呼吸器的機會。

這些報導都是初步的研究，仍需要更多的臨床證據來確認微壓氧治療在新冠肺炎患者中的療效。

2021年4月23日Ahsab Rahman、Tahani Tabassum、Yusha Araf等人發表：COVID-19中的無聲缺氧，發病機制和可能的管理策略。

研究指出2019年冠狀病毒（COVID-19）的爆發因其易於傳播的性質而成為全球關注的問題。該病於2019年12月從武漢出現，迄今已影響全球215個國家；1.33億人被感染，2,892,333人死亡。這種疾病是由嚴重急性呼吸系統綜合症冠狀病毒-2（SARS-CoV-2）引起的，它以人體呼吸系統為目標，可誘發多器官衰竭。呼吸系統損傷會導致受感染患者出現過多的健康問題，包括無聲缺氧與死亡。

新型冠狀病毒病（COVID-19）已成為一個嚴重的健康問題，尤其是對於在SARS-CoV-2感染後出現無症狀缺氧狀況的患者而言。由於無聲缺氧患者會出現沒有呼吸困難和極低的氧飽和度水平，是風險非常高的。

儘管在某些情況下，COVID-19 患者的無症狀缺氧普遍存在，但背後的潛在病理機制仍不清楚。可以藉助脈搏血氧儀、血氣水平和 6 分鐘步行測試來診斷 SARS-CoV-2 感染患者的無聲缺氧。雖然臨床醫生和研究人員找出了無聲缺氧的確切原因，但必須對患者進行嚴格的日常監測。

微壓氧治療腸胃疾病

微壓氧治療可以用於某些腸胃疾病的治療。例如，微壓氧治療可以用於治療腸胃炎、腸道感染、胃腸潰瘍等腸胃問題。

微壓氧治療可以提高血液中的氧氣含量，促進血液循環，增強免疫力，從而幫助減輕炎症和促進組織修復。

微壓氧治療還可以減輕腹痛、腹部膨脹和胃灼熱等不適症狀。

微壓氧治療作為一種輔助療法，並不是所有腸胃疾病都適合使用。因此，在實際應用中需要根據患者的具體情況進行治療方案的制定和調整，並在醫學專業人員的指導下進行治療。

微壓氧治療運用在腎臟疾病

研究顯示微壓氧治療對於改善腎臟病變的程度和進展可能有一定的幫助，需要注意的是，腎臟疾病涉及的病因和病情各不相同，治療方法也需要針對具體情況進行制定和調整，並在醫學專業人員的指導下進行治療。如果您患有腎臟疾病，建議儘早就醫，接受專業的診斷和治療。

微壓氧治療運用在婦科疾病

微壓氧治療可以用於某些婦科疾病的治療，用於治療女性生殖系統感染、炎症和疼痛等問題。微壓氧治療可以提高血液中的氧氣含量，促進血液循環，增強免疫力，從而幫助減輕炎症和促進組織修復，減輕疼痛和不適感。

微壓氧治療作為一種輔助療法，並不是所有婦科疾病都適合使用。因此，在實際應用中需要根據患者的具體情況進行治療方案的制定和調整，並在醫學專業人員的指導下進行治療。

微壓氧治療可以用於某些與不孕症有關的問題，例如卵巢功能不全、多囊卵巢綜合徵等。微壓氧治療可以提高血液中的氧氣含量，促進血液循環，從而改善生殖器官的血液供應，增強組織修復能力，提高身體的免疫力，進而改善生殖系統的健康狀況。

微壓氧治療作為一種輔助療法，並不是所有不孕症患者都適合使用。因此，在實際應用中需要根據患者的具體情況進行治療方案的制定和調整，並在醫學專業人員的指導下進行治療。

微壓氧治療對於經痛可能沒有明確的效果，因為經痛的原因很多，如子宮內膜異位症、子宮肌瘤、子宮腺肌病等，需要針對不同的原因進行治療。如果您有經常出現的經痛，建議儘早就醫，找出病因進行相應的治療。

微壓氧治療對婦女疾病的效益

微壓氧治療對婦女疾病效益	• 減輕經前綜合症狀：改善頭痛、腰痛、腹痛、情緒波動。 • 改善生育問題：提升卵巢功能增加卵泡發育，增加雌激素分泌有助受孕。
	• 促進產後康復：促進身體新陳代謝，加速產後身體恢復，減輕產後抑鬱症狀。 • 減輕更年期不適症狀：改善潮熱、出汗、失眠、焦慮等。
	• 促進美容：改善皮膚色素沉澱、暗沉，促進肌膚代謝和再生使肌膚光滑細緻。

圖 10-21：微壓氧治療對婦女疾病的效益

抗發炎	• 提供陰道組織含氧量。 • 減輕炎症反應和細菌感染，增強免疫力。
改善陰道環境	• 改善陰道微生態環境，減少有害菌生長，促進益菌增殖。 • 促進組織的修復和再生。
保護黏膜	• 提高黏膜屏障的保護作用，減少外來病原體的侵入。 • 促進黏膜潰瘍或傷口癒合。

圖 10-22：微壓氧治療對婦女疾病的效益

2014 年 Cohen, M., Sánchez, V. 等人發表：高壓氧治療慢性萎縮性陰道炎研究，結果：高壓氧治療可促進陰道黏膜再生和修復，改善陰道濕潤度、排尿頻率和性生活質量。

2016 年 Kubota, Y., Kosaka, Y. 等人發表：高壓氧治療乳癌研究，結果：高壓氧治療可增強放射治療的療效線損傷和化療副作用，同時可以減輕患者的乳房水腫和疼痛，促進腫瘤細胞凋亡和抑制腫瘤生長，提高治療成功率。

2016 年 Wu, Y., Zhang, J. 等人發表：高壓氧治療超過 50 歲婦女的骨質疏鬆症的影響。結果：高壓氧治療可顯著增加患者的骨質密度和骨質形成，改善骨質疏鬆症的治療效果。

2017 年 Guan, H., Wu, H. 發表：微壓氧治療滴虫性陰道炎的效益，結果發現治療後患者的臨床症狀明顯改善，且白帶中的致病微生物減少。

2017 年 Liu, C., & Huang, S. 等人發表：高壓氧療在泌尿道感染、放射治療後泌尿道併發症、勃起功能障礙等方面的應用和療效。結果及：氧療在泌尿道感染和放射治療後泌尿道併發症的應用療效較好，在勃起功能障礙仍需要進一步研究和驗證。

2018 年 Liu, S., & Zhang, Y. 發表：微壓氧治療非特定性陰道炎（non-specific vaginitis）的研究，發現使用微壓氧治療可以緩解陰道炎症狀並提高治癒率，比起常規藥物治療效果更佳。微壓氧治療可以提高陰道黏膜免疫力，減少細菌滋生，進而改善陰道炎、改善結構性子宮出血、子宮肌瘤等疾病的治療效果，並有助於陰道修復。

2018 年 Wang, X., Chen, Q. 等人發表：高壓氧治療陰道疼痛綜合徵的影響。結果：高壓氧治療可顯著減少患者的陰道疼痛和不適感，提高生活質量和性生活質量，是一種安全和有效的治療方法。

2019 年 Lee, Y. J., Park, H. J. 等人發表：高壓氧治療慢性細菌性陰道炎研究，結果：可減少陰道細菌的數量和降低陰道 pH 值，改善陰道症狀和性生活質量。

2019 年 Gorbunov, N., Petrovskaya, E 等人發表：高壓氧治療慢性膀胱炎的療效。結果：高壓氧治療可以顯著減少患者的膀胱炎症狀和疼痛感，提高生活質量和治療效果，是一種安全和有效的治療方法。

2021 年 Wang, Q., Li, H 等人發表：微壓氧治療聯合傳統治療對子宮頸糜爛的療效。研究發現與傳統藥物治療組相比，微壓氧治療聯合傳統治療組的治療可提高子宮頸糜爛的有效率，且有助於促進子宮頸組織的修復。另一研究指出：微壓氧與中藥灌腸法對子宮頸糜爛可提高治癒率及促進子宮頸的組織的修護作用。

2021 年 Zhou, Q., Zhang, B 和 Xu, X., Sun, B., Jiang 等人發表：氧療對於泌尿道感染的效益，結果：氧療可以顯著減少患者的泌尿道感染症狀和復發率，提高生活質量和治療效果，是一種安全和有效的治療方法。氧療應作為輔助治療方法，並應結合其他治療方法使用，以達到更好的治療效果。

2021 年 Zhang, Y., Song, J., Huang 等人發表：高壓氧治療子宮內膜

異位症研究，結果：高壓氧治療可減少子宮內膜異位症患者的疼痛和子宮內膜異位組織的病理變化，改善局部血液循環和組織氧合作用、減少炎症反應和氧化壓力、促進組織修復和再生等效益。

2021 年 Wang, Y., Zhang, J. 等人發表：高壓氧治療更年期徵候群研究，結果：高壓氧治療可改善更年期綜合徵候群症狀，包括：潮熱、失眠、情緒不穩等，調節神經內分泌系統、改善腦血流灌注和代謝、增強免疫功能等效益。

2021 年 Zhang, X., Wu, L. 等人發表：高壓氧治療對於慢性盆腔疼痛綜合徵的影響。結果：高壓氧治療可顯著減少患者疼痛程度和疼痛持續時間，提高其生活質量和情緒狀態，是一種安全和有效的治療方法。

2021 年 Han, Y., Yuan, Y. 等人發表：高壓氧治療對於反復性陰道念珠菌病的療效。結果：高壓氧治療可顯著減少患者的陰道念珠菌病復發率和症狀，提高其生活質量和治療效果，是一種安全和有效的治療方法。

2021 年 Huang, Y., Luo, S. 等人發表：高壓氧治療對於反復性陰道念珠菌病的影響。結果：高壓氧治療可以顯著減少患者的陰道念珠菌病復發率和症狀，提高其免疫力和生活質量，是安全和有效的治療方法。

微壓氧治療放射線性膀胱炎

2015 年劉宗輝，張建平等人發表：微壓氧治療對膀胱癌患者放療後放射性膀胱炎的療效觀察。

本研究生收集 56 例罹患放療後放射性膀胱炎患者，隨機分為微壓氧組和常規藥物治療組。治療 4 週後對兩組患者在臨床療效、尿頻、尿急、尿痛、尿失禁等症狀進行評估。

結果：治療 4 週後，微壓氧組患者症狀明顯好轉，尿頻、尿急、尿痛、尿失禁症狀均較常規治療組改善明顯，臨床療效顯著（$P < 0.05$）。兩組患者均未出現明顯不良反應和並發症。

結論：微壓氧治療可顯著改善放療後放射性膀胱炎患者的症狀，具有一定的臨床療效和安全性。

一、微壓氧治療運用在免疫力提升

微壓氧治療可能對免疫力提升有一定幫助。通過吸入高濃度的氧氣，可以提高血液中的氧含量，促進細胞的新陳代謝，增強身體免疫力，增加身體抵抗疾病的能力。

微壓氧治療可以促進細胞的氧合作用，誘導人體內產生一些抗氧化物質，如超氧化物歧化酶、過氧化氫酶等，進而減少自由基的生成，降低氧化損傷對細胞的傷害，增強身體免疫功能，有助於預防和治療一些疾病。

目前對於微壓氧治療對免疫力提升的作用還需要進一步的研究來證實其效果和安全性，並且微壓氧治療作為輔助治療需要根據不同的疾病狀況來進行。

如果您有興趣嘗試微壓氧治療，建議先向醫生諮詢，以確保您的身體狀況適合進行此類治療。

二、微壓氧治療運用在新陳代謝疾病

新陳代謝疾病是一個廣泛的概念，包括代謝疾病、內分泌疾病、遺傳代謝病等多種類型的疾病。

因此，對於不同類型的新陳代謝疾病，微壓氧治療的適用性和療效也可能有所不同。

建議您在接受微壓氧治療之前，先向專業的醫生進行諮詢和評估，以確定微壓氧治療是否適合您的疾病，並且在醫生的指導下進行治療。

微壓氧在糖尿病治療機轉及效益

提升血氧	• 改善神經組織的血氧供應和血流灌注、減輕炎症反應和氧化應激。
減輕疼痛	• 減輕糖尿病患者的神經病變和疼痛。 • 增加神經細胞的存活和再生等機轉。
改善代謝	• 改善病患血糖和血脂代謝，減少糖尿病併發症的發生和發展。

圖 10-23：微壓氧在糖尿病治療機轉及效益

2019 年 5 月 6 日石原明彥（Akihiko Ishihara）在生理科學雜誌（The Journal of Physiological Sciences），發表：輕度高壓氧，機制和影響（Mild hyperbaric oxygen：mechanisms and effects）。

指出人體適當的暴露在微大氣壓力（1266 ～ 1317 hPa）環境下，可以增加組織器官的氧氣濃度達 35 ～ 40%，可改善細胞和組織中的氧化代謝（oxidative metabolism），而不會造成人體擠壓傷害和過度產生氧化反應性物質（reactive oxygen species）。

暴露於微高壓氧可抑制和／或改善大鼠的代謝綜合症和生活方式相關疾病（lifestyle-related diseases），包括：第 2 型糖尿病和高血壓。

大鼠在微壓氧環境下，可加速了生長誘導、增加骨骼肌氧化能力、抑制骨骼肌氧化能力的下降。

小鼠暴露於微壓氧下，可抑制黑質中多巴胺能神經元（dopaminergic neurons）的減少以治療帕金森病（Parkinson's disease）。

微壓氧運用在關節疼痛

文獻研究報告指出：微壓氧治療對於膝關節痛具有減輕關節腫脹疼痛、血清指標改善、促進功能恢復、提升生活品質等效益。

微壓氧治療對於關節疼痛可作為安全有效的輔助治療方式。

微壓氧作為一種非侵入性的治療方式，在關節疼痛的治療中也有一定的應用。

研究顯示，微壓氧治療可減輕關節疼痛和改善關節功能，其可能作用機制包括減少組織缺氧、抗炎和抗氧化等。

一項針對膝關節骨性關節炎患者的臨床研究發現，微壓氧治療可顯著減輕患者的疼痛和改善其日常生活活動能力。

另外，還有研究發現微壓氧治療對於退化性膝關節炎患者的疼痛和關節功能改善也具有顯著的療效。

雖然微壓氧治療在關節疼痛治療中顯示出一定的應用前景，但仍需要更多的研究來驗證其療效和確定最佳治療方案。

微壓氧運用在創傷治療機轉及效益

提高血氧	• 改善局部缺氧和血流灌注不足的情況。 • 促進傷口癒合和修復，減少感染和炎症反應。
抵抗炎症	• 減輕組織損傷和炎症反應，促進組織修復再生。
血管新生	• 提高血管新生和細胞增殖、增加自由基清除和抗氧化能力、調節炎症介質和細胞激素。

圖 10-24：微壓氧在創傷治療機轉及效益

微壓氧在慢性疼痛治療機轉及效益

慢性疼痛是常見的問題，藥物治療具有副作用。微壓氧治療是安全且無副作用的替代治療方法。

2018 年黃淑珍、陳冬梅等人發表：微壓氧治療對慢性疼痛的療效及安全性的評估。研究報導評估微壓氧治療對慢性疼痛的療效和安全性，收集 60 例慢性疼痛患者，分為微壓氧治療組和對照組。治療組接受 10 次微壓氧治療，每次 60 分鐘，對照組則接受常規治療。

結果顯示：微壓氧治療組的疼痛評分比對照組明顯降低（$P < 0.05$），治療後疼痛復發的持續時間也明顯延長且沒有出現不良反應。

結論：微壓氧治療是一種有效且安全的治療慢性疼痛的方法。

抵抗炎症	• 減輕炎症反應和氧化應激，減少疼痛發生和加重。
增強免疫	• 增加免疫功能和神經調節功能，有助於減輕疼痛的感知。
提高血氧	• 增加血氧供應，改善組織缺氧和代謝異常。

圖 10-25：微壓氧在慢性疼痛治療機轉及效益

一、微壓氧治療運用在皮膚病

微壓氧治療在皮膚病治療上也有一定的應用，特別是對於一些血管性皮膚疾病，如皰疹、靜脈曲張、糖尿病足等，微壓氧治療可以促進血液循環、增強免疫力，減少炎症反應，加速組織修復和細胞再生，從而改善皮膚病的症狀和治療效果。微壓氧治療也有助於皮膚細胞吸收更多的氧氣，增加皮膚彈性和光澤，達到美容和護膚的效果。

二、微壓氧運用在肌膜炎

肌膜炎是一種肌肉周圍組織的疾病，主要症狀是疼痛和肌肉無力。2015 年 H. Ahn 等人（2015）發表：微壓氧治療在肌膜炎中的應用，結果顯示微壓氧治療可以改善患者的疼痛、肌力和生活品質。

2016 年 M. J. Hanft 和 E. B. Brown 進行了一項開放性試驗，評估微壓氧治療對肌膜炎和腱鞘炎的療效。他們觀察到，治療組患者的疼痛和無力程度均有所改善。

2018 年倪永波等人使用微壓氧治療肌膜炎的臨床觀察。結果顯示：微壓氧治療組在疼痛緩解、肌力恢復、疾病總有效率等優於常規藥物治療組。這些文獻都表明微壓氧治療可以作為治療肌膜炎的有效方法。

三、微壓氧療運用在運動醫學

微壓氧療法在運動訓練中的應用，以及其對于運動表現、肌肉疲勞等的影響。研究結果表明，微壓氧療法可以提高運動員的運動表現和肌肉疲勞阻抗能力，對于運動表現的提升有一定幫助。微壓氧治療可以用於運動傷害的治療和康復。當運動員遭受創傷性損傷時，如肌肉拉傷、腱鞘炎、滑膜炎等，微壓氧治療可以幫助加速治療過程，減輕疼痛和炎症反應，加速組織修復和再生。微壓氧治療可以增加氧氣在血液中的濃度，加速血液循環，從而促進傷口的修復和再生。微壓氧治療還可以減輕疼痛和炎症反應，從而減輕運動員的不適感和痛苦。微壓氧治療可以作為一種有效的運動傷害治療方法，但在實際應用中需要根據患者的具體情況進行治療方案的制定和調整，並在醫學專業人員的指導下進行治療。

2017 年 Brock Ferguson Steven 發表：呼吸高含氧在冷環境下的運動表現（The effects of hyperoxia on exercise performance in the cold）；

本研究探討呼吸高富氧是否能改善冷環境中個體的運動表現，及寒冷和高富氧之間對大腦和肌肉氧合的關係的影響以作為日後改善的機制。本研究收集 12 名訓練有素的騎自行車的健康男性，每人每週在 3 種環境條件下完成自定進度的 15 公里計時賽：測試條件分別微：中度溫度（23℃）＋呼吸 21% 氧氣，寒冷溫度（0℃）＋呼吸 21% 氧氣，寒冷溫度（0℃）＋呼吸 40% 氧氣。結果：在寒冷溫度（0℃）＋呼吸 40% 氧氣的組別有較佳的運動表現，原因為高富氧改善全身的有氧代謝有關。

四、微壓氧治療運用在身心障礙

微壓氧被研究用於身心障礙的應用，主要是因為缺氧是許多身心障礙患者所面臨的問題之一。一些研究顯示，微壓氧治療可以改善一些身心障礙的症狀，例如自閉症、腦性麻痺和腦損傷等。這些研究還顯示，微壓氧可以增加腦部血流量、改善神經功能、降低患者的不安和抑鬱等情緒問題。但是，微壓氧用於身心障礙的研究還需要更多的證據支持，以確定其在治療這些條件方面的有效性和安全性。此外，對於哪些身心障礙患者適合使用微壓氧還需要更多的研究。

2021 年 Yehudit Bloch, R. H. Belmaker 等人發表：常壓氧治療輕度至中度抑鬱症：一項隨機、雙盲、概念驗證試驗（Normobaric oxygen treatment for mild-to-moderate depression：a randomized, double-blind, proof-of-concept trial）；呼吸高含氧空氣可能會增加腦組織中的氧氣壓

力，甚至對沒有肺部疾病的受試者也有生化作用。

一些研究顯示，常壓氧治療在某些神經系統疾病中具有臨床益處。本研究探討呼吸常壓氧和高含氧治療對抑鬱症患者的療效。本研究為一項隨機、雙盲試驗，從以色列南部地區收集了 55 名患有輕度至中度抑鬱症者（漢密爾頓抑鬱量表評分 ≥ 8），年齡分布為 18 ～ 65 歲。

本研究目的是探討呼吸 35% 氧氣對抑鬱症患者影響。2014 年至 2019 年間收集了 55 名罹患輕度至中度抑鬱症受試者，隨機分配接受為期 1 個月的高含氧呼吸 35% 氧氣治療或為期 1 個月的呼吸室內空氣（21% 氧氣）治療。29 人接受了 35% 高含氧氣，22 人接受了室內空氣 21% 氧氣。

結果：高含氧療對抑鬱症的某些症狀具有顯著的有益作用。抑鬱症是毀滅性的精神疾病，給受影響的人及其家人帶來巨大的痛苦，病患會產生嚴重的情緒影響、造成身體功能和家庭經濟負擔。

抑鬱症是一種常見的疾病，尤其是發生在女性中，發病率約在 10% 到 20% 之間，可能罹病實際數字會更高，原因為診斷精神疾病時存在文化差異，治療策略包括：藥物療法、電休克療法和認知行為療法。

但很大一部分抑鬱症患者對給予的治療反應不佳，或根本沒有反應，其中相當多的人更遭受到副作用。供氧功能不足產生缺氧和／或線粒體功能障礙，都會導致細胞能量代謝異常造成神經元功能和腦迴路的改變。研究顯示細胞能量代謝異常和粒線體功能障礙與罹患精神疾病有關，並建議以氧療法這項多做研究工作。

微壓氧在癌症治療機轉及效益

提升血氧	• 改善腫瘤組織的氧合作用、提高放射治療對腫瘤細胞的殺傷效應。
血管增生	• 促進血管新生和細胞增殖。
增強療效	• 增強放射治療和化療的療效，減少化療副作用和放射線損傷。

圖 10-26：微壓氧在癌症治療機轉及效益

微壓氧（Mild hyperbaric oxygen therapy, mHBOT）是一種非侵入性的治療方法，通過讓患者呼吸微壓氧氣以提高血液中氧氣含量，促進組織修復和再生。

一些研究報告：微壓氧治療可能對癌症的預防和治療有一定的益處。微壓氧治療可增加腫瘤細胞氧氣含量，從而抑制腫瘤細胞的生長和增殖、減緩癌症細胞的生長和擴散、增強免疫系統的功能進而對癌症細胞進行抵抗。

然而，也有研究未能發現微壓氧治療對癌症的預防和治療具有明顯的益處，仍待進一步研究。微壓氧治療還存在一些風險，如氧中毒和肺部損傷等副作用，在使用時應該謹慎及在高壓氧專科醫師指導下進行治療。

2020 年 Peterson RE 和 Allen MW 學者在 Research Article 期刊發表：高氧療法如何有效促進自閉症譜系障礙的生物學假設（Hypothesis for How Hyperoxic Therapy May Facilitate Effective Biologic of Autism Spectrum Disorders）。

研究指出：自 1960 年代認為自閉症是是一種生物疾病，在大腦中存在形態學和生理學的異常情形。隨後研究發現自閉症涉及大腦病變的範圍很廣，涉及多個腦部區域，診斷工具包括：血液和尿液分析、氣腦圖（PEG）、腦電波（EEG）、電腦斷層進行腦掃描、組織學和組織化學分析等。

自閉症是一種多系統疾病，不僅會影響大腦，還會影響免疫系統、胃腸道和其他器官系統。

今天，鑑於許多廣泛的病理學發現，自閉症譜系障礙（Autism spectrum disorder, ASD）是具有生物學的異常而非心理所造成；在治療上除有限的藥物外和心理行為的運用，包括：精神藥物、抗精神病藥物、抗抑鬱藥物和／或 ADHD 藥物，以抑制自閉症患者的特定相關行為，例如易怒、攻擊性、自殘、焦慮、多動、衝動、注意力不集中和失眠。使用精神藥物和抗抑鬱藥物存在大量不良副作用，包括焦慮、視力模糊、頭暈、疲勞、食慾增加和體重增加、失眠、噁心、帕金森症、不安和虛弱。

當藥物治療對自閉症病患未達到預期效果時，父母最終會面臨是否繼續使用藥物給孩子治療，許多家長最後選擇放棄藥物治療。儘管自閉症譜系障礙的患病率迅速增長，其花費的醫療財務巨大且不斷擴大，一些治療措施始終無法全面地解決自閉症患者的需求，且不符合成本效益。

以氧氣作為治療氣體分為高壓氧治療及微壓氧治療。微壓氧是將壓力艙內的壓力加壓到 0.31 至 1.5 個大氣壓之間，該壓力大於正常一大氣壓，但又不及高壓氧的超過 2.5 個大氣壓力；微壓氧治療與高壓氧治療相比較，微壓氧療法具有便利性、相對較低的成本和安全性。

本研究收集 5 名青春期前和 10 幾歲的男孩進行案例研究，使用微壓氧療法（Microbaric Oxygen Therapy, MBO 2），其加壓的吸入氧分壓設定在 0.31 到 1.5 個大氣壓之間，每次一小時治療、每週最多五天治療，觀察是否會改善自閉症臨床症狀，分析風險和成本負擔。

結果：微壓氧治療對自閉症的治療機轉效益為：增加腦局部的血氧灌注不足、改善神經炎症和增進腦血管生成有關。治療延長至 18 個月，隨訪追蹤時間超過 7 年，患有自閉症的病患在接受微壓氧治療後，臨床症狀都有顯著的改善，遠遠超過了高壓氧或任何藥物的治療，取得的治療成效是永久性的。

結論：缺氧已被證明會產生炎症，與自閉症相關的神經炎症有關。自閉症大腦的一個或多個區域存在血流低灌注導致缺氧發生。定期的微壓氧或高氧治療對自閉症患者提高腦血流的含氧量有積極作用，可改善了局部大腦的含氧量、提升新陳代謝功能、減輕自閉症相關症狀。

微壓或高壓氧療法會減少自閉症的神經炎症，透過促進血管新生從而減少局部腦缺氧及減輕炎症；並可用於治療包括：創傷性腦損傷、潰瘍性結腸炎、炎症性腸病、中風、糖尿病、心肌缺血再灌注損傷、骨骼肌挫傷、放射線性脊髓損傷等。使用微壓氧治療可以改善自閉症大腦缺氧區域的灌注、減輕炎症、提高治癒率、減少醫療費用和治療時間的成本、安全、簡單和普遍有效的治療方法。

Kinaci 學者收集 683 名受試者中的 108 名病患接受高壓氧治療療程後，局部腦低灌注顯著改善，自閉症症狀減輕。儘管尚未確定局部腦灌注的改善與上述自閉症症狀之間的因果關係，但這種關係的間接證據顯示很有關聯性。由於自閉症大腦的某些區域明顯長期灌注不足，這些區域的循環似乎不太可能產生足以糾正缺氧和維持正常大腦功能的自動調節反應。

Azmitia 學者研究發現自閉症大腦中的血流的低灌注、導致氧導產生病理性腦功能。慢性腦灌注不足會導致腦缺氧和葡萄糖代謝減退，這與許多中樞神經系統疾病有關，包括：神經變性、認知障礙和癡呆等。

Rossignol 學者收集 18 名被診斷為患有自閉症的兒童和青少年被分為兩組；一組使用高壓氧治療，另一組使用微壓氧治療，二組的氧分壓都高於正常一大氣壓。被研究者接受 40 次療程後測量 C 反應蛋白（CRP）進行評估，二組的 C 反應蛋白都有低於治療前的數據，顯示發炎情況的改善並在大腦受影響區域開啟新血管生成。

微壓氧和高壓氧應用在醫療美容

微壓氧

- 改善皮膚血液循環、促進新陳代謝、減少皮膚水腫、促進細胞再生、減少皺紋等。
- 治療面部皮膚老化、暗沉、乾燥等問題，讓皮膚恢復光澤和彈性。

高壓氧

- 治療燒傷、糖尿病足潰瘍、放射治療後的 放射性皮膚損傷等。
- 應用於治療疤痕、增強皮膚彈性、改善色素沉著或細紋等。

圖 10-27：微壓氧和高壓氧應用在醫療美容

微壓氧對醫美效益

微壓氧療被認為對醫美有幫助，尤其是針對皮膚老化、皮膚乾燥等問題。

- 氧氣能夠提供皮膚所需的氧氣和營養物質，增強皮膚細胞活力。
- 協助皮膚恢復健康、年輕的狀態。
- 促進皮膚細胞新陳代謝和修復。
- 提高皮膚的免疫力，抑制皮膚病變的發生。

圖 10-28：微壓氧對醫美效益

微壓氧療搭配醫美雷射效益

微壓氧療搭配醫美雷射可以提高皮膚的自然修復能力，減少治療的風險和副作用，達到更好的美容效果。

搭配微壓氧療的醫美雷射治療可以增加皮膚吸氧，提升皮膚效果，減少不良反應和加速皮膚恢復。

患者在接受治療前應該向醫生進一步了解治療方式，並按照醫生的指示進行治療。

在激光去斑治療後，皮膚會變得乾燥和敏感，此時進行微壓氧療可增加皮膚的水分和鎖住水分，幫助修復皮膚，促進細胞的再生和皮膚細胞的新陳代謝，使皮膚更健康、更年輕。

微壓氧療還可以減少皮膚因為治療而產生的炎症反應，使治療後的皮膚更加平滑、細嫩。

使用微壓氧或高壓氧進行醫療美容治療時，應該選擇合格的醫療機構或專業醫師或醫療美容師遵循正確的操作方法，以避免副作用和風險發生。

微壓氧與高壓氧對皮膚雷射後的效益，兩者對於皮膚雷射後都可以達到輔助作用，其效益如下。

<table>
<tr><td rowspan="3">微壓氧療搭配醫美雷射效益</td><td>• 改善皮膚質地：提高皮膚細胞氧氣含量，增加細胞代謝和再生能力，改善皮膚質地更加光滑細緻。
• 提升醫美治療效果：促進皮膚的細胞再生，減少色素沉澱達到去斑效果。</td></tr>
<tr><td>• 減少皮膚炎症：促進皮膚修復過程，減少紅腫、瘙癢等炎症反應。
• 加速傷口癒合：促進傷口修復和再生，降低感染風險。
• 祛痘雷射：減輕紅腫、發炎等，減少痘疤的形成。</td></tr>
<tr><td>• 嫩膚雷射：刺激膠原蛋白的再生，改善皮膚鬆弛、紋路和暗沉等。
• 激光脫毛：減少皮膚敏感和紅腫等不良反應，加速皮膚恢復。
• 激光去斑：分解色素，達到減淡斑點、雀斑等色素沉澱的效果。
• 促進皮膚新陳代謝，幫助排除色素代謝產物，加速恢復。</td></tr>
</table>

圖 10-29：微壓氧療搭配醫美雷射效益

- 提供充足氧氣促進組織再生和修復，減少疤痕和感染。
- 減輕炎症和水腫，促進細胞再生和修復，縮短恢復時間。
- 促進皮膚細胞新陳代謝，提高細胞內氧含量，增強細胞活力和抗氧化能力。
- 減少皮膚老化，改善皮膚質地使更加有彈性、光澤和透明感。

圖 10-30：微壓氧和高壓氧應用在醫療美容

微壓氧療對逆齡有幫助嗎

微壓氧療被認為對逆齡可能有幫助。因為微壓氧療有助於增加身體的氧氣供應，進而提升身體的自癒能力，延緩身體老化的過程，增加肌膚的彈性，改善面部細紋與皺紋。

研究指出微壓氧療對抗衰老和抗氧化有一定幫助。當細胞缺氧時會產生自由基，自由基可導致細胞損傷和衰老。通過微壓氧氧療可增加細胞中氧氣的含量，減少自由基生成並降低其對細胞的損傷程度。

此外，微壓氧療可增強身體對細菌和病毒的抵抗力，保護身體免受疾病的影響。

需要注意的是，微壓氧療不能完全逆轉衰老過程，也不能替代健康的生活方式。如果您有意嘗試微壓氧療對抗衰老，建議先向專業醫療人員諮詢，並採取健康生活習慣和自我管理措施，適當的運動、均衡的飲食和充足的睡眠等。

微壓氧治療運用在寵物

微壓氧治療通常是針對人類的醫學療法，但目前沒有足夠的文獻報告運用在寵物。寵物的身體構造和需求與人類有所不同，需要不同的治療壓力和時間。

寵物有呼吸系統疾病、心血管疾病或其他相關疾病，建議您帶它去看獸醫，獸醫根據寵物的情況進行評估，然後制定適當的治療方案。

微壓氧治療絕對禁忌症

微壓氧治療的絕對禁忌症可能因應患者的病情而有所不同，在進行微壓氧治療之前，患者應該仔細評估其自身病情和風險，並經過專業醫師的評估和建議。

- 無法控制的內出血、呼吸窘迫、失去知覺者、中度或嚴重腦損傷。
- 氣胸：加壓會引起血肺受損，使得心肺功能無法運作，增加病情嚴重程度。
- 肺氣腫：肺部失去彈性和彈力，治療時會損壞肺部組織。
- 中耳積水或感染：導致中耳擠壓傷、積水或感染。
- 罹患傳染性疾病：梅毒、愛滋病、肺結核。

圖 10-31：微壓氧治療絕對禁忌症

微壓氧治療相對禁忌症

相對禁忌症也可能因應患者的病情而有所不同，因此在進行微壓氧治療之前，患者應該仔細評估其自身病情和風險，並經過專業醫師的評估和建議。

這些症狀可能需要進一步評估和考慮才能進行微壓氧治療，說明如下。

- 呼吸衰竭：患者須自主呼吸，嚴重呼吸衰竭者需評估是否適合。
- 發高燒者，容易引起氧氣中毒。
- 重度低血壓或休克患者；嚴重心臟病患者。
- 懷孕期間或曾接受過耳朵、肺臟手術者。
- 癲癇或其他中樞神經系統疾病患者。
- 氧氣過敏或氧中毒史者。
- 精神病史：需要進一步評估是否適合。

圖 10-32：微壓氧治療相對禁忌症

微壓氧療法的副作用是什麼？

微壓氧療法通常是一種安全的治療方法，且副作用較少。可能會出現的副作用包括頭痛、耳鳴、眼壓增高、肺損傷等，但這些副作用通常是輕微和暫時的。對於一些特殊情況的患者，如患有肺氣腫、肺纖維化等疾病的患者，微壓氧療法可能不適用或需要更謹慎的應用。

第 5 節 微壓氧在身心靈效益

氧療可以透過提高身體的氧氣含量，對身心靈健康產生多重的積極影響，可以提高身體的氧合水平，減輕壓力和焦慮，改善睡眠質量，增強免疫系統，改善心血管健康，促進身體恢復，提高注意力和專注力，讓人們達到身心靈全面的健康狀態。說明如下。

氧療在身心靈健康的重要性	• 舒緩壓力：幫助身體恢復平衡，降低壓力舒緩心理壓力。 • 提升免疫力：幫助身體增加氧氣含量，抵抗病毒和細菌。
	• 促進代謝：增加細胞的新陳代謝率讓身體更健康。 • 改善睡眠：幫助身體放鬆改善睡眠品質，讓身心得到休息和恢復。
	• 改善心血管健康：增加心肺氧水平，改善心肺疾病風險。 • 增強專注力：增加大腦氧氣供應，提高專注力和效率。 • 促進身體恢復：加速傷口癒合和修復受損組織。

圖 10-33：氧療在身心靈健康的重要性

微壓氧對身心靈健康維護之重要性

微壓氧治療可對身心靈健康產生積極的影響，有助於改善各種疾病和症狀，提高身體機能和心理狀態，增強生命質量和幸福感。說明如下。

微壓氧對身心靈健康的維護	● 身體健康：增加身體的氧氣攝入量，改善血液循環、增加免疫力、促進細胞再生和恢復等身體機能。 ● 減輕慢性疼痛，如關節炎、肌肉疼痛、神經痛等，提高生活質量。 ● 加速身體代謝過程，增加能量消耗和細胞再生，促進身體健康。 ● 提高免疫力：增加免疫功能和效率，提高身體對抗疾病及減輕炎症。
	● 心理健康：提高大腦氧氣供應，改善心理健康，減輕憂鬱症狀和焦慮、增加注意力和思維清晰度等。
	● 心靈健康：促進身心健康、減輕焦慮和壓力、改善睡眠質量等、提高身體能量和耐力，促進身心靈整體健康狀態。

圖 10-34：微壓氧對身心靈健康維護之重要性

微壓氧對身心靈的的助益

微壓氧運用在養生方面

微壓氧治療是一種醫學療法，主要用於治療各種疾病，例如缺氧、中風、心血管疾病等等。它通常在醫院或者診所中進行，並由專業醫護人員進行監測和調整，以確保治療的安全和有效。如果您有特殊的健康需求，建議您諮詢醫生或其他專業醫護人員的建議，以確保選擇適合自己的健康方式。

微壓氧與高壓氧之氧療都可以用於養生方面，但其具體效果和應用壓力及吸氧時間則依顧客或病患而有所不同。微壓氧氧療主要為促進身體組織含氧量提升，改善缺氧、提高新陳代謝能量，促進免疫系統、心血管系統的健康、緩解疲勞、減輕壓力和焦慮等方面，幫助人們保持身心靈健康。

高壓氧氧療在養生方面也有一些應用，可以改善皮膚的彈性、減少細紋和皺紋，幫助身體修復組織和細胞，提高免疫系統功能、減少肌肉疼痛、增強體力和體能、改善睡眠質量等方面。

需要注意的是，在進行微壓氧或高壓氧治療時，都應該在醫生的監督下進行，在選擇治療壓力和吸氧時間，應該根據患者健康狀況和需求來選擇，並遵循醫生的建議以確保治療安全有效。

促進身心健康	• 增加身體氧氣量，減少代謝負擔，有利健康維護和提升；促進細胞代謝和組織修復，增強身體免疫力和抵抗力。
減輕焦慮壓力	• 增加血氧濃度促進大腦血液循環，減輕焦慮和壓力；提高情緒穩定和抗壓能力。
改善睡眠質量	• 提高睡眠質量和深度，減少睡眠中的呼吸暫停和醒來次數；幫助更好地休息和恢復，提高身體和心理的健康水平。

圖 10-35：微壓氧對身心靈的的助益

氧療與理療按摩結合的效益

氧療與理療按摩結合可以達到身心平衡，從而增強身體免疫力，提高身體自癒能力，是一種綜合性的健康療法。

氧療與理療按摩結合的效益	• 改善血液循環：提高血氧含量促進血液循環，達到舒緩疲勞、消除肌肉僵硬。 • 增強免疫力：產生更多白血球和免疫球蛋白，有助於預防疾病。
	• 減輕壓力：減輕身體壓力緩解緊張情緒，放鬆身體和心理。 • 改善心理狀態：讓人更加放鬆和平靜，進而提升心理健康。 • 改善皮膚狀態：促進血液循環和新陳代謝，使皮膚更有彈性和光澤。
	• 改善肌肉彈性：促進肌肉彈性，減少肌肉僵硬。 • 促進新陳代謝：幫助身體排除代謝產物，保持身體健康。 • 緩解身體疼痛：減輕疼痛和炎症，特別是關節炎和肌肉疼痛。 • 促進睡眠：促進身體的放鬆，幫助入睡改善睡眠質量。

圖 10-36：氧療與理療按摩結合的效益

微壓氧對玄學的角色為何

微壓氧是基於生理學和醫學研究的治療方法，它通過提高氧氣供應，促進身體的代謝和組織修復，有助促進身心健康和提高免疫力。

氧氣是身體所需的必要元素之一，對於疾病和症狀的治療都有重要的作用。微壓氧治療通過提高氧氣供應，促進身體的代謝和組織修復。微壓氧在科學和醫學領域得到了廣泛的研究和應用。

在玄學中，氣的運行和調節是很重要的一個方面。

氣的運行被認為與身體健康、精神狀態等方面密切相關，玄學理論認為，通過調節氣的運行，可以達到身心健康的目的。

微壓氧可以促進氣的運行，因此可以在玄學中起到一定的角色。

微壓氧治療主要是基於科學和醫學研究，其效果和作用機理也得到了科學的驗證和認可。

在實際應用中，應該以科學和醫學的觀點來評價微壓氧治療的效果和安全性。

需要注意的是，微壓氧治療並不是萬能的，對於一些嚴重的疾病和症狀可能效果有限。在進行微壓氧治療時需要注意安全，遵循醫生的建議和指示，以確保治療的效果和安全性。

第 6 節 微壓氧的操作安全及注意事項

擠壓傷害和波義耳定律關聯性

波義耳定律是指在一定溫度下，氣體的壓力與體積成反比，即 P×V=K，其中 P 是氣體的壓力，V 是氣體的體積，K 是一個常數。

在微壓氧艙內，人體所處的環境壓力會改變，導致人體內的氣體也發生變化。當身體處於高壓環境中，呼吸時吸入的氧氣、氮氣等氣體會在肺部被壓縮，但由於波義耳定律的影響，壓縮後的氣體體積會減小，因此氣體會溶解在血液中。如果身體突然從高壓環境轉移到上升減壓低壓環境時，身體內的氣體就會隨著壓力的降低而膨脹，導致氣體在身體內形成氣泡，引起擠壓傷害、潛水病或空氣栓塞症。

當人員進入微壓氧艙時，了解波義耳定律的基本原理非常重要，因為它與人員安全有密切的關聯。人員進入微壓氧艙過程中，當操艙員加壓時，氣壓會隨著深度的增加而增加，人體含氣體的體積會隨之減小，若進艙人員沒做正確的鼓氣動作會導致身體組織擠壓傷害。人員未能進行正確的耳鼓氣平衡操作，壓力差可能會導致耳膜撕裂或其他耳部損傷，肺臟、腸胃道、竇室等組織也可能受到擠壓傷害。

因此，進艙人水員及操艙人員必須瞭解波意耳定律的基本原理，並學會如何進行相應的鼓氣動作，以減少擠壓傷害的風險。在進行任何微壓氧操作之前，艙操員應該接受專業培訓，並確保具備足夠的知識和技能，才能安全地執行操艙工作。

亨利定律（Henry's law）

亨利定律（Henry's law）是描述氣體溶解度的定律。

它由英國化學家威廉 · 亨利於 1803 年提出，其關係式為：在恆定溫度下，氣體在液體中的溶解度與其分壓成正比，即：$C = kP$；其中 C 為氣體在液體中的溶解度，P 為氣體在氣相中的分壓，k 為比例常數，常數值與液體性質、溫度、氣體種類等因素有關。

亨利定律對理解氣體的溶解度和氣體的擴散過程有重要作用。當人員進入圍壓氧艙後，隨著加壓深度增加，氧氣和氮氣溶解在人體組織的氣體分壓也相應增加，進而影響人員的生理反應和身體狀態。

人員進入微壓氧艙進行吸氧治療，將會面臨到下列加壓下潛期、治療期、減壓上升期等三個階段，各期所可能面臨的問題需要避免發生，說明如下。

加　壓 下潛期	• 擠壓傷害。 • 發生部位：耳朵、竇室、牙齒旁牙齦組織。 • 肺臟、胃腸道。
治　療 水底期	• 氮氣迷醉。 • 氧氣中毒。
減　壓 上升期	• 減壓病。 • 空氣栓塞症。

圖 10-37：進入微壓艙各期之面臨問題

耳朵的解剖

耳朵是由外耳、中耳和內耳組成。這 3 個部分組成了耳朵，通過複雜的神經網絡將聲音信號轉化為我們可以聽懂的聲音。說明如下。

外　耳	• 外耳包括耳廓和外耳道。耳廓由軟骨和皮膚組成以收集聲音，耳道是一條 S 形曲線從耳廓到鼓膜的通道。
中　耳	• 位於鼓膜後，包括：鼓膜、聽骨和咽鼓管。 • 聽骨包括：錘骨、砧骨和鐙骨，負責將鼓膜振動轉換為內耳的壓力波。 • 咽鼓管連接中耳和喉嚨，幫助平衡氣壓並使液體循環。
內　耳	• 由前庭、半規管和耳蝸組成。前庭感知頭部位置和運動，半規管是三個環形管道，感知頭部旋轉。耳蝸是蝸牛殼形狀感知聲音，將聲波轉化為神經信號，傳輸到大腦處理。

圖 10-38：耳朵的解剖

耳朵的相關的重要組織和機能說明如後：外耳道腺體分泌蠟樣物質，稱為耳垢。耳垢防止外來物進入耳朵防止細菌和其他微生物滋生。

耳蝸神經內的毛細胞可以感知聲波，並將它們轉換為神經信號，通過耳蝸神經傳輸到大腦中進行處理。耳蝸神經是一條重要的聽覺神經，負責將聲音信號傳送到大腦中進行解碼和處理。

聽力骨導是一種測試聽力的方法，通過將聲音傳遞到骨頭，而不是通過空氣來激發耳朵中的聽覺系統。這種測試可以幫助醫生確定耳朵是否正常。聽覺損失指聽力下降可由感染、傷害、遺傳因素引起。

歐氏管又稱耳喉嚨管（Eustachian tube），是連接耳膜和喉部的一個通道，位於中耳和喉部之間。作用是平衡中耳和外界的氣壓，讓空氣進入和流出中耳，維持中耳的正常功能和壓力。歐氏管起始於鼻咽部的側壁上方，向下後呈 45 度角轉向中耳，最終通向鼓膜。成年歐式管大約長 3.5 厘米，直徑僅有 2 ～ 3 毫米。

歐氏管在健康的情況下是關閉的，只有在嚴重打哈欠、嚨部發生炎症、鼻子內部出現擁塞等情況時，歐氏管會自動打開，使得空氣進入中耳以維持中耳的正常功能和壓力。歐式管的異常開放或阻塞會引起中耳問題，例如：中耳炎、聽力下降等。

當人員進入微壓氧艙進行加壓時，歐式管的功能及暢通是非常重要的。當艙內加壓時，艙內壓力會壓破耳膜，此時艙內的人員就要作鼓動的動作，以保持耳壓的平衡，若歐氏管有問題或鼓氣不正確，無法進行耳壓平衡時，艙外的操艙技師就要停止加壓，若再繼續加壓就會造成耳擠壓傷害發生。

在加壓環境下，歐式管的正常功能和適當的耳壓平衡至關重要，以避免中耳問題和不適症狀。人員進入微壓氧艙後，艙內加壓對歐氏管的影響，說明如下。

加壓時開啟	• 做鼓氣動作、打哈欠、吞嚥時，歐式管會打開使空氣進入中耳，維持耳膜壓力。外界氣壓增加，中耳內氣體必須流出以保持與外部氣壓的平衡。
加壓時關閉	• 歐氏管打不開或部分打開，耳膜外壓力大與中耳內壓力小，造成耳擠壓產生耳膜疼痛、聽力下降等。 • 不能再加壓需減壓上升觀察，仍耳疼痛則出艙。
加壓時耳膜平衡	• 加壓時耳膜不會疼痛，繼續加壓到治療深度。 • 加壓時不可戴耳塞或耳罩。

圖 10-39：加壓時歐氏管之開閉狀況

人員進入微壓氧艙首先面臨的就是艙內加壓會造成耳膜的壓迫，此時，艙內人員要鼓氣做耳壓平衡的動作，若鼓氣正確但仍產生加壓時耳疼痛問題，有可能是歐氏管不通所造成。

當歐式管不通時可能會出現中耳炎、聽力下降、暈眩、耳鳴等症狀。如果症狀嚴重或持續，建議及時就醫，以確定病因並接受相應治療。其原因如下。

- 兒童歐式管相對狹窄，容易阻塞或不通，尤其是感染或感冒期。
- 歐式管的結構異常，如先天性狹窄或扭曲影響通氣功能。
- 耳朵放置異物，例如棉花棒、耳塞等。
- 鼻竇炎、過敏性鼻炎導致鼻塞或鼻黏膜腫脹。
- 喉嚨或上呼吸道感染，感冒、咽喉炎致歐式管發炎或腫脹。
- 喉嚨、中耳的腫瘤可能會壓迫歐式管導致不通。

圖 10-40：歐氏管不通原因

人員進艙前，操艙技術師要向進艙者詳細說明正確的鼓氣動作，並請進艙者實際試作，觀看鼓氣動作是否正確。向進艙者說明，若加壓時耳膜疼痛要舉手表示或出聲說話，以便停止加壓。進艙者在做耳鼓氣動作時，不要用力過度以免對耳朵損傷。

若進艙人員曾經接受過耳朵手術、急性中耳炎、鼻竇炎等疾病，應該加壓速度要放慢，做適度的鼓氣動作以避免耳擠壓傷害。

人員進艙絕對不可攜帶未打開飲料瓶罐進艙，特別是玻璃材質的瓶裝水；因為未打開的瓶裝水上面都有氣體的存在，若減壓時受到波義耳定律的影響，減壓時體積會膨脹將瓶裝器撐破爆裂，要特別注意絕不可攜帶未打開瓶蓋或密封的罐裝飲料進艙；進艙的任何容器一定要打開，將瓶蓋放置在容器的旁邊，切記！

加壓時為防止加壓時的噪音，不可將棉花、衛生紙、耳塞、耳罩等堵住耳道，會增加耳擠壓傷害；當到達治療深度開始治療時，為減少艙內噪音的傷害，此時可以使用耳塞、耳罩等堵住耳道，切記上升減壓時要移除耳塞、耳罩。

在加壓及減壓時，耳道要保持暢通，不要放置任何物質堵住耳道。加壓時須作鼓氣動作或咀嚼口香糖、吞口水、喝等動作以平衡耳壓，避免耳擠壓傷害產生。出艙後，若耳朵不舒服、耳脹感、耳鳴等，可就診耳鼻喉科檢查耳朵。

當人員進入微壓氧後艙內加壓或檢壓時，耳朵內外的壓力會產生差異。當艙內外氣壓變化時，存在耳朵內的空氣會被壓縮或膨脹，造成耳朵不適感覺。

當艙內增加壓力時，壓力會壓迫到耳膜可能導致耳鼓破裂或疼痛等不適症狀，所以要做 Valsalva 手技鼓氣動作避免耳擠壓傷害。使用 Valsalva 手技可以幫助調節耳朵中的氣壓，進而減輕這些不適症狀。

Valsalva 手技是幫助調節中耳鼓氣壓的方法，用於平衡耳朵中的壓力差，需要適當掌握力度和時間，過度用力或長時間持續使用可能會對耳朵造成損傷。Valsalva 手技是一種通過調節氣壓來幫助調節耳朵壓力的方法。操作方法如下。

- 坐在椅子上或躺在床上，保持身體舒適放鬆。
- 閉住嘴巴，用手指捏住鼻孔。
- 持續用力鼓氣，直到感到耳膜有膨脹感。
- 放開喉嚨和鼻孔後呼出空氣，耳膜壓力感會隨之減輕。

圖 10-41：Valsalva 手技

若病人昏迷或無法做耳壓平衡的鼓氣動作，但仍因病情需要進行微壓氧治療時，可以施行耳膜切開術（Myringotomy）以避免加壓時造成耳擠壓問題。

耳膜切開術是切開耳膜來減輕中耳內部的壓力。耳膜切開術一般在全麻下進行，醫生會使用手術刀切開耳膜下部，減輕中耳內部壓力。如有需要，醫生會在切開耳膜的孔洞中放置一個小管子（稱為 T 管），以幫助中耳保持通氣狀態。耳膜切開術是一種安全有效的手術，可以快速緩解耳擠壓傷害。然而，手術後可能會出現副作用耳朵疼痛、耳漏、感染等。

成人耳膜的厚度約為 0.1 毫米到 0.2 毫米之間。兒童和青少年耳膜厚度約為 0.2 毫米到 0.3 毫米之間。

耳膜切開術後的癒合時間會因患者的個人情況和手術方式而有所不同。通常耳膜切開術後的癒合時間約為數天至數週不等。耳膜切開術後，患者需要遵循醫生的建議進行耳朵護理，避免讓水進入耳朵，防止感染和進一步的損傷。影響耳膜癒合時間因素如下。

手術方式	• 手術方式對耳膜損傷程度不同，癒合時間也會有所不同。
年　　齡	• 年齡大血循差，需要更長的時間癒合。
身體狀況	• 罹患者營養差需要更長時間癒合，身體免疫系統受到抑制。

圖 10-42：影響耳膜癒合時間因素

耳膜接受手術後之三個月內不建議接受微壓氧治療，進艙前經醫師檢查耳膜手術後完全癒合，那麼可以接受微壓氧治療。

病患在治療前應詳細告知醫生手術時間和術後情況。操艙師在加壓時要將加壓速度放慢，且觀察病患在加壓時是否能夠做耳壓平衡動作。若患者在加壓過程中出現耳膜不適疼痛，應立即停止治療。

加壓時的擠壓傷害

人員進入微壓艙後加壓時，若鼓氣不正確會造成身體含氣體部位的擠壓傷害，包括：耳朵、竇室、牙齒旁牙齦組織、肺臟、胃腸道等。

依據波義耳定律（壓力與體積成反比關係），當微壓艙內氣體壓力升高時，上述含氣體的器官其體積會縮小，如果氣體不能及時排出或是適應壓力，就會造成擠壓傷傷。當人員進入微壓氧艙時，需注意耳朵、鼻竇、牙齦、肺部、胃腸等組織避免擠壓傷害，如出現異常症狀應及時告知操艙人員停止加壓。

耳擠壓傷害可能導致以下後果：耳痛、耳道感染、聽力受損、空氣栓塞、耳膜破裂、耳內出血、突發聽力喪失等。最常見的擠壓傷害為耳朵，最危險的擠壓傷為肺臟。說明如下。

耳 擠 壓	• 艙壓升高耳膜受壓升高，不及時鼓氣平衡會對耳膜造成損傷，引起耳鳴、聽力下降。
牙齦擠壓	• 牙齦發炎時產氣細菌產生氣體會堆積在牙齦組織，當艙壓升高會對牙齦造成疼痛、不適症狀。
肺胃擠壓	• 艙壓升高時，肺及胃部內的氣體會被壓縮，若不及時適應壓力，會發生呼吸困難及胃腸不適。

圖 10-43：加壓時的擠壓傷害

人員進入微壓氧艙為避免耳擠壓傷害，需要做正確的鼓氣動作以調節耳膜內外壓力的平衡，才不會造成讓耳膜的疼痛，鼓氣是使內部的氣經由歐氏管與艙外壓迫耳膜的壓力去做對抗，調節耳內壓力；當耳膜內外壓力平衡時，耳朵就不會疼痛。

若耳膜外的壓力大於內部鼓氣的壓力時，就會造成耳膜的疼痛，此時，艙內人員要舉手或說話向艙外操艙員表達耳朵疼痛請停止加壓，若繼續加壓會造成耳擠壓傷害、耳膜出血或耳膜破裂等。耳鼓氣動作的方法說明如下。

- 鼓氣法：閉住嘴巴然後力吸氣，同時捏住鼻孔將氣體經由歐氏管鼓氣到中耳。
- 喝水法：帶入一瓶打開蓋子的塑膠瓶裝水，加壓時喝水以平衡耳膜內外壓力。
- 張嘴法：張上嘴巴用鼻子呼吸，用力張合嘴巴後吞口水，將氣體經由歐氏管進入中耳，調節耳內外壓力。
- 咽喉吞嚥法：吞嚥口水用鼻子呼吸，將嘴閉上咽嚥口水使氣體經咽喉進入中耳。

圖 10-44：耳鼓氣動作的方法

鼻竇擠壓傷害

鼻竇擠壓傷害是指人員進微壓氧艙後時，由於氣壓作用導致鼻竇內的氣體被壓縮，造成鼻竇組織損傷。

鼻竇是人體額頭及鼻子部位空洞部位，當艙壓增加時，氣壓會逐漸增加，若鼻竇內的氣體無法順利排出會導致鼻竇內壓力增加，進而對鼻竇黏膜組織造成損傷或鼻竇出血。

鼻竇擠壓傷害的症狀：頭痛或壓力感、鼻塞、流鼻血、耳鳴等。鼻竇擠壓傷害可導致鼻黏膜血管破裂造成出血。

當微壓氧艙內加壓致艙內壓力增加，竇室內的氣體體積會縮小，鼻竇內的氣體也會收縮。如果人員沒有及時進行鼻竇氣平衡，將會出現負壓造成鼻竇內壓力下降，黏膜內的血管受到擠壓而破裂，導致鼻出血。

肺臟擠壓傷害是指在高壓或低壓環境下，肺臟遭受不當的擠壓或擠壓力過大所導致的損傷，可能會導致肺部組織的氣腔破裂，血管破裂，出血，肺內氣腫等，嚴重者可能導致氣胸，呼吸困難，甚至死亡。

出艙後人員發生呼吸困難、胸痛、咳嗽、氣促等症狀應盡快就醫，以免延誤治療導致更嚴重的後果。腸胃道擠壓傷害在高壓或低壓環境下，因為氣體體積變化造成腸胃道產生擠壓傷害。

進微壓氧艙可否帶隱形眼鏡

人員進入微壓氧氣艙前，建議不要佩戴隱形眼鏡。因為隱形眼鏡與角膜之間可能存在有小氣泡，在下潛加壓或上升減壓的情況下，隱形眼鏡後的氣泡會導致眼部不適和甚至引起角膜潰瘍發生。

此外，氣壓變化下可能會導致隱形眼鏡變形，進一步加重眼睛不適的症狀。進入壓力艙前，最好將隱形眼鏡取下，或選擇佩戴眼鏡或護目鏡。

從壓力艙出來咳血原因為何

從壓力艙出來咳血的原因，說明如下。

鼻竇擠壓傷害	• 人員沒有及時進行鼻竇氣平衡，出現負壓造成鼻竇內壓力下降，黏膜內的血管受到擠壓而破裂，導致鼻出血。
肺部咳血	• 減壓快速上升時，可能會導致肺部的組織損傷，進而引起咳嗽和咳血。
鼻子出血	• 鼻腔乾燥導致微血管破裂造成鼻出血。

圖 10-45：從壓力艙出來咳血原因為何

擠壓傷害之處置

擠壓傷害的處置取決於患者的症狀和擠壓傷害的嚴重程度。輕度擠壓傷害可以休息觀察 2 週後，進艙前再請醫師評估是否可以進艙治療。中度擠壓傷害需要接受治療以緩解症狀。嚴重擠壓傷害如肺部或腦部損傷，則需要立即就醫治療。

此外，患者應注意休息，保持充足的睡眠，遵循健康飲食和生活習慣，以促進身體恢復。

如果遭受耳擠壓傷害請立即停止加壓。如果耳朵疼痛，可以用冰敷或止痛藥來緩解症狀。

如聽力下降、耳鳴、失去平衡感等，請立即就醫。擠壓傷害可能會導致嚴重的後果，包括永久性聽力損失和其他耳部問題。受到耳擠壓傷害請務必嚴肅對待，並盡早就醫。

輕微的鼻竇擠壓傷害可以休息、用冰袋或是毛巾敷在受傷部位，可以減輕腫脹和疼痛的症狀、使用鼻子滴鼻劑可以減輕鼻塞的症狀，讓患者能夠更容易呼吸。

如果疼痛嚴重，可以使用止痛藥來減輕症狀。嚴重的鼻竇擠壓傷害需要由醫生進行評估和治療，可能需要使用抗生素或是手術來處理，應儘快就醫。

微壓氧吸氧注意事項

吸氧時需遵循使用方式，如口罩、鼻鉗等，以避免氧氣浪費和不必要的損傷。吸氧時需要經常檢查氧氣濃度，以保證吸氧效果。

微壓氧療法通常是一種安全的治療方法，但仍需要遵循相關的注意事項。在接受微壓氧療法之前，應諮詢專業的醫療人員，了解治療適用性和風險微壓氧療法的過程。

微壓氧療法的過程通常在壓力艙中進行。患者需要穿上舒適的衣服躺在壓力艙中，然後閉上門。壓力艙中的空氣會逐漸被排出，直到達到設定的壓力。接下來，純氧會通過面罩或呼吸管輸入，以提高氧氣濃度。治療過程通常持續 20 至 60 分鐘，取決於治療目的和患者狀況。

儲存氧氣需注意安全措施，如存放在通風處，避免陽光直射等。吸氧是常見的醫療方式需要遵守醫生或專業人士的指導及建議，不要自行調整微壓氧艙艙壓、氧氣流量或吸氧時間，一些注意事項如下。

避免過度吸氧	• 導致過氧化物損傷，引發氧氣中毒。
避免氧氣濃度過低	• 無法發揮治療效果，避免減壓病發生。
避免火源	• 氧氣易燃，與火源接觸引發火災。 • 室內安裝煙霧警報器或保持通風。

圖 10-46：微壓氧吸氧注意事項之一

- 注意呼吸方式：深呼吸和慢呼吸可以更有效地吸收氧氣。
- 醫師指示下進行：遵循醫師的建議。
- 適度吸氧：避免氧中毒，注意吸氧時間和濃度需要適度。
- 適當的氧氣濃度：依病情需要調整。
- 保持環境清潔：保持環境清潔，避免灰塵、煙霧等汙染空氣。
- 安全措施：避免出現意外情況，如氧氣中毒、管路漏氧、氧氣罐爆炸。

圖 10-47：微壓氧吸氧注意事項之二

在微壓氧艙內發生氧氣中毒如何處置

使用微壓氧艙是一種安全有效的治療方法，但必須嚴格遵循使用方法和注意事項以確保安全和療效。

如果有任何疑問或不適，應該立即請求專業人員協助。在艙內發生氧氣中毒處置如下。

在艙內發生氧氣中毒應如何處置	• 治療前為避免發生氧氣中毒發生，應向進艙者說明氧氣中毒的症狀 • 確保艙內通風防止氧氣濃度過高。出現頭暈、噁心、嘔吐、肌肉顫抖等症狀，應立即中斷使用氧氣。
	• 操艙員監看儀表指示，控制氧氣濃度和壓力，不可隨意調整 • 出現氧氣中毒的症狀應立即中斷使用氧氣，讓患者呼吸艙內空氣，移除口罩或氧氣面罩，協助患者從微壓氧艙內移出。
	• 若有轉移艙，醫護人員應從轉移艙進入到治療艙處置 • 若失去知覺，應立即進行心肺復甦術（CPR） • 嚴禁緊急上升，等患者抽搐完後再減壓出艙。

圖 10-48：在微壓氧艙內發生氧氣中毒如何處置

人員在微壓氧艙內抽搐如何處置

人員在微壓氧艙內出現抽搐可能太多的氧氣導致氧中毒，立即停止微壓氧的操作，將壓力艙內的氧氣濃度停止供應，讓患者呼吸艙內空氣，並立即就醫治療。

為避免壓力艙內發生氧氣中毒抽搐情況，操艙者應該遵循治療表操艙地控制壓力艙內的氧氣濃度、壓力艙內的壓力。在微壓氧治療過程中，應該隨時監看患者的身體狀況。

如果出現任何不適或異常情況，應該立即停止使用微壓氧治療。在微壓氧艙內出現抽搐情況時，應立即關閉壓縮空氣進入，將壓力降至大氣壓，並進行如下急救措施。

- 醫護人員或艙外人員由轉移艙進艙協助，清理患者口腔嘔吐物保持呼吸道暢通。
- 檢查患者是否受傷，避免患者摔倒，保持呼吸道通暢。
- 移除面罩或鼻管，立即停止使用，改吸艙內空氣。
- 放鬆其衣服和緊繃的物品，以增加空氣流通。
- 嚴禁緊急上升以避免空氣栓塞症發生。

圖 10-49：在壓力艙內抽搐如何處置

進艙者在艙內抽搐可否快速減壓上升出艙

在操作微壓氧時，若進艙者在艙內發生抽搐應嚴禁快速減壓上升出艙。因為壓力艙內壓力會隨著艙內氣壓減壓上升而改變，依據波液耳定律當艙內快速減壓上升時，壓力艙內的氧氣壓力會迅速降低，此時若進艙者正在抽搐，呼吸道緊閉，減壓會使肺泡膨脹導致破裂，當氣泡跑進血管後造成空氣栓塞症發生，

造成人員意識喪失及死亡。此外，快速減壓上升也可能引起耳鳴、耳痛、呼吸困難等。因此，當人員發生抽搐時，要等患者抽搐完成後再依據減壓程出艙，避免對身體造成損害。氧氣中毒的抽搐部會造成人員死亡，但不當的快速減壓上升，有可能導致進艙者肺泡破裂，造成空氣栓塞導致死亡發生。

微壓艙快速減壓上升之危險性

操艙師快速將微壓艙減壓上升，會使得艙內人員原堆積在身體內的氣體產生氣泡，導致減壓病（Decompression Sickness, DCS）或空氣栓塞症（Air Embolism）發生。減壓病是因氣壓改變所引發的疾病，主要症狀包括：大關節疼痛、皮膚搔癢、呼吸困難、胸悶等。

在微壓氧治療中，如果快速減壓上升出艙，也可能會引起空氣栓塞症發生，操艙時必須謹慎操作，遵循相應的操作規程和注意事項以保護進艙者的安全。當療程結束後，需要緩慢地逐步減壓上升到海平面

一大氣壓以避免發生減壓病。對於微壓氧治療必須嚴格控制減壓速度，避免快速減壓上升出艙。

快速減壓上升導致空氣栓塞症之危險性

空氣栓塞症是嚴重的疾病，會導致嚴重的健康問題和死亡。空氣栓塞症原因為快速上升導致人體肺泡破損，空氣進入血液循環系統中形成氣泡堵塞血管。血管內的氣泡會在血管內移動導致血液供應中斷，嚴重的情況下可能導致心臟病發作、中風、呼吸困難、昏迷、甚至死亡。

在微壓氧治療若快速減壓或操作不當，可能會導致空氣栓塞症發生，使用微壓氧治療時必須注意安全措施，嚴格控制減壓速度，以避免發生這種嚴重的健康問題。空氣栓塞症的病人需要盡快就醫治療，包括：高壓氧治療、靜脈輸液和其他治療。

一、空氣栓塞症之發病原理

是由於體內血管內的氣體（如空氣）進入循環系統，阻礙血液的正常流動。可由外科手術、傷口、導管、注射器、血管置入物等造成。當氣體進入血管系統後，可能被帶到身體的各個部位，如肺部、腦部、心臟等，並導致相應的病症。當氣體阻塞了肺部的血管時，可能會引起肺部梗塞；當氣體阻塞了腦部的血管時會引起中風。

二、空氣栓塞症的處置

若發生空氣栓塞症應盡快停止壓力艙內的壓力，並立即將病人送出壓力艙。治療方式包括：高壓氧治療、局部壓迫止血、吸出空氣栓塞物等方法。

在送往醫院的過程中，應讓病人保持頭低腳高、左側躺姿勢，避免運動和劇烈震動。

空氣栓塞症的治療需要在醫院進行，由醫生進行處置。在治療過程中，醫生可使用超聲波技術將其分解，或使用手術將其移除。

在治療過程中，患者需要保持平靜，並遵循醫生的建議，以最大程度地降低任何進一步的併發症的風險。治療的方式通常包括以下幾點。

- 高壓氧治療：高壓氧治療其氧氣通過面罩或面罩系統給患者，增加氧氣的壓力和濃度。
- 放置靜脈導管：幫助患者注射藥物。
- 監測病情：監測患者呼吸和心跳，根據需要提供氧氣。
- 血管注射：在靜脈導管注入液體，將空氣栓塞移動到肺外。

圖 10-50：空氣栓塞症的處置

三、空氣栓塞症之發病率

空氣栓塞症的發生率相對較低，可能因地區、年齡、性別、疾病等因素而有所不同。一些高風險的情況下，例如在手術期間或長時間躺臥不動的情況下，發生空氣栓塞的機率會增加。

手術期間的空氣栓塞發生率約為 0.01% 到 0.1%，而長時間躺臥不動的情況下，空氣栓塞的發生率約為 0.01% 到 0.4%。在微壓艙的發病率，由於是由訓練有素的專業人員進行操艙，故發生空氣栓塞症機率低，通常發生率不到 1%。

四、有無空氣栓塞症的案例介紹

空氣栓塞症是少見但嚴重的併發症，微壓氧治療的相關案例中比較少見。

2015 年的文獻報告中提到，一名患者在進行微壓氧治療時發生了空氣栓塞症。該患者的症狀包括：突然出現的劇烈頭痛、呼吸急促和胸痛等。建議：在微壓氧治療中應該注意防範空氣栓塞症發生，適當調整治療壓力和維持患者的呼吸穩定等。

另外，還有一份報告提到了一名接受微壓氧治療的患者在治療過程中發生了空氣栓塞症，導致肺動脈高壓和低氧血症等嚴重併發症。建議：在微壓氧治療中應該謹慎選擇適當的患者，盡可能減少治療中的風險。

除了上述的案例之外，空氣栓塞症也有可能發生在其他情況下，例如：高海拔氧氣治療、血管造影、血液透析醫療程序、潛水、飛行等高空高壓活動中等。

五、空氣栓塞症的死亡率

空氣栓塞症的死亡率因病情嚴重程度和處置的及時性等因素而略有不同，但一般來說是比較低的。

在微壓氧治療中，如果發生空氣栓塞症，及時採取適當的處置措施可以有效減少死亡率。根據文獻報告，微壓氧治療中發生空氣栓塞症的死亡率約為 0.3％至 1％，但這僅是一個統計數字，實際情況還需要具體情況具體分析。

衣服的靜電如何產生

衣服產生靜電的原因是因為衣物與皮膚或其他物體之間產生摩擦，使得電子從一個物體轉移到另一個物體，造成靜電累積。靜電產生後與氧氣結合，可能會引發火災或爆炸等危險。

避免在易產生靜電的環境中穿著合成纖維衣物，或者使用防靜電產品降低靜電的產生。當進艙人員穿著聚酯纖維或尼龍等合成材料衣服時，這些材料容易與皮膚或其他衣物材質產生摩擦產生靜電。

當材料分離時，帶電的電子會留在其中一個表面，而另一個表面則會失去電子而帶正電荷。這些帶電的衣服表面可以在接觸到其他材料時產生靜電放電現象。

- 靜電產生是由於不同材質的衣料摩擦引起的。
- 電漿放電：當氣體中的電子被激發後，會與氣體分子碰撞產生離子，形成電漿稱為電漿放電。
- 壓電效應：壓電材料受到應力時會產生靜電，例如壓電石英晶體、壓電陶瓷。
- 摩擦：兩種不同材質相互接觸分離時，會產生靜電稱為摩擦電。

圖 10-51：靜電產生的原因

衣服產生的靜電與氧氣結合之危險性

靜電產生	• 因為物體表面帶有過多或過少的電子所產生的現象。
靜電危險性	• 易燃或易爆的環境，靜電放電可能導致爆炸或火災。
遵守規範	• 進艙前，應避免靜電產生和累積，穿防靜電、棉質衣服、避免使用塑料袋等。

圖 10-52：衣服產生的靜電與氧氣結合之危險性

微壓氧艙內靜電產生及防範

在微壓氧艙內由於濕度較低，可能會產生靜電進而引起火花。建議在進入微壓氧艙之前穿著純棉衣服、穿著平底鞋或防靜電鞋，以減少靜電的產生。

同時，應注意避免帶入易燃易爆物品，確保艙內安全。微壓氧艙內要提供靜電消除裝置或者其他相關的安全措施，應按照使用說明進行操作，確保艙內安全。以下措施可幫助減少靜電的產生，降低微壓氧艙內發生火災和爆炸的風險。

靜電原因	• 由於空氣中水分含量低，因此空氣中的靜電電荷不易被中和，容易在物體表面累積。
靜電產生	• 人體和設備表面摩擦可能會產生靜電，特別在衣服、地面、床鋪和椅子等容易產生靜電。
預防靜電	• 需要進行一些抗靜電處理，例如穿純棉衣服、穿平底鞋或防靜電鞋等，以減少靜電的產生。

圖 10-53：微壓氧艙靜電產生及防範之一

在微壓氧艙內靜電會對設備和人體健康造成損害。靜電的累積可能會導致設備故障或火災，因此需要定期進行靜電放電處理和艙內物品的防靜電處理。

此外，在艙內也需要避免過度積聚靜電，避免長時間摩擦地板、椅子和床鋪，避免穿著易產生靜電的衣服和鞋子進入微壓氧艙。

靜電產生會對人體健康造成潛在危害，在電子設備故障時可能會導致輻射的釋放，長時間接觸電子設備可能會影響人體的神經和免疫系統。在微壓氧艙內需要注意適度減少接觸電子設備的時間和頻率，避免靜電對人體健康造成的損害。

靜電產生	• 摩擦、接觸和分離、液體滴落和氣流摩擦、衣服和裝備摩擦、人員移動和氧氣流動等。
艙內措施	• 確保艙內濕度適中，減少靜電產生、穿著棉質衣物，避免穿著尼龍或其他產生靜電的衣物。 • 使用防靜電鞋或腳踏墊以增加接地。
防範措施	• 避免使用產生火花的金屬裝備和工具；艙內避免急促和迅速動作減少靜電產生。

圖 10-54：微壓氧艙靜電產生及防範之二

進入微壓氧艙前注意事項如下。

表 10-2：進入微壓氧艙前注意事項

項　目	說　明
尋求醫生諮詢	瞭解有無疾病、病史或服用藥物，確定是否適合進艙吸氧。
專業人員操艙	選用操艙人員須經通過專業的課程訓練。
確定吸氧需要	了解吸氧目的、氧中毒症狀。 根據年齡、健康狀況，確定吸氧的濃度、壓力、時間。
清潔吸氧裝置	吸氧面罩、陪壓服、座椅需清潔衛生，避免疾病感染。 個人使用吸氧面罩，清洗面罩避免病菌積聚和繁殖。
了解氧療的療程	確保提供品質純淨的氧氣，避免雜質、汙染。 知道提供呼吸的氧氣濃度要足夠以確保效益。 避免過度吸氧導致氧中毒，控制吸氧濃度及時間確保安全。
了解使用說明	知悉療程時間和氧氣濃度，確保安全和有效。
可供調節應變	檢視人裝備可調節吸氧濃度和壓力，因應不同的吸氧需要。
生活起居正常	進艙前須生活正常睡眠充足、不熬夜、不抽菸、不喝酒。
檢查身體及衣服	不可帶報紙、手機、打火機進艙，穿棉質衣服不可有口袋。
不攜帶潤滑劑	不可攜帶潤滑劑進艙，潤滑劑化學物質可能與氧氣反應，發生危險或火災、爆炸。

進入微壓氧艙吸氧時注意事項如下。

表 10-3：進入微壓氧艙吸氧時注意事項

項　目	說　明
確保艙門密封	艙門要嚴格密封防止氧氣外泄和空氣進入。
正確鼓氣動作	加壓時會造成耳壓增加，需正確作鼓氣動作避免耳擠壓。 可作咽口水或嘛口氣以幫助平衡壓力。 耳朵不舒服時舉手或説話告知艙外操艙人員停止加壓。
穿棉質陪壓服	穿棉質陪壓服進艙，脱掉絲質襪子或胸罩以避免靜電產生。
監控生理狀況	監控呼吸頻率、心跳、血壓，若有不適則停止吸氧或出艙。 當艙內人員出現不適症狀需取下面罩，停止呼吸氧氣，等症狀改善後再吸氧，若症狀持續則要慢慢減壓上升出艙。
避免低血糖	有糖尿病者先進食，避免在艙內低血糖發生。
休息間隔吸氧	為避免氧中毒，可取下氧氣面罩作間隔性給氧。 每次吸氧時間控制在 60 分鐘左右。
確保通風良好	避免二氧化碳積聚，確保艙內換氣通風良好。
棉質保暖被子	減壓時艙內溫度會降低，可備妥棉質被子保暖。
平靜心情吸氧	以正常的呼吸頻率呼吸氧氣，避免用力吸氧造成日後胸痛。 不可在艙內看報、使用手機。
遵循使用說明	遵循使用手冊説明，按照建議時間和濃度進行吸氧。
不可做 緊急減壓上升	若人員在艙內發生異常不適，絕對不能做緊急減壓上升的操作，避免人員造成氣胸、縱膈腔氣腫或空氣栓塞症。

微壓氧治療後注意事項如下。

表 10-4：微壓氧治療後注意事項

項　目	說　明
尋求專業諮詢	艙內人員出艙出現任何狀況，應諮詢專業醫師意見。
適量的飲食	應遵循正常的飲食習慣，避免暴飲暴食和過量飲酒。
適度的活動	進行輕度運動如步行、游泳等，避免重度或劇烈運動。
足夠的水分補充	及時補充水分，以保持身體的水分平衡。
按時服用藥物	治療期間需要用藥，應按照醫生指示服用。
避免勞累	生活起居要正常，避免勞累或熬夜。

微壓氧艙內吸氧是一種輔助療癒方法，不能代替健康的生活方式，包括：健康的飲食、適量的運動、適當的休息和減少身心壓力等。微壓氧艙主為養身美容之用，若罹患潛水病、一氧化碳中毒、心臟病、肺炎、肝炎、糖尿病足潰瘍、氣壞疽、放射性電療後遺症等，可轉診接受高壓氧治療。微壓氧治療不適合孕婦和嚴重心臟病患者接受。

如果您有健康問題或想使用微壓氧艙的疑問，應先諮詢高壓氧專科醫生或接受氧療專業訓練合格的健康專業人員，以確保使用微壓氧艙吸氧的安全和有效性。

銀髮族還可以透過吸氧改善生活習慣和養成健康生活方式，增強身體抗氧化能力和免疫力。除了吸氧外其他建議如下。

表 10-5：增強身體抗氧化能力和免疫力方法

項　目	說　明
均衡飲食	適量攝取蛋白質、維生素、礦物質，多攝取新鮮蔬果和水分。
戒菸限酒	吸菸和過度飲酒都會對身體造成傷害，降低免疫力。
適度運動	增強肺部功能和免疫力。
水分攝取	飲用水要足夠以避免血液濃稠或結石產生。
曬 太 陽	中午 12 點出太陽時可日曬 15 ～ 20 分鐘。
減壓放鬆	身心放鬆練習、冥想等方式紓解情緒壓力。
規律生活	保持規律作息和睡眠時間，幫助調節體內激素，增強免疫力。

一般而言，吸氧需要由醫生開具處方，根據使用者的情況決定吸氧的濃度、方式、時間和天數等。

對於正常人而言，一般情況下不需要進行吸氧治療。在正常的生活和運動中，肺部可提供足夠的氧氣來滿足身體的需求。

不正確的長期吸氧可能會對肺部健康造成影響。慢性呼吸系統疾病（如 COPD）患者長期使用氧氣，需要由醫生根據患者的具體情況進行評估，吸氧可有效改善症狀，提高生活質量。

然而，在長期使用氧氣的情況下，患者需要定期進行肺功能測試和其他檢查，以確定治療效果和調整劑量。

有些商家使用氧氣達到商業目的，在娛樂場所或健身館設置高濃度氧氣以增加身體體力或運動表現。這樣的做法之前須充分了解氧氣的特性及對人體健康的影響，吸氧的濃度及吸氧時間要有所規定，若吸氧過高或時間過長可能會導致呼吸系統受損，甚至引起氧氣中毒、呼吸纖維化情況。

任何時候吸氧都應該遵循政府法規及醫生建議，適當地使用氧氣。在正確使用吸氧氣的情況下，副作用相對較少。但有些使用者可能會出現口乾、頭痛、眩暈、 心、嘔吐等症狀。如果患者出現任何不適，應該及時告知醫生，並根據醫生的指示調整吸氧濃度、時間或方式。

氧氣不可接觸的物質

氧氣是高度活性的分子，能夠和許多物質發生反應釋放出大量的熱和光。氧氣不能與易燃物質、易爆物質、氧化劑、鹼金屬、金屬粉末等物質接觸，否則可能引起火災、爆炸等危險情況。

氧氣除了不能接觸易燃、易爆物質外，人們在使用氧氣時應該遵循相關的安全操作規程和標準，以確保使用的安全和有效性。使用氧氣時還需要注意如下。

助 燃 性	• 氧氣不燃燒但能助燃，增加燃燒速度和火焰溫度。使用氧氣應避免在燃燒物質附近，不要在氧氣環境中吸煙或點燃火種。
避免汙染	• 氧氣容易被其他氣體、灰塵汙染，應使用專用氧氣瓶，確保氧氣純度和質量。
定期檢查	• 定期檢查氧氣設備和配件，確保工作和安全可靠。

圖 10-55：氧氣的特性

微壓氧操作時注意事項

在操作微壓氧時要嚴格遵守相關的操作規程和標準，確保操作的安全和有效性。

- 動態監測：對入艙者監測以確保安全性。
- 通風排氣：排除二氧化碳和其他有害氣體對人體產生不良影響。
- 壓力控制：避免壓力過高對人體造成危害。
- 穿戴棉質陪壓服：進艙需穿戴棉質陪壓服，避免靜電與氧氣產生反應。
- 須經過專業培訓：具備相關的專業知識和技能，確保操作安全性。
- 設備維護保養：定期維護和保養，確保正常運轉和使用效果。

圖 10-56：微壓氧操作時注意事項

微壓氧艙使用注意事項

從事微壓氧療癒的時候，有 2 個重要因素要特別注意，分別為壓力及氧氣。

微壓氧治療時有其危險性存在，尤其是單人艙因艙內空間小，且以氧氣直接加壓，病患進艙需穿著棉質陪壓服及禁止攜帶書報、電器品進艙。

多人艙亦有其危險性存在，艙內空間大且以空氣加壓，病患進艙亦需穿著棉質陪壓服及禁止攜帶書報、電器品進艙。

病患進艙前，需向病患說明清楚及簽署高壓氧治療同意書。

病患進入壓力艙前，需先向其說明手勢代表的定義。

病患進艙後，壓力艙內要開始加壓，醫師或操艙技術師為了充分與病患之溝通，使用的手勢如下：

1. **大拇指向下**：表示開始加壓下潛。
2. **右手大拇指及食指握鼻**：表示作耳壓平衡鼓氣的動作。
3. **嘴巴張開**：表示作吞口水動作。
4. **右手握拳**：表示停止加壓。
5. **右手蓋鼻後向右移動**：表示取下面罩。
6. **大拇指向上**：表示開始減壓上升。
7. **病患高舉右手**：表示不舒服，請停止加壓或出艙。

微壓氧治療注意事項：

一、治療前：

1. 請穿著不具備口袋之純棉衣物及純棉內衣褲，換上本科所提供之服裝。不可穿著毛料、尼龍纖維、人造纖維、絲襪等衣物（因易產生靜電，靜電遇氧會燃燒造成火災）。穿著乾淨的棉質陪壓服進艙才是被允許的。
2. 不可擦化妝品、化妝水、指甲油、香水、口紅、乳液、髮油、定型液。
3. 不可攜帶任何物品入艙，特別是打火機、火柴、香煙、懷爐、助聽器、所有易燃物品（如汽油）、所有金屬物件（如手錶、硬幣等）、珠寶手飾、髮夾飾品、閱讀資料、化妝品類、頭髮噴劑、油脂類、除臭劑、假髮等，以免引起爆炸。
4. 請取下隱形眼鏡、活動式假牙及身上所戴任何飾物。
5. 接受點滴注射治療者請停止注射；或將點滴瓶暫時取下，注射處以留置針（IV lock）取代。若萬不得已一定要點滴注射者，請將點滴瓶換為軟袋包裝。酒精棉球不可留於注射處。
6. 治療前四小時禁服碳酸飲料，如汽水、啤酒、酒精或碳酸飲料等（因空氣膨脹會造成胃腸不適）。
7. 治療前 2 小時禁止抽煙（因抽煙會引起血管收縮，降低高壓氧治療效果，也可能會造成抽筋之危險）。在治療期間，病人應該禁止吸煙和其他煙草產品，因為這些成分會影響人體氧氣運送的能力，影響治療效果。

8. 入艙前最好排空膀胱。

9. 患有感冒、鼻竇炎且不能平衡中耳腔壓力，請暫停治療。

10. 發燒若超過 38.5 ℃不可進艙請暫停治療。

二、治療中：

1. 治療開始的最初 10 分鐘為加壓期，會產生些微噪音，艙體內之溫度會上升，請不要慌張。

2. 艙內加壓時會感到耳膜鼓脹，但並無危險，可作耳膜平衡動作，如吞嚥口水或用手捏住鼻子，閉住嘴巴，用力鼓氣，讓中耳腔壓力平衡，可使悶脹感覺消失。如果無法鼓氣平衡中耳腔壓力，應先會診耳鼻喉醫師作耳膜穿刺術。

3. 加壓期若有耳朵疼痛、額頭痛、流鼻血現象，可能因為耳膜平衡動作不當或有擠壓傷，不必慌張，停止加壓即可改善，必要時可在治療中途從轉移艙出來。

4. 加壓 10 分鐘後到達水底期，此時處於小於 1.4 大氣壓之恆壓狀態，請遵照技術員指示將氧氣面罩緊密戴上或取下。保持正常呼吸型態，勿將氧氣面罩氧氣流量開得過大，適量即可。

5. 高濃度氧氣治療過程中，若有咳嗽、胸痛、呼吸困難、臉部肌肉抽搐、嘴唇顫動、面發白、面部麻木、出冷汗、嘔吐、視力變差、視力視野減小、頭痛、頭暈、耳鳴、興奮、不安等症狀，甚至全身性痙攣，此為氧氣中毒現象，請保持鎮靜勿驚慌，立刻拿掉氧氣面罩停止呼吸氧氣，改為呼吸艙中空氣。氧氣中毒的特性為可逆性且通常不需特別治療，只要將高氧環境移開即可自然痊癒。氧氣中毒機率為 3 萬分之一。治療時間愈長越容易造成氧氣中毒，本科所使用氧氣劑量及治療時間均在安全範圍內，敬請安心。

6. 治療最後的為減壓期，艙體內之溫度會些微下降。
7. 在減壓時勿憋氣，保持自然正常呼吸、吞口水即可。因減壓時氣體會膨脹，因此必須將氣體呼出，若憋氣可能導致肺部膨脹或破裂，造成氣胸或空氣栓塞症。
8. 治療過程中勿敲打艙體，有任何不舒服要馬上告訴陪壓醫護人員或以對講機、攝影機通知操作高壓艙之技術員。

三、治療後：

在微壓氧治療一段時間後，極少數病患會產生暫時性視力減退、近視、感覺異常或麻木症狀，但在停止微壓氧治療後大都會恢復。為維護治療之安全及不造成治療之併發症，病患務必遵守工作人員的指示。有任何問題或不明瞭的地方歡迎隨時提出，尋求醫師竭盡所能為您解答問題。

病患在微壓氧艙內的不當行為是引發治療時發生意外之主要原因，病患要規範的行為如下：

1. 在艙內盡量少移動和摩擦：病患穿著會產生靜電的衣服，有可能經由走動或摩擦產生數千甚至上萬伏特的靜電，放置雙腳的座椅在地板摩擦或與治療床碰撞，等都有可能產生着火能量引起艙內燃燒而形成火災。

2. 病患進入微壓氧艙治療需接受醫護人員之嚴格的檢查：病患頭戴手術帽、更換單位所提共之純棉質衣服及拖鞋。
3. 病患身上不能攜帶金屬類物品，以防產生靜電引起着火，不能攜帶火柴、打火機、懷爐、手機、兒童玩具、鋼筆、油筆、報紙、雜誌等近壓力艙。
4. 艙內不能有線路插頭及電線老化要汰換，電線走火也可能導致艙內起火。
5. 微壓氧艙內之冷氣空調要定期維修保養。
6. 微壓氧艙在治療加壓時，艙內溫度會增加，治療完成後減壓上升時溫度會降低，此時，艙內因溫度之變化會有水氣產生水而堆積在壓力艙底，所以，治療完病患出艙後，可將壓力艙加壓到 33 英呎後，將艙底的排水閥打開，再減壓上升以排出艙底的水分，避免艙底因水分堆積造成艙底銹蝕，危及壓力艙使用年限。
7. 若有儲氣槽每一星期需做 2 至 3 次之艙底排油及排水之動作，及每年定期做槽內之保養。

壓氧艙保養及消毒

- 定期檢查：確保各項功能正常和安全。壓力閥和氧氣濃度控制應該經常檢查。
- 定期清潔：使用後應立即清理艙內外表面，避免灰塵和汙垢積累。
- 定期更換濾芯：濾芯過濾空氣細菌、病毒和汙染物以保持艙內空氣清新。
- 注意安全：艙內含氧氣如有火源或靜電等可能引發火災。
- 定期檢查：檢查氧氣供應、壓力表、氧氣濃度等。
- 注意防潮：避免對艙造成損壞，使用完後用乾布擦拭表面，打開艙門風乾。
- 消毒：治療後每次消毒，選擇合適消毒劑。

圖 10-57：微壓氧艙保養及消毒

微壓艙建議的消毒劑

酒精	• 使用 70%濃度乙醇，塗抹至少 5 分鐘後再用清水沖洗。
氯	• 使用氯消毒，使用稀釋的漂白水（1：49）。 • 含氯消毒劑，塗抹至少 10 分鐘後再用清水沖洗。
過氧化氫	• 使用過氧化氫進行消毒。 • 定期使用中性清潔劑和清水進行表面清潔以除汙垢和雜質。

圖 10-58：微壓艙建議的消毒劑

應根據製造商的建議選擇，以確保有效性且安全性，避免將消毒劑滴入微壓氧艙內的電器或儀器中以避免損壞設備。

定期對微壓氧艙進行清洗和消毒，以保持其衛生狀態。在每次使用完微壓氧艙後，應立即清潔和消毒以避免細菌和病毒滋生。

定期消毒時，則應遵循消毒劑的指示進行操作，並注意使用防護手套和口罩等個人防護措施。

消毒完成後，應使用清水徹底沖洗微壓氧艙，以避免殘留消毒劑對人體健康造成影響。

在清洗和消毒微壓氧艙時，應注意不要損壞微壓氧艙的密封性能和電器設備。

臭氧消毒微壓氧艙可能會對微壓氧艙造成損害，因臭氧具有氧化性和腐蝕性。臭氧對人體有一定的刺激性和危害性。不建議使用臭氧消毒微壓氧艙。

微壓艙內不可放置電器產品

在微壓氧艙內使用電器產品有一定的風險，因是密閉的空間氧氣含量高，且微壓艙內有加壓力更增加其危險性。如果使用不當，可能會導致火災、爆炸、電擊等危險。

建議在微壓氧艙內不要使用任何電器產品，包括：手機、平板電腦、吹風機、電熱毯等。如果必須使用，應選擇符合安全規格的產品，並遵循製造商的使用說明書和安全提示。在使用之前，應該仔細檢查電器產品的狀態，確保沒有損壞和安全隱憂。

使用微壓氧艙時需要注意的安全事項

使用微壓氧艙時要保持艙門密閉，確保氧氣含量穩定。過程中要監測血氧濃度和心率，以便及時處理可能出現的問題。如果出現不適，應立即停止治療並尋求醫療協助。

- 在使用艙前，確保所有設備都正常，包括氧氣發生器、壓縮機等。
- 不要在艙內使用任何火源，如打火機、蠟燭等。
- 不要在艙內吸菸，燃燒物會消耗氧氣，菸蒂會引起火災。
- 不要在艙內使用油性產品，如油漆、清漆等容易引起火災和爆炸。
- 不要在艙內飲食，進食會增加微壓氧艙內的汙染。
- 保持清潔和乾燥。避免艙內水分積聚，以免增加微生物滋生風險。

圖 10-59：使用微壓氧艙時需要注意的安全事項

在微壓氧艙內面對的注意事項

微壓氧治療是一種安全有效的治療方法，對身體和心理健康都有重要的影響。

患者在艙內接受治療時應該注意自身產生的問題，即時反應治療間發生的狀況，以確定治療的適用性和安全性。在微壓氧艙內面對的注意事項如下。

- 孤單感：微壓氧艙是密封空間，會感到孤單封閉感。為減少感覺可冥想或聆聽由艙外放送進艙的音樂、可請陪伴人進艙陪伴在旁。
- 注意身體狀態：耳擠壓、頭痛、耳鳴、暈眩等，應及時告知艙外人員。如果身體狀態出現異常，應該及時中斷治療。
- 注意心理狀態：可能對心理狀態產生焦慮、憂鬱、幽閉恐懼症等。注意自己情緒變化，及時向艙外人員反應。
- 調整呼吸：在壓力下呼吸氧氣，需要患者調整呼吸節奏和深度，以適應治療過程。

圖 10-60：在微壓氧艙內面對的注意事項

微壓氧治療時若使用壓力不對之危險

微壓氧治療需要使用精確的壓力來達到最佳的治療效果，如果壓力不正確，可能會對患者造成危險，因此，進行微壓氧治療時必須嚴格控制壓力，根據患者的病情和身體狀況選擇合適的壓力和氧氣濃度，並由專業醫護人員或訓練合格人員進行監測和調整，確保治療的安全和有效。具體包括以下幾點 ·

治療效果不佳	• 如果壓力不正確，可能無法提供足夠的氧氣濃度，無法達到預期治療效果。
氧氣中毒	• 造成患者神經系統、肺部、眼睛等器官損傷，嚴重時甚至會危及生命。
擠壓損傷	• 壓力太快會對患者耳朵、肺部等造成傷害。 • 出現耳鳴、聽力下降、肺氣腫等症狀。

圖 10-61：微壓氧治療時使用壓力不對之危險

手機進艙有何危險

進入微壓氧艙時攜帶手機一般情況下並不會對人體健康構成直接危害。然而，手機可以發射電磁波，這些電磁波可能會對微壓氧艙的電器設備造成干擾，因此建議在進入微壓氧艙之前將手機關機或設為飛行模式，以減少對艙內設備的干擾。此外，微壓氧艙內應遵守艙內規定，不得吸菸、飲食、帶入易燃易爆物品等，確保艙內安全。

微壓艙內若發生火災如何處置

微壓艙內發生火災是比較少見的情況，但若發生應立即採取以下措施。

立即動作	• 立即停止吸氧，關閉艙門切勿慌亂。 • 撥打緊急電話求助，請消防隊來處理。
處理動作	• 使用滅火器滅火，火勢較大應撤離。 • 煙霧應蹲下行走，用濕毛巾蓋住口鼻以防吸入有害氣體。
預防措施	• 遵守操作規程，定期檢查和維護設備。 • 避免使用不當或者不合規定的電器產品。 • 禁止艙內吸煙或者使用明火等易燃物品。

圖 10-62：微壓艙內若發生火災如何處置

在何種情況下微壓艙會爆炸

微壓艙在正常使用情況下不會爆炸。它們是經過嚴格設計、測試和認證的，以確保在正確使用和維護的情況下能夠安全運作。如果微壓艙未經適當維護或損壞或者使用不當，可能會發生安全問題，如漏氧、火災、爆炸等。使用微壓氧治療時應該嚴格按照使用和維護說明進行操作，以確保安全。

第7節 微壓氧產業未來展望

微壓氧在日本的發展

微壓氧在日本已有相當的發展，被應用於不同的醫學領域。日本一些醫院和診所已開始使用微壓氧治療慢性疲勞症候群、自律神經失調症、類風濕性關節炎、脊椎疾病、中風後遺症等疾病。

此外，微壓氧也被應用於美容養生領域，例如治療肌膚老化、改善體力疲勞等。日本的微壓氧療法有多種形式，包括：超低氧微壓氧療法、全身性微壓氧療法、部分性微壓氧療法等。

日本一些醫學研究機構和大學也積極進行相關的研究，將微壓氧療法與其他治療方式結合，以期提高治療效果。日本的微壓氧應用領域相當廣泛，且已有不少相關研究和臨床應用，顯示了其在醫學領域中的潛力和前景。

微壓氧在美國的發展

在美國微壓氧的應用也逐漸增多。有些健身俱樂部、訓練中心和健康中心提供微壓氧治療服務，以促進身體復原和提高運動表現。

一些體育隊和運動員也使用微壓氧來加速運動傷害的康復。在醫療領域微壓氧的應用也得到了關注。

根據美國國立衛生研究院（NIH）的報告，微壓氧可以用於治療多種疾病，例如：糖尿病足潰瘍、類風濕性關節炎、腦損傷、膝關節疼痛等。

美國職業足球大聯盟（NFL）也開始採用微壓氧技術，以加速球員的恢復和減少受傷。該聯盟還為球隊提供微壓氧治療室，以促進球員的康復和健康。微壓氧在美國的應用領域非常廣泛且正在進一步發展。

微壓氧在歐洲發展

微壓氧在歐洲也受到關注和應用。德國就有不少微壓氧治療中心，提供專業的微壓氧治療服務。英國、西班牙、法國、義大利等國家，也有相關的微壓氧治療中心或機構。

近年來，隨著微壓氧在運動和健身領域的應用逐漸普及，越來越多的健身俱樂部和訓練機構也開始引進微壓氧裝置，提供相應的訓練服務。

微壓氧在中國大陸發展

近年來，中國大陸對於微壓氧的研究也有逐漸增加。一些研究表明微壓氧可以改善中風後遺症、脊髓損傷、腦損傷等方面的症狀。

此外，微壓氧還被應用於醫學美容和健身等領域。目前，中國大陸已經有不少機構和醫院提供微壓氧治療服務，並且有相關的相關標準和指導方針。

微壓氧在台灣發展

微壓氧在台灣的發展較為緩慢，並未像日本或美國般，受到廣泛的應用。目前在台灣的醫療機構中，微壓氧療法通常只應用於部分特殊的症狀或疾病治療，例如：糖尿病足或輕微中風復健等，且應用程度不夠普及。

另外，也有一些美容或健康機構推出微壓氧療程，但是否有效並未經過充分的科學驗證。

- 加強人員培訓：透過培訓課程，提升人員專業技能及素養，確保安全性及效果。
- 建立微壓氧治療標準：適應症、禁忌症、使用方法及預防措施等。
- 擬訂產業發展策略：透過產學合作建立醫療照護鏈結，整合產業鏈擴大規模。
- 增加設備使用率：政府與民間合作，提供公共場所或社區設置，提高使用率。
- 提高民眾認知：透過宣傳及教育活動，提高民眾認識讓更多人受益。
- 增加微壓氧相關研究及開發：加強技術研發，提高治療效益，開發更多領域。

圖 10-63：微壓氧產業未來發展方向

從事微壓氧事業之願景

微壓氧治療及技術目前已經在醫學領域中得到了廣泛的應用，並且被證明對許多疾病的治療具有顯著的效果。

未來，隨著微壓氧技術的不斷發展和完善，相信它將會在醫學和健康領域中扮演更加重要的角色。

此外，隨著人們對健康和健身的需求不斷增加，微壓氧治療也可能朝著健身、休閒等方向發展，並且應用到更多的領域中。

例如，微壓氧治療可能會被應用於體育運動、美容、減肥等方面，以幫助人們更好地保持健康。

微壓氧事業在醫學和健康領域中擁有廣闊的發展前景，並且可能在未來的時間內應用到更多的領域中，以滿足人們對健康的不斷追求和需求。

微壓氧發展法案

台灣目前沒有針對微壓氧的發展制定專門的法案，政府已經開始關注微壓氧產業的發展，也積極推動相關的政策。

2019 年經濟部公布《產業創新發展方案》，包括微壓氧產業的發展策略與目標，提出相關政策措施，如補助微壓氧相關產業研究發展、提供微壓氧相關業者技術輔導等，研擬微壓氧療法相關診療指引以規範臨床應用，非醫療專業人士從事微壓氧時，不可攝及宣傳醫療成效。

微壓氧事業可與何產業結合

醫療保健產業：開設微壓氧治療中心、提供微壓氧治療設備或服務等。

旅遊休閒產業：緩解壓力促進身心健康，設微壓氧休閒養生中心。

美容保養產業：促進皮膚細胞代謝和彈性，設微壓氧美容中心。

體育運動產業：提高運動表現和速度，提供微壓氧訓練服務、開設微壓氧恢復中心等。

科技產業：開發微壓氧治療設備、提供微壓氧數據分析服務等。

圖 10-64：微壓氧事業可與何產業結合

微壓氧在醫療保健領域中有廣泛應用，例如用於癌症治療、腦部損傷康復、心血管疾病治療等。微壓氧事業可以與醫院、診所等醫療機構結合，提供相應的服務和設備。

微壓氧也可以應用於健身產業中，提供額外的養生保健效果。在健身中心中建立微壓氧房間或使用微壓氧設備，讓顧客可以在運動中同時享受微壓氧的益處。

微壓氧可應用於休閒產業中，建立微壓氧房間或提供微壓氧體驗服務，讓消費者在休閒娛樂中享受微壓氧的益處。

微壓氧在美容產業中使用微壓氧治療傷口、促進皮膚新陳代謝、改善皮膚問題等與美容院、美容診所等產業結合。

微壓氧事業可與旅遊產業結合，在高海拔地區建立微壓氧房間或提供微壓氧服務，讓旅客可以在旅遊中享受微壓氧的益處。微壓氧事業可與多種產業結合，提供相應的服務和設備，創造更多的商業價值。

如何經營微壓氧養生館

要成功經營微壓氧養生館需要了解市場需求，提供優質服務，創建舒適的環境，積極行銷進行合作以及保持更新。

和當地的醫療機構、健康中心或其他類型的健康機構建立合作關係，以擴大客戶群體。與其他健康和療癒服務提供商合作，例如瑜伽教練或按摩治療師，以提供更全面的健康和療癒體驗。

了解市場需求：市場調查分析了解客戶需求和競爭對手優勢和弱點，制定營銷策略。

保持更新：與健康和療癒領域的最新發展保持同步，保持競爭優勢。

創建舒適的環境：整潔，著重室內空氣品質和燈光照明，營造放鬆氛圍。

提供優質服務：提供光療、水療、按摩、氫療、臭氧等滿足客戶不同需求。

積極行銷：網路和社交媒體與當地健康和療癒社群聯繫，擴大客戶群。

圖 10-65：如何經營微壓養生館

微壓氧結合國際觀光醫療

微壓氧療法目前已在國際上得到廣泛應用，例如日本、南韓、歐美等地均有相關的設備及治療中心。

若要將微壓氧與觀光醫療結合，可以與國外合作引進國外經驗及技術，考慮以國內的優勢產業，例如農業、觀光、文化等為主軸，打造微壓氧＋產業的特色養生館，提供旅客體驗不同於其他國家的特色養生體驗，吸引更多國際觀光客的到訪。要成功經營國際觀光醫療需要不斷地學習和創新，提高產品和服務的品質和競爭力。

- 提供優質客戶服務：透過網站、社交媒體、客戶照護中心等途徑與客戶保持聯繫。
- 提供多元化服務：提供微壓氧療法、中醫針灸、按摩、瑜珈等，滿足顧客需求。
- 熟悉當地法規：不同國家對於醫療產業的法律法規不盡相同，瞭解當地法規是重要的。
- 建立合作夥伴：與當地醫院、診所、旅行社等建立合作夥伴關係。
- 建立品牌形象：在競爭激烈的市場中脫穎而出。
- 確保專業醫療資源：確保國際觀光醫療的品質和信譽。

圖 10-66：微壓氧結合國際觀光醫療

微壓氧與觀光飯店結合運作

- 按療程、時間、次數等方式，開設微壓氧療程套餐，旅客根據需求和時間進行預定。
- 與飯店合作，設置微壓氧治療室，提供給旅客使用。
- 建立網路預訂平台，提供快捷預訂服務，讓旅客隨時隨地預訂微壓氧療程。
- 設置專業服務團隊，提供專業的醫療指導和服務，確保旅客安全和舒適。
- 與 SPA、按摩等進行合作，開設療癒套餐，為旅客提供全方位的身心靈療癒體驗。

圖 10-67：微壓氧與觀光飯店結合運作

定期舉辦微壓氧療程體驗活動和講座，提高旅客對微壓氧療程的認知和了解，增加知名度和市場需求。

觀光飯店可以與微壓氧療程中心合作，開發出多樣化的套餐，例如住宿加上微壓氧療程、美食加上微壓氧療程、休閒活動加上微壓氧療程等，以吸引更多旅客。

觀光飯店可以在飯店內建立微壓氧療程中心，打造專屬於微壓氧療程的舒適環境，例如溫暖柔和的燈光、舒適的沙發、柔軟的毛巾等等，讓旅客可以感受到舒適放鬆的氛圍。

觀光飯店可以透過微壓氧療程中心的品牌形象，提升飯店的形象和知名度，例如設計專屬的微壓氧療程服務、設立專屬的微壓氧療程專區等等。

觀光飯店可以提供不同種類的微壓氧療程，例如以不同的香薰精油搭配微壓氧療程，或者是以不同的音樂搭配微壓氧療程，讓旅客可以享受到更多元化的體驗。

觀光飯店可以透過整合行銷策略，將微壓氧療程中心與飯店的其他設施和服務整合在一起，例如設計專屬的微壓氧療程旅遊行程、在微信公眾號上宣傳微壓氧療程等等，以提高市場曝光度和客戶轉化率。

微壓氧與觀光飯店結合運作是可行的，提供旅客舒適的氧氣治療環境，讓他們在旅途中得到身心靈的放鬆與療癒。

國際間有經營合作的飯店嗎

目前世界各地已經有不少飯店與微壓氧業者合作，提供顧客微壓氧養生體驗。在日本許多觀光飯店提供微壓氧室，讓旅客可以享受微壓氧的好處。在台灣目前沒有酒店、渡假村等地方提供微壓氧服務。

未來隨著微壓氧的普及，相信會有越來越多的飯店和業者願意與微壓氧業者合作，提供更多元的服務。

微壓氧治療有無投資風險

所有投資都有風險，包括微壓氧事業。微壓氧設備的購置和維護成本都相對較高，且市場上還存在低價競爭的產品，對微壓氧事業的發展和盈利能力造成影響。

另外，政策和法規的變化、市場需求的波動等因素也都可能對微壓氧事業產生影響。在進行投資前應詳細了解市場狀況和風險，並謹慎評估投資的潛在風險和收益。

如何培訓微壓氧人才

微壓氧的應用是一種專業領域，需要訓練和培養相關的人才。以下說明培訓人才的方式。

- 微壓氧的應用涉及生物醫學、生物物理學等領域，學生在大學期間可以選擇相關的專業學科學習。
- 參加培訓課程：包括生物物理學、氧療法等，可透過網路、學術機構等進行學習。
- 經驗累積：不斷學習和實踐，提高專業能力和技能。
- 專業認證：通過專業認證，如微壓氧操艙師證書，對專業知識和技能了解。
- 實習機會：透過實習機會獲得實踐經驗和培訓機會。

圖 10-68：如何培訓微壓氧人才

身為微壓艙操艙員須接受何種課程

微壓艙操艙員需要接受相關的培訓和課程，確保能夠操作微壓艙，並在發生緊急情況時採取必要的行動。

微壓艙操艙員需要通過相關的認證和考試，確保具備必要的技能和知識，可以安全地操作微壓艙並提供高質量的治療。

- 緊急情況下的應對和處置。
- 微壓艙的結構和操作。
- 微壓氧治療的基本原理和應用。
- 病患觀察和評估及患者教育和溝通技巧。
- 微壓艙設備和消毒程序的維護和保養。

圖 10-69：微壓艙操艙員須接受課程

微壓氧艙的術科課程內容

微壓氧艙的操作員需要熟悉微壓氧艙的應用領域，不同的疾病治療的應用方法和注意事項，微壓氧艙的相關法律法規和政策。

微壓氧艙操作需要學習的術科訓練課程，說明如圖。

- 微壓氧艙的基本知識：原理、構造、功能、使用方法等。
- 操作技能：微壓氧艙的開啟、關閉、調節等操作技能。
- 安全知識：微壓氧艙的安全使用、常見問題的處理方法、事故處理等。
- 維護保養：維護保養技能包括：清潔、消毒、維護、故障排除等。

圖 10-70：微壓氧艙的術科課程內容

第 11 章

飲用高溶氧水之研究報導

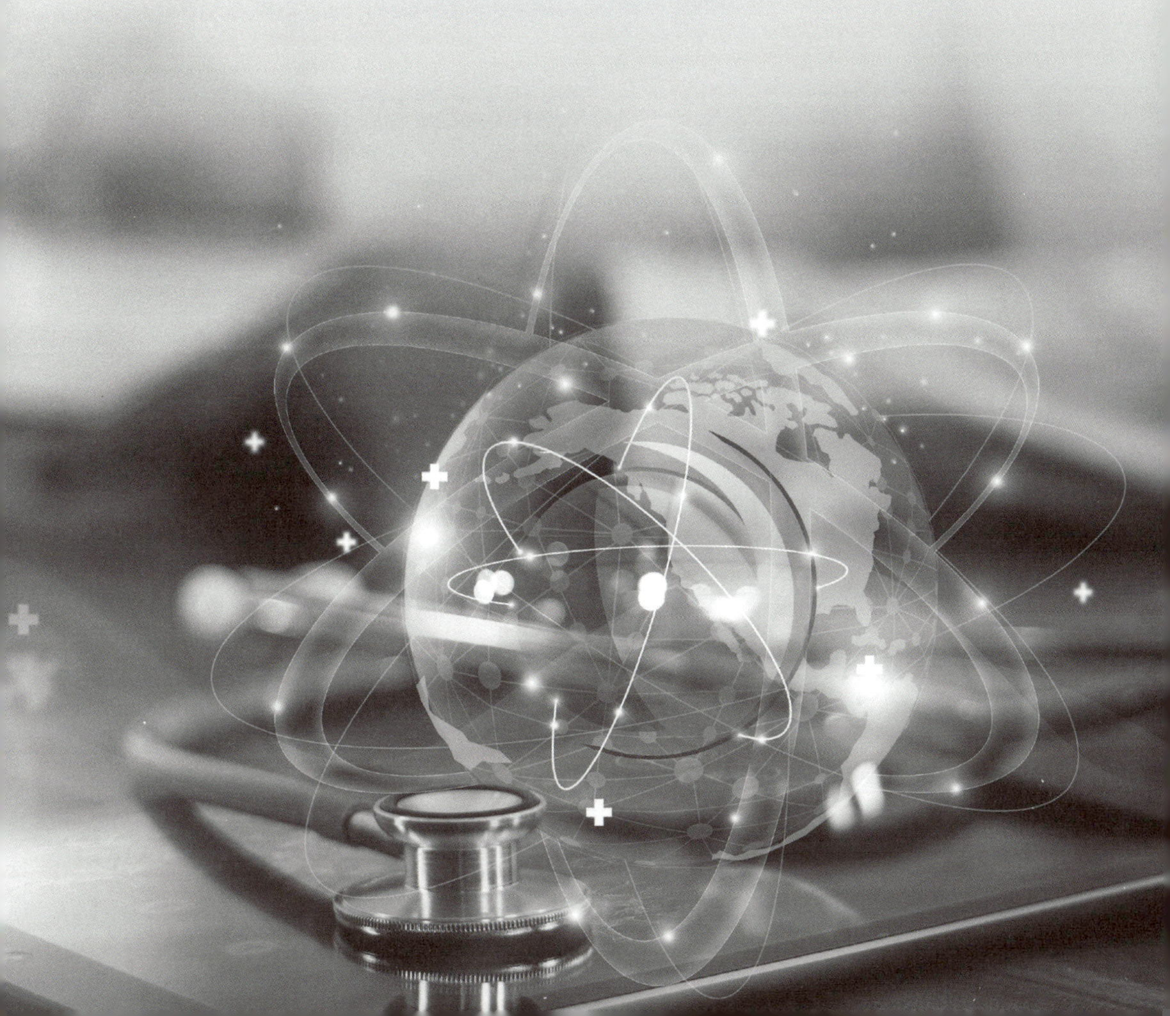

早期的高氧水，都是以氧氣瓶或高壓的方式，將氧氣直接溶入水中，這樣的分子氧不易被腸胃道吸收，提升人體各項功能效益有限。

圖 11-1：早期的高氧水

高溶氧水是指水中的溶解氧氣濃度較高的水。溶氧水通常是指水中溶解的氧氣濃度高於自然水體或常規水源中的氧氣濃度。高溶氧水可以通過不同的方法製備，其中常見的方法是通過物理過程或氣體通入水中來增加氧氣濃度。

飲用高溶氧水的歷史可以追溯到 19 世紀末和 20 世紀初，當時一些人相信飲用高溶氧水可提供維護身體健康和治療疾病的好處，他們飲用溶氧的泉水以增加身體的氧氣含量，從而提供健康好處。一些溫泉度假勝地因其提供溶氧的泉水而變得流行。

20 世紀初，氧氣瓶的發明者將純氧氣注入水中製造溶氧水。這種溶氧水被宣傳具有提供能量、增強健康、改善皮膚等多種好處。到了 20 世紀初到中期，市場營銷對含溶氧水在廣告中大肆宣傳，提供各種醫療和美容好處。

飲用含溶氧水的歷史反映人們對健康和美容的追求，市場中不斷湧現的新產品。

口服含氧水的歷史經歷了不同時期的流行和衰落，從早期的療法概念到現代科學研究的結果，隨著科學技術的進步對於口服含氧水的研究變得更加精確。含氧水產品不得宣稱具有醫療功效，除非有科學實證的支持。

含氧水的溶氧比率取決於多個因素，包括：水的溫度、壓力、氧氣濃度和其他溶解物質的存在。

一般情況下，溫度較低和壓力較高的情況下，水可以溶解更多的氧氣。在標準大氣壓下（1 大氣壓，約等於 101.3 千帕斯卡），純水在攝氏 0 度（冰點）時，在每 100 公克水中可以溶解約 0.002 克氧氣。當溫度升高時，水的溶氧能力通常會下降，這意味著在溫暖的飲用水中，每 100 公克水中溶解的氧氣量會較少。如果要提高水中的氧氣溶解度，可以增加水的壓力、降低水溫或將更高濃度的氧氣氣體注入水中。

水中溶氧的比率通常以氧氣濃度（通常以每毫克氧氣溶解在每公升水中，mg/L）來表示。這個比率可以受到多種因素的影響，包括：水的溫度、壓力、鹽度、攪拌程度以及氧氣的來源等，說明如下。

1. **溫度影響：**溫度較低的水體能夠容納更多的氧氣，而溫度較高的水體溶解氧氣能力較低，因為冷水分子間的間隔較小，氧氣分子更容易在水中溶解。
2. **壓力影響：**壓力的增加可以增加水中氧氣的溶解度。在深水中，水的壓力較高，因此可以容納更多的氧氣。氣體在溶液中之溶解性質與氣體的分壓有關，此氣體性質可由亨利定律（Henry’s law）來說明：在常溫下，某氣體溶解於某溶劑中的體積莫耳濃度和該溶液達成平衡的氣體分壓成正比。亨利定律的公式如下：ep ＝ ekc，其中：e 近似於 2.7182818，是自然對數的底數；p 指溶液上的氣體分壓（partial pressure）；c 是溶液的體積莫耳濃度（molar concentration）；k 則是亨利常數，k 會因溶劑和溫度的不同而變化。水溶液之亨利常數數值愈大的氣體，如氫氣、氮氣、氦氣與氖氣等都是屬於水溶性極低的物質。亨利定律公式之氣體壓力（P）與氣體溶解度（c）之間的線性關係。

3. **鹽度影響**：含鹽度的水體通常比淡水溶解更少的氧氣。鹽度增加會減少氧氣的溶解度。
4. **攪拌程度**：攪拌水體可以促進氧氣的溶解。當水體受到攪拌或渦流時，氧氣能夠更均勻地分散在水中從而增加了溶解度。
5. **氧氣來源**：氧氣可以通過大氣交換進入水體，也可以由水生植物和浮游生物通過光合作用產生。水體的氧氣含量也受到這些因素的影響。

總的來說，水中的溶氧比率取決於水體的環境條件和氧氣的來源。在自然水體中，溶氧比率可以根據季節和地理位置而變化。水體中足夠的溶氧對水生生物的生存至關重要，因為它們需要氧氣來呼吸。因此，水體的溶氧水平通常受到環境保護和水質管理的關注。

飲用高溶氧水研究對人體的效益說明如下：

1. **提供短期能量**：可在人體疲勞時提供短期的能量。高溶氧水有時被用於體育運動員和健身愛好者的訓練中，以提高運動時的氧氣供應。
2. **高原反應緩解**：在高山環境中，有些人可能會經歷高原反應，包括：頭痛、呼吸急促和乏力等症狀。登山者可能在高海拔地區使用高溶氧水，以減輕高山症狀，如頭痛、呼吸急促和噁心。高溶氧水可以提供額外的氧氣，幫助身體適應低氧環境。
3. **運動表現**：一些極端運動員和極限運動愛好者可能會在比賽或訓練期間使用口服含氧水，以提高短期內的氧氣攝取，尤其是在高海拔或低氧環境中。
4. **特殊醫療情況**：在一些特殊的醫療情況下，醫生可能會考慮讓病患口服含氧水或做傷口的處理，例如，某些肺疾病患者可能會在醫生的建議下使用口服含氧水以幫助改善缺氧症狀。
5. **過敏或不耐受**：口服含氧水產品可能包含其他成分，可能導致過敏或不耐受反應。如果您有過敏史或對其中的任何成分敏感，應避免使用。

高溶氧水的製備和使用通常需要在特定應用領域的專業指導下進行，以確保安全和有效性。高溶氧水的生產過程通常需要特殊的設備和技術，以確保氧氣的高溶解度。飲用高溶氧水前，最好諮詢醫生或專業醫療保健提供者的建議及指導下進行，避免水分的過度飲用，以確保身體安全和合理量的使用。

有關飲用高溶氧水對人體的效益，期盼更多的有志之士能研究探討，提出更充分的科學證據以支持其在人體健康維護的效益。飲用高氧水的口服量應該謹慎，對於罹患嚴重中樞神經系統疾病、慢性阻塞性肺疾病、哮喘、嚴重心血管疾病、腎臟疾病或洗腎患者、請在醫生或專業醫療保健提供者的指導下進行，絕對不應過量使用以避免產生不適或潛在風險。

飲用高溶氧水的反應作用

1. **降低 pH 值**：高溶氧水可能在胃中與胃酸相互作用，稍微降低胃內的 pH 值。這可能會影響胃內酶活性，但通常不會顯著改變氧氣的溶解度。
2. **氧氣釋放**：高溶水中的氧氣分子可能在胃中釋放出來，與胃酸和胃酶接觸後會分解釋放氧氣。

高溶氧水可運用於下列產業

1. **水族養殖**：在養殖水族或水生生物（如魚、蝦、藻類等）的環境中，高溶氧水可以提供更多的氧氣，幫助維持水中生物的生存和健康。這對於水族館、養殖場和水產養殖業非常重要。
2. **釀造業**：在釀造啤酒、葡萄酒和其他發酵飲料的過程中，高溶氧水可以用來供應酵母和微生物所需的氧氣，以促進發酵過程。

3. **水處理**：高溶氧水可用於水處理過程中，幫助去除汙染物和改善水的質量。

4. **醫療氧療**：在醫療領域高溶氧水可以作為一種供氧的方法，用於治療一些呼吸系統疾病或為需要額外氧氣的患者提供氧氣。

人體缺氧會使免疫系統失調導致毒素無法排出，是所有罹患疾病形成的最大原因。

根據1994年巴里斯·奇德（Parris M. Kidd）博士編著的《Antioxidant Adaptation》一書中指出：「氧在人體免疫系統的正常功能運作裡扮演著關鍵性的角色，尤其關係到疾病、細菌和病毒的全身抵抗力。」

史蒂芬·李文（Stephen Levine）博士，是位著名的分子生物學家和遺傳學家說：「我們可以把缺氧視為是所有疾病的單一最大原因。許多研究都已支持我們所相信的血液缺氧，很可能就是免疫系統受損的起點。」

諾貝爾醫學獎得主奧托·福利滋·邁耶霍夫（Otto Fritz Meyerhof）、奧托·海因里希·瓦柏格（Otto Heinrich Warburg）博士研究發現：「細胞缺氧造成組織和細胞的氧合（Oxygenation）不夠，這不僅是導致疾病和癌症的基本原因，而且也會造成退化性疾病的體質，缺氧是免疫和退化性疾病的一個顯著因子。」

醫學院學生必讀的《醫用生理學教科書》（Texbook of Medical

Physiology）作者亞瑟・蓋頓（Arthur C. Guyton）醫學博士在書中寫到：「所有慢性疼痛、病痛皆導因於正常細胞缺少生理用量之氧所致。」

1988 艾德・麥卡比（Ed McCabe）編著《Oxygen Therapies, A new Way of Approaching disease, 1988》指出：「疾病是不能正常排除體內毒素的結果，氧氣是幫助身體消除毒素不可或缺的因子。」

亞伯・華爾（Alber Wahl）博士也說：「簡單來看，疾病係由於體內氧化作用進行不夠，導致毒素堆積而成。通常這些毒素會在正常的新陳代謝功能進行中被氧化掉。」

美國密西根州立大學與英國倫教癌症研究學院的科學家們，聯手發現氧氣和二價鐵（Fe++）參與 DNA 的修復，這項研究解果已發表於 2002 年 9 月份的英國知名期刊《自然》（Nature 419, p174-178）雜誌。

科特・丹斯白契（Kurt W.Donsbach, D.C., N.D.）博士也指出：「組織內額外的氧氣最被忽略的益處之一，就是他們能提供更有效的排毒能力。」

2020 年台灣國立成功大學陳百昇博士團隊年發表於國際期刊《生物醫學雜誌》的回顧性論文〈Pathophysiological implications of hypoxia in human diseases〉說明缺氧在癌症、心肌缺血、代謝性疾病、慢性心臟和腎臟疾病等主要死亡原因，以及對先兆子癇和子宮內膜異位症等生殖疾病的發病機制中發揮著關鍵作用。

2021 年瑞典團隊的 Xiaowei Zheng 博士團隊在《Diabetologia》國際期刊中發表了一篇回顧性論文指出：「缺氧與糖尿病併發症（糖尿

病性足潰瘍、糖尿病性視網膜病變、糖尿病性腎病、糖尿病性心肌病）及缺氧誘導因子（HIF）的調控有密切的關係。」

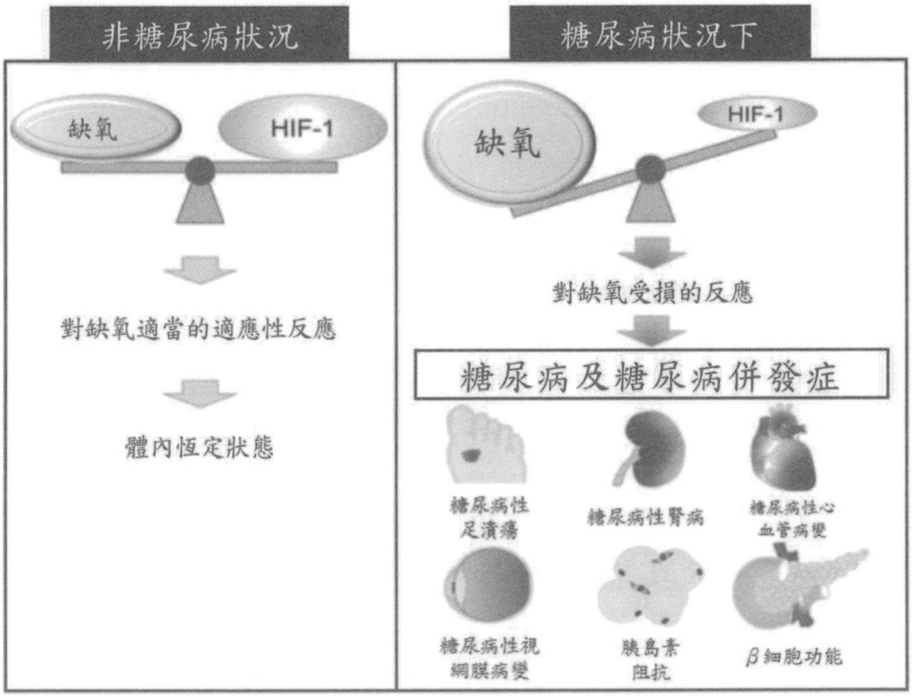

圖 11-2：缺氧及 HIF 與其併發症的關係

用喝的高溶氧液體

補氧除了經由呼吸道吸氣體進入體內方式外，也有其他的途徑可供選擇，那就是用喝的高溶氧的口服液。

一般自來水的含氧量是 6 ～ 10ppm，而一般的海洋深層水和充氧礦泉水的溶氧量則在 40ppm 左右，約在 0.004％的範圍。而高溶氧口服液的含氧濃度可高達 350,000ppm，高出一般自來水約 50,000 倍。

最新航太科技高氧水，以海鹽包覆離子化的氧，使其可以高濃度溶於水中，並經由學術界證明可以有效被腸胃道吸收，提升人體各項功能。

圖 11-3：航太科技的高氧水

	溶氧量 (ppm)	倍數
一般自來水	6~10	1
充氧礦泉水	40	4
高溶氧口服液 (航太高科技)	10,000~ 350,000	1,500~ 50,000

圖 11-4：飲用水的溶氧量比較

氧能溶在水裡的氧分子很有限，常溫下即使把氧氣加壓溶到水裡，氧分子還是會很快地逸出水面，如果能讓水裡的氧分子和鹽（如氯化鈉，在水裡會解離出正離子 Na+ 及負離子 Cl ）做某種方式的電荷的吸引結合，就可以把氧分子穩定在水裡構成穩定氧，這樣就能把氧的濃度提高，使高溶氧水直接進入細胞然後被利用，這就是高溶氧水的原理，來自航太高科技。

早在 1979 年，德國教授 A.Pakdaman 成功開發第一個每公升含 60mg 的高溶氧水，在 1988 年特別提出口服的治療方法，並成功地運用在臨床醫學及營養學上；他將氧溶入在水分子中，當接觸大量粒線體的細胞組織（如腺體、腸、肝、腎、腦、心等）時，釋出的氧可以直接進入細胞然後被充分利用，稱為口服氧治療（Oral Oxygen Therapy, OOT）。

口服氧療法（Oral Oxygen Therapy, OOT）是一種用於治療或緩解缺氧（低氧氣水平）症狀的醫療治療方法。

這種治療方法主要方式是使用便攜式氧氣機，使用者可以透過鼻子或口吸入氧氣。這些設備通常使用氧氣瓶或濃縮器，能夠提供特定流量和濃度的氧氣。通常適用於患有慢性呼吸系統疾病或其他導致低氧水平的健康問題的患者。

口服氧療法主要目標是提供足夠的氧氣，以幫助維持患者的身體機能和改善其生活質量。口服氧療法是使用口服氧氣裝置，透過口鼻部位吸入氧氣，以提供足夠的氧氣維持正常的血氧水平，減輕呼吸困難、疲勞和其他與低氧水平相關的症狀。這些裝置通常是輕便且易於攜帶，患者可以在需要時使用，例如在運動、休息或睡覺時。口服氧氣裝置通常與醫生的建議和處方一起使用，以確保適當的氧氣流量和治療計劃。

口服氧療法（Oral Oxygen Therapy, OOT）適用於以下情況：慢性阻塞性肺疾病（COPD）：包括慢性支氣管炎和肺氣腫的患者。肺纖維化：一種導致肺部結疤和纖維化的疾病。高山病：在高海拔地區呼吸困難的情況下，可幫助提供足夠的氧氣。一些心臟疾病和其他呼吸問題。

患者的動脈血氧飽和度（SaO_2）低於指定的正常範圍、持續性呼吸急促、肺功能測試顯示氧氣不足、或者在特定情況下，如飛行中需要氧氣。治療目標是提供足夠的氧氣，以確保患者的血氧水平維持在正常範圍內，有助於減輕症狀，如呼吸急促、氣短、疲勞和頭暈等，同時提高患者的生活質量。

口服溶氧水（Oral Oxygenated Water）與口服氧療法（Oral Oxygen Therapy, OOT）並不相同，它們是兩個完全不同的概念。口服氧療法是一種醫療治療方法，通過提供濃縮的氧氣來幫助患者應對低血氧水平和呼吸困難等問題。口服溶氧水（Oral Oxygenated Water）是一種飲用含高溶氧水的產品，可將其視為維護身體養生的飲用水，除了飲用高溶氧水外，建議應遵循健康的生活方式，包括戒煙、戒酒、適當的飲食和適度的運動以改善呼吸系統的健康。

口服的高溶氧水經由細胞膜的水通道（Water channel），經由胃和腸中的細胞再由門靜脈進入身體的循環系統，經由口服溶氧水使細胞獲得的氧和肺部所釋放的氧具有同樣的功能。

缺氧及高溶氧水對腫瘤造成的影響

癌細胞及發炎細胞的代謝發展主要經由無氧代謝途徑，會產生乳酸鹽和丙酮酸，如果飯前一小時服用高溶氧的水可以改變這種無氧代謝狀態。

Pakdaman 教授研究發現癌症患者經 6～8 星期的服用高溶氧水後，血球數量及免疫力都有很大的改善，並於 1990 年提出初步結論研究報告。1992 年德國杜塞爾多夫大學衛生學院證明：豐富的溶氧水可以減少硝酸鹽高達 500%。硝酸鹽是土地、地表面和水中的汙染物，當細菌將硝酸鹽轉化成亞硝酸鹽再變成亞硝胺（Nitrosamines）時，它是已知的致癌物質。研究顯示，多飲用高溶氧水具有防癌的積極意義。

2004 年歐洲醫療腫瘤學會舉辦的大會主題中，曾熱烈地討論氧氣治療對改善對抗腫瘤的能力，缺氧導致癌症引發的貧血及疲勞症候群等不適症狀，氧氣療法對於腫瘤在免疫及化學治療上更具有效力。

2021 年，Rachel Shi 等人，在知名期刊《細胞》中回顧歷年文獻，發現缺氧是實體腫瘤的一個常見特徵，極大地阻礙了化學療法、放射療法和免疫療法等傳統癌症治療的療效。腫瘤的增殖和晚期氧氣的耗盡會導致細胞一系列的遺傳、轉錄和代謝等反應，從而促進細胞存活、轉移和臨床惡性症狀的表現。

臺大醫院乳癌名醫張金堅教授認為：缺氧是腫瘤微環境的基本特徵之一，缺氧也是決定腫瘤惡性化發展的重要因素。缺氧不但會誘導癌症幹細胞產生，使放射線治療失效，及對化學治療產生抗藥性等問題，更重要的是，缺氧還會促進癌細胞的快速生長和轉移。

缺氧誘導因子（Hypoxia-inducible factors, HIFs）是一種在細胞環境中的轉錄因子，因氧含量而產生不同反應的，主要是在氧氣減少或缺氧的情況下活化。

近年來研究發現，人體細胞內氧含量的下降會產生一系列的信號傳遞，激發對缺氧環境敏感的缺氧誘導因子（HIFs）的活性，當缺氧誘導因子這個轉錄因子表現增加後，會活化「血管內皮細胞生長因子」（Vascular endothelial growth factor, VEGF）基因表現，癌細胞內新生成的「血管內皮細胞生長因子」會進一步分泌到腫瘤組織並刺激微血管新生，如此可解除腫瘤內部缺氧的危機，也提供腫瘤持續增長的條件。透過一連串細胞內信號的傳遞，最後導致癌細胞內與缺氧相關的基因之表現。

在缺氧環境下，細胞所因應的感應機制與生理調節不但可以套入任何細胞，癌細胞更是沒放過濫用此機制的機會。因此，在細胞信息傳遞的路徑上正尋找可以「抗癌用藥」的標的，也是製藥業一直是研發新抗癌藥物的探索重點所在。

現在透過奈米技術開發所製成的新抗癌藥物，就是看準腫瘤的核心缺氧特徵，希望透過抗癌藥物進到癌腫瘤裡，破壞缺氧誘導因子（HIF-

1）的穩定性。關於新抗癌藥物仍需要時間和進一步臨床實驗來驗證。

缺氧對癌細胞造成的影響圖表說明如下。

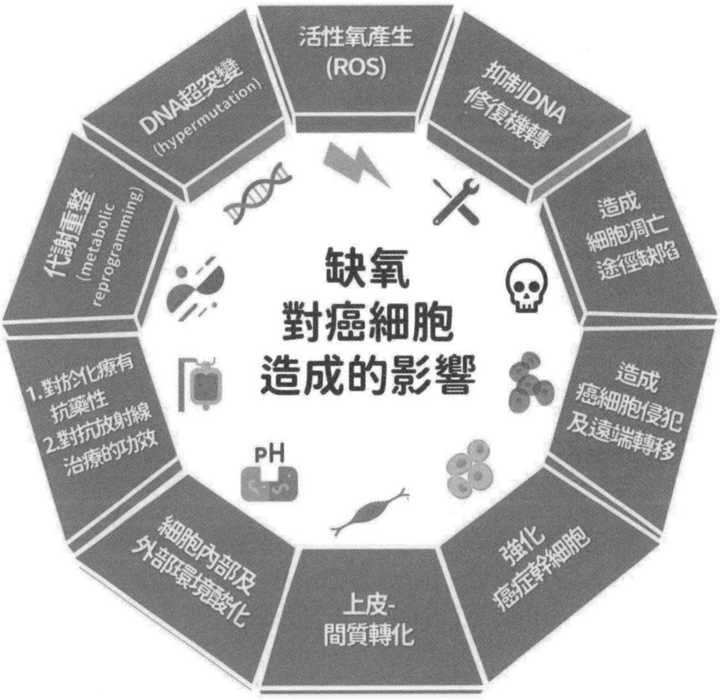
缺氧
對癌細胞
造成的影響
活性氧產生
(ROS)
抑制DNA
修復機轉
造成
細胞凋亡
途徑缺陷
造成
癌細胞侵犯
及遠端轉移
強化
癌症幹細胞
上皮-
間質轉化
細胞內部及
外部環境酸化
1.對於化療有
抗藥性
2.對抗放射線
治療的功效
代謝重整
(metabolic
reprogramming)
DNA超突變
(hypermutation)
pH

圖 11-5：缺氧對癌細胞造成的影響

高溶氧水對人體的作用

高溶氧水可以縮短十二指腸潰瘍的癒合期及其中的疼痛等不適。1985 年俄國醫師 Godetoki 等人提出研究報告說明上述效果。1996 年日本三得利（Suntory）公司以動脈血檢測研究飲用高溶氧水的成效，發現飲用高溶氧水後動脈血氧分壓會立即上升維持且長達 9 ～ 120 分鐘，然後再逐漸下降恢復到飲用前的氧分壓濃度。

2022 年臺灣大學食品科技研究所所長潘敏雄教授，對高登氧補給液進行其保健功效實驗。

第一部分以秀麗隱桿線蟲（C. elegans）做壽命影響研究，發現添加高登氧補給液到培養液中，生命週期約增加 3 天（約 15%），顯示著添加「高登氧補給液」明顯有助於「秀麗隱桿線蟲」處在更為健康的狀態，且線蟲體內活性氧化物質（ROS）並無增加。

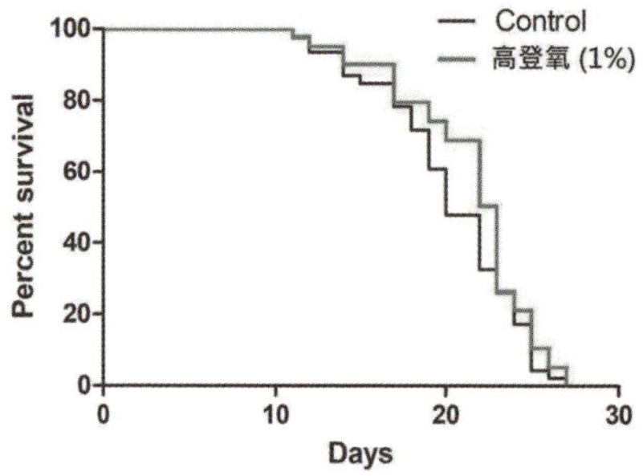

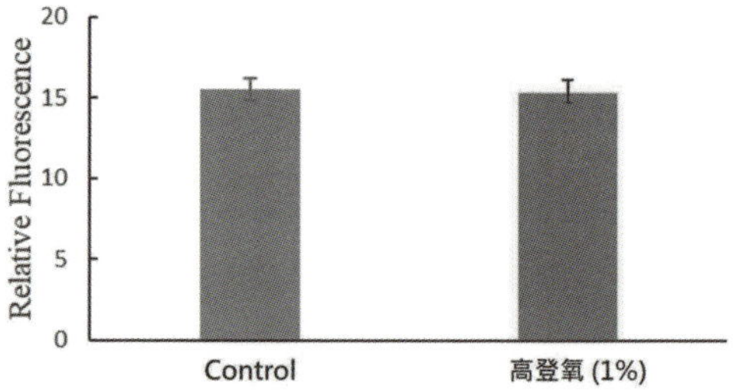

圖 11-6：高登氧補給液暴露於 C. elegans 之平均生命期與對體內 ROS 影響

研究的第二部分，不同濃度之「高登氧補給液」與「脂多醣 Lipopolysaccharide（LPS 100 ng/mL）」處理均不會對「巨噬細胞 Raw 264.7 細胞」生長有任何的影響，研究結果顯示高登氧補給液在此濃度（20 μL/mL）以下，不會造成細胞的任何毒性，可表示此濃度是安全的。隨著「高登氧補給液」添加量的增加，一氧化氮產生量有降低之趨勢，顯示「高登氧補給液」在此濃度下處理老鼠的巨噬細胞，可以抑制一氧化氮生成的濃度達到 17.2%，證明了「高登氧補給液」是具有有抗發炎的功效。本研究直接證明了「高登氧補給液」的安全性及功效性。

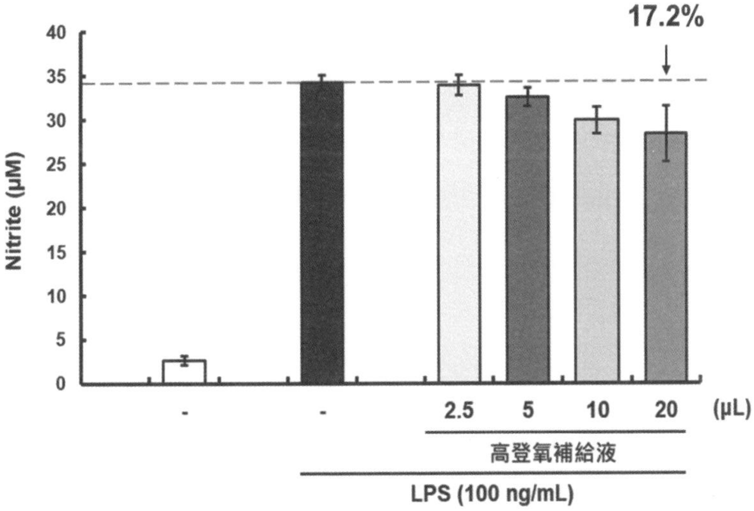

圖 11-7：高登氧補給液對 LPS 所誘導 Raw 264.7 細胞存活率與一氧化氮生成之影響

2023 年浙江工業大學以紐西蘭兔進行灌胃實驗，第一部分，量測高溶氧水（2,100ppm）在動脈中氧分壓的增加狀況，結果發現血氧分壓在 30 min 達到血氧分壓最高點，較飲用前提高了 52.4%。同時二氧化碳分壓較飲用前降低了 34.2%。

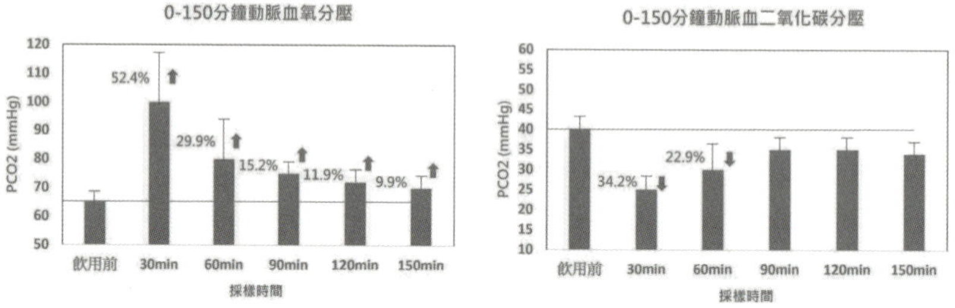

圖 11-8：灌胃 30 mL/kg 高溶氧水 2100 飲用水
在 0 ～ 150 分鐘的血氧及二氧化碳分壓的變化

浙江工業大學第二部分實驗，口服 1.5ml/kg 高登氧補給液（35 萬 ppm）使兔子血液中的血液分壓在 120min 時達到血氧分壓最高點，較 0min 提高了 34.8%，同時二氧化碳分壓較 0min 減低了 11.7%，其變化數據如下。

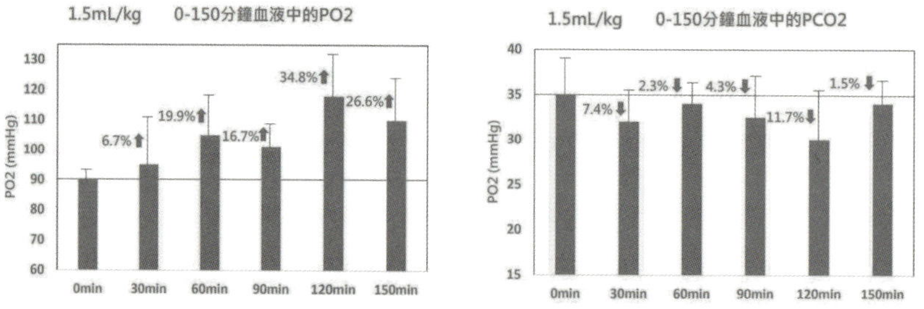

圖 11-9：口服 1.5 mL/kg 高登氧補給液
在 0 ～ 150 分鐘血氧及二氧化碳分壓的變化

浙江工業大學第三部分安全性實驗，通過浙江工業大學動物實驗測試，有效證明出：連服高登氧補給液 7 天，小鼠無中毒現象，體重在正常範圍、飲食、毛色、行為均表現正常。飲用 5ml/kg，與 10ml/kg 兩個劑量組的小鼠體重與飲用純淨水的小鼠體重的變化趨勢基本一致。詳情見。

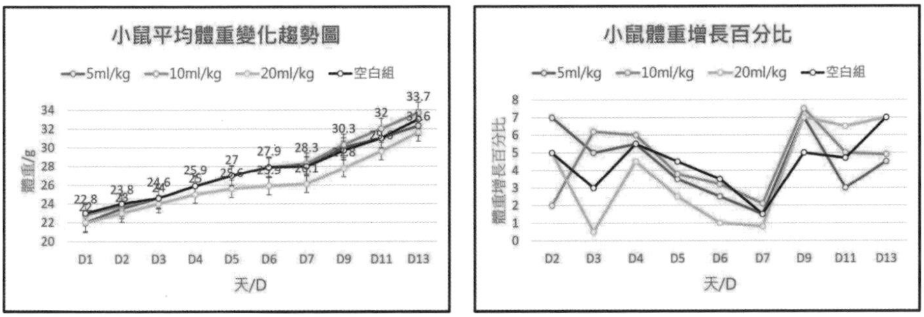

圖 11-10：飲用 5 ml/kg 與 10 ml/kg 兩個劑量組的小鼠體重
與飲用純淨水的小鼠體重的變化趨勢

1983 年 Theodor Kaufman 醫師等人在《整形外科雜誌》年報中提出研究發現局部施與 96％的高溶氧水，對實驗性的深層傷口可促進膠原質的合成、成熟與組織化作用。1991 年美國的 Kent Jonsson 博士等人在《外科雜誌》年報中提出組織的氧合、貧血與擴散能力與外科手術傷口的癒合具有高度相關性，其中，氧氣是傷口癒合的關鍵元素。

2001 年 W Forth , O Adam 等人發表：從腸道吸收氧氣──用兔子進行的實驗（Uptake of oxygen from the intestine-- experiments with rabbits）。門靜脈血主要負責肝臟的氧氣供應。研究將高溶氧水注入胃中分析對家兔門靜脈血氧合的影響。

材料和方法：通過胃管給 15 隻麻醉兔注入 30 毫升的水，其中水中的溶氧含量為 45、80 或 150 毫克／公升（mg/l），經由胃、腹腔、胃以及門靜脈中的測量探針連續監測氧壓。

結果：胃內灌入的溶氧水（intragastrically applied oxygenated water）根據其溫度的升高會緩慢地輸送氧氣，發現溶氧水釋放的氧氣會滲入腹腔，並建立胃和腹腔氧壓之間的劑量—反應關係（dose-response relationship）。灌入每公升溶氧 45 毫克的高溶氧水不會導致腹部氧氣濃度的增加且可以忽略不計，灌入每公升溶氧 80 毫克或 150 毫克的高溶氧水則會導致氧氣分壓增加，腹部氧分壓最高可達 20 毫米汞柱，門靜脈最高可達 14 毫米汞柱。根據氣體擴散的物理定律和生理參數會造成溶氧水內氧氣滲透的發生。如果水中富含二氧化碳會使氧氣的擴散力增強。

結論：將胃內灌入超過每公升 45 毫克的的高溶氧水，可將氧氣輸送到腹腔和門靜脈。這種效應可能與肝臟灌注受損的狀態（例如脂肪肝或肝炎）具有臨床相關性。

2022 年 4 月 Kohei Aoki, Yukiko Ida 等人發表：局部應用氧氣納米氣泡水可增強動物模型中缺血性皮膚傷口癒合的癒合過程（Topical application of oxygen nano-bubble water enhances the healing process of ischaemic skin wound healing in an animal model），本研究探討氧納米氣泡水作為富氧液體，對大鼠傷口癒合過程的影響及對傷口癒合的

有用性。

研究方法為將 Sprague-Dawley 大鼠（總計＝ 36 隻）分為兩組：無缺血的傷口癒合模型組（18 隻）和缺血組（18 隻）。在每隻大鼠的背部製作直徑 8 毫米的全層皮膚缺損傷口；在缺血組的大鼠中還製作了雙蒂皮瓣（寬度：3.6 毫米；長度：8.6 毫米）。然後將每組 6 隻大鼠用浸泡有氧氣納米氣泡水的 AQUACELL 處理傷口，並與用純化水（與製作氧氣納米氣泡水相同）處理的對照大鼠進行比較（生理鹽水溶液）。

結果：在缺血組中，氧氣納米氣泡水亞組的傷口癒合率和時間有顯著改善。氧氣納米氣泡水療法可增強缺血性傷口的癒合過程。

從以上的研究發現飲用高溶氧水對於皮膚的傷口癒合以及營養是十分有幫助的。因此以含氧離子為基底做成的外傷用凝膠，對於傷口及褥瘡等，有良好的修復及抗發炎作用，此產品並得到衛福部的第一等級醫材許可證。

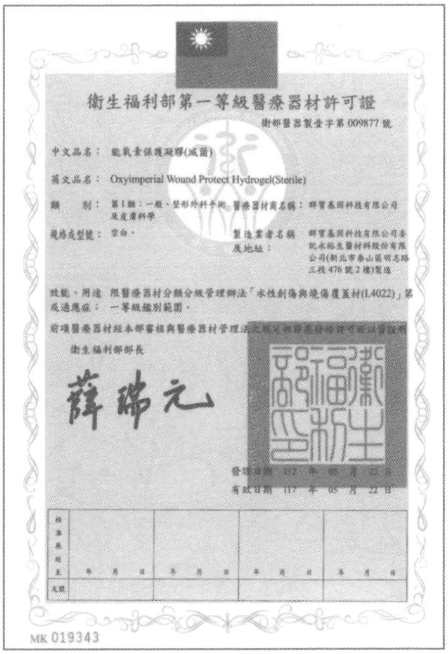

衛生福利部第一等級醫療器材許可證

衛部醫器製壹字第 009877 號

中文品名：能氧素保護凝膠(滅菌)

英文品名：Oxyimperial Wound Protect Hydrogel(Sterile)

類　　別：第1類：一般、整形外科手術及皮膚科學

醫療器材商名稱：群寶基因科技有限公司

規格及型號：空白。

製造業者名稱及地址：群寶基因科技有限公司委託永裕生醫材料股份有限公司(新北市泰山區明志路三段 476 號2樓)製造

效能、用途或適應症：限醫療器材分類分級管理辦法「水性創傷與燒傷覆蓋材(I.4022)」第一等級鑑別範圍。

衛生福利部部長

薛瑞元

發證日期 112 年 05 月 22 日

有效日期 117 年 05 月 22 日

MK 019343

圖 11-11：以氧離子為基底的外傷用凝膠，得到衛福部的第一等級醫材許可證。

高溶氧水對新冠肺炎的預防作用

2022 年，臺北醫學大學李慶國教授與劉慧康副教授指出：使用酵素連結免疫吸附劑分析法（ELISA）為基礎的藥物測試平臺，進行 RBD 單株抗體（inhibitor）抑制各類變種病毒的刺突蛋白（full-length）結合力比較。

結果發現，在過氧化氫酶存在的情況下，高溶氧水（高登氧補給液）（Oxygolden oxygen tonic）會中斷刺突蛋白與人類 ACE2 受體的結合。

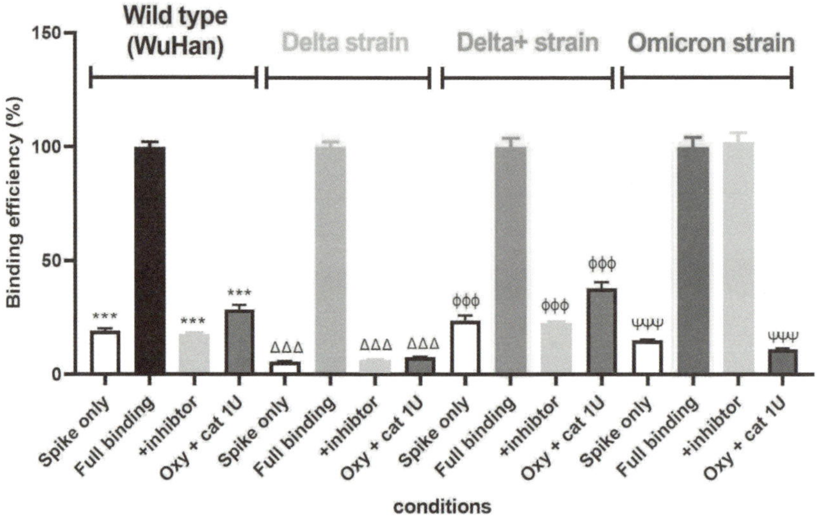

圖 11-12：高登氧補給液經由酵素催化後具有抑制刺突蛋白結合與人類 ACE2 受體結合效果

2023 年，國立陽明交通大學黃琤教授與台北醫學大學劉慧康副教授，根據以上研究，進一步評估了高登氧補給液對 SARS-CoV-2 Omicron BA.4/5 變種三聚體刺突蛋白結合的潛在抑制活性，以及抑制對於含有冷光素酶報告基因的偽 SARS-CoV-2 Omicron BA.4 病毒的感染 293T-ACE2 細胞的能力。

結果：用去離子水稀釋的高登氧補給液，最高 25％稀釋倍率下，均顯著抑制了 95％ 的 SARS-CoV-2 Omicron BA.4/5 三聚體刺突蛋白結合。

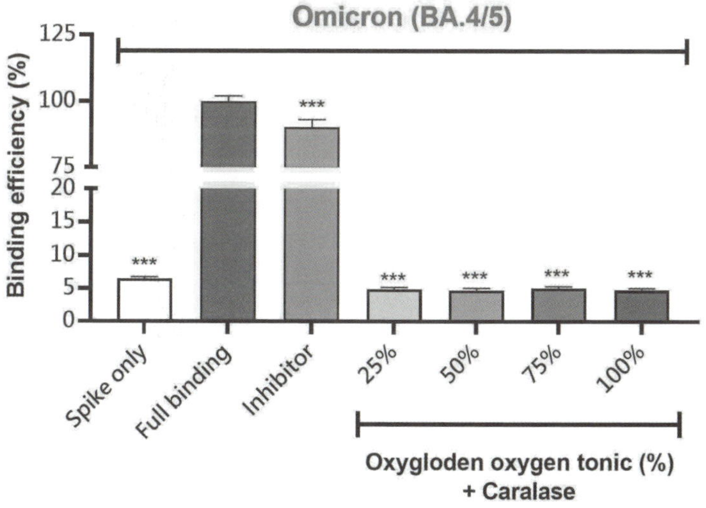

圖 11-13：高登氧補給液經由酵素催化後在不同稀釋劑量下抑制 Omicron BA.4/5 棘蛋白結合效果

另一方面，抑製劑僅提供輕微的抑制作用。在 Omicron BA.4/5 假病毒結合試驗方面，高登氧補給液在添加或不添加過氧化氫酶的情況下抑制病毒結合的 IC75 濃度分別為 22.3% 和 16.8%。

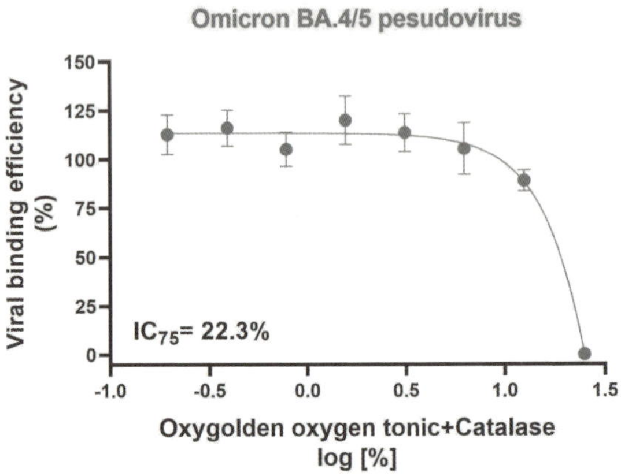

圖 11-14：高登氧補給液經由酵素催化後在不同稀釋劑量下抑制 Omicron BA.4/5 棘蛋白表現之偽病毒感染 293T-ACE2 細胞之效果

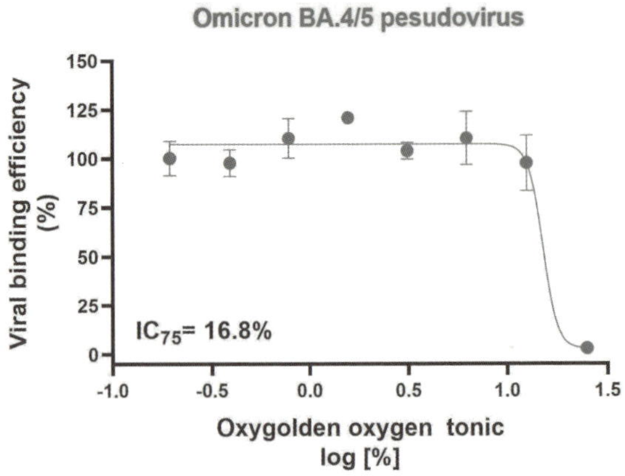

圖 11-15：高登氧補給液在不同稀釋劑量下抑制 Omicron BA.4/5 棘蛋白表現之偽病毒感染 293T-ACE2 細胞之效果

高登氧補給液對於抑制人類 ACE2 轉基因小鼠受到 Omicron BA.4/5 偽病毒感染肺部的能力測試結果顯示，小鼠透過鼻吸入與 Oxygolden ＋過氧化氫酶（25％）一起給藥的方式，使得抑制病毒感染肺部的程度最多可達到 35％。

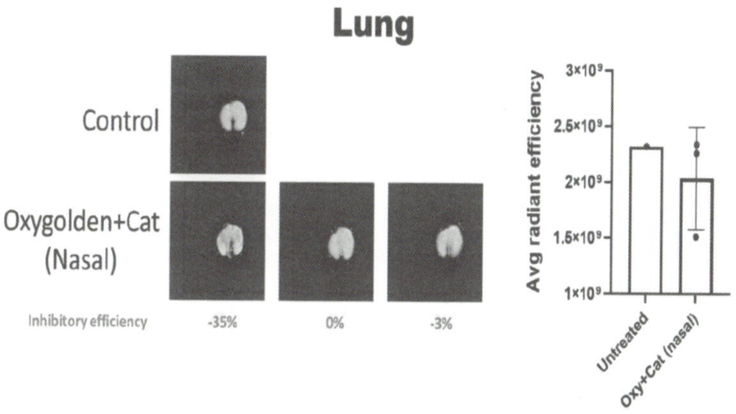

圖 11-16：比較含有酵素催化之高登氧補給液在混合 Omicron BA.4/5 偽病毒經由鼻腔投予後，可觀察到約 35% 比例的 hACE2 基因轉殖鼠肺部感染訊號受到抑制。較口服效果更佳。

實驗結論：高登氧補給液提供了抑制 Omicron BA.4/5 刺突蛋白與 ACE 2 結合的活性。高登氧補給液可抑制具有 Omicron BA.4/5 刺突蛋白表現的偽病毒感染力。活體實驗部分可見到高登氧補給液加酵素透過吸入的方式有些降低病毒感染程度的趨勢，若能持續進行吸入預期應該會有更好的抗病毒保護效果，但還是需要更完整深入的研究測試。

本實驗得到兩個結論：

1. 高登氧補給液經酵素催化之後，能有效抑制 SARS-COV-2 主要變種病毒棘蛋白的結合能力。
2. 可能的機制：透過負氧離子群的產生，因而干預病毒棘蛋白對於人類 ACE2 受體之靜電力結合作用。

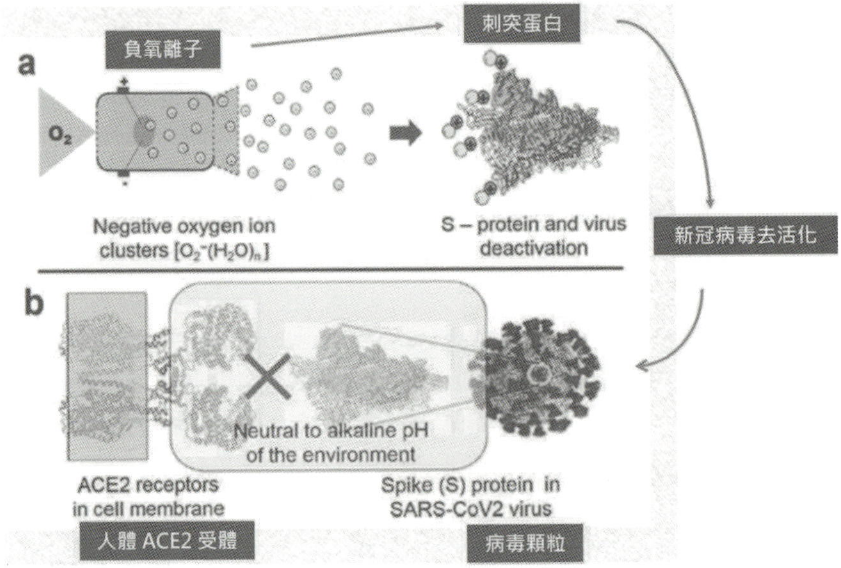

資料來源：引用自 Medical Hypotheses 154（2021）110658

圖 11-17：負氧離子干預新冠病毒去活化的可能機制。

2020 年 Chih Hsiang Fang, Cheng Chia Tsai 等人發表：高溶氧水對高尿酸血症大鼠模型的影響（Effects of Highly Oxygenated Water in a Hyperuricemia Rat Model），研究指出近年來，含氧水品牌數量迅速增加，指出通過飲用高溶氧水提高體內氧氣利用率來，賦予身體健康的益處並提高運動表現。本研究的目的是探討使用高溶氧水評估對尿酸代謝的改善，同時檢測動物的性能是否增強？使用氧酸鉀鹽治療誘發大鼠罹患高尿酸血症，然後飲用高溶氧水分別檢測大鼠在治療前、治療期間或治療後其血清尿酸值，以確認高溶氧水對尿酸代謝的影響。

結果：罹患高尿酸血症的大鼠在飲用高溶水後，增強了尿酸代謝和血清尿酸濃度增加率顯著改善。高溶氧濃度提高了細胞的氧吸收率，使糖酵解和線粒體蛋白質合成增加。

結論：飲用高氧水是一種潛在的治療高尿酸血症的輔助療法或保健食品。

2023 年 8 月，廣州生技公司根據《Restoring metabolism of myeloid cells reverses cognitive decline in ageing》進行試驗設計，通過穿透式電子顯微鏡（TEM）觀察細胞粒線體形態特徵，以評價樣品處理後對纖維母細胞粒線體的影響。實驗結果顯示：與經 UVB 照射 30 秒處理的模型對照組相比，濃度為 6.25％的哺氧元保濕水（高登氧補給液）處理人類皮膚纖維母細胞（HSF）24h 後，TEM 觀察到粒線體損傷減輕並趨於正常形態的現象。在這些樣品處理組中，粒線體呈橢圓形或棒狀結構，腫脹明顯減輕，空泡化粒線體幾乎不見，而粒線體嵴明顯可見。說明在該實驗條件下，高登氧液能夠減輕粒線體損傷，並對受損的 HSF 細胞粒線體有修復作用。

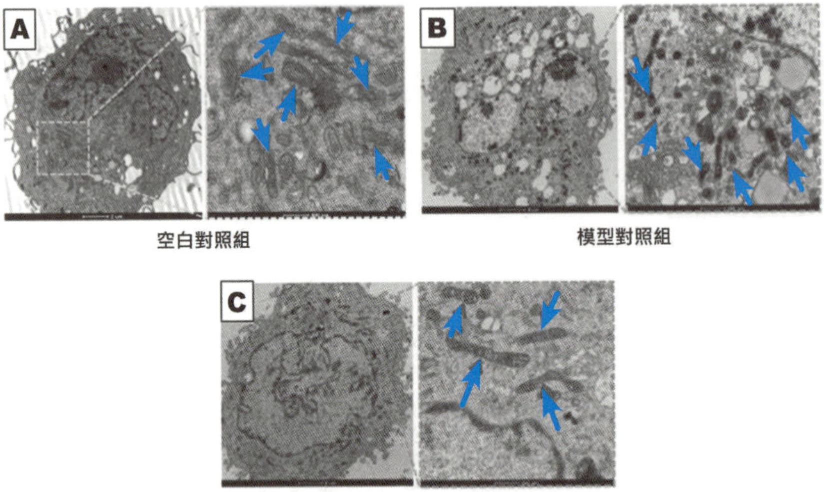

圖 11-18：「高登氧補給液」處理後 HSF 細胞電鏡形態圖
A. 未經 UVB 照射 30 秒；B. 經 UVB 照射 30 秒；C. 6.25%哺氧元
（綠色箭頭代表粒線體）

人類的細胞主要由水組成，因此人體重量的 70％是水，而氧占身體總重量的 65％，顯然地，「我們是我們所喝！（We are what we drink!）」每天飲用 10cc 高溶氧水對於補充身體所需的氧是有所幫助的。

德國 Nasser Drakhshan 醫學博士依據 1995 年論文《氧氣療法的歷史》總結了氧氣對人體的科學性療效如下：

- 改善氧氣運用異常及細胞缺氧狀態。

- 飲用高溶氧水經腸道及門 脈循環的運送氧氣，可改善因呼吸道障礙所引起的換氣不良狀態。
- 矯正因貧血、酵素缺乏、中毒等所導致的細胞內呼吸異常。
- 改變癌細胞的無氧代謝狀態，抑制癌細胞的生長。
- 預防及治療因腦缺氧所引起的偏頭痛。
- 刺激和調節免疫細胞如白血球、單核細胞、顆粒細胞、自然殺手細胞。
- 增加細胞釋出能量，促進生理及心理的能力。
- 影響及調節細胞鈣離子濃度及經由提升粒腺體運用氧氣能力改善細胞代謝及生物氧化作用。
- 經由活化肝臟 P-450 細胞色素加速身體解毒能力。
- 改善微血管之微循環狀態。
- 改善心肌缺氧及預防心臟組織壞死。
- 經由頸動脈及主動脈體之化學感受器調節血壓。
- 增加紅血球、血紅素及血小板的數量。
- 抗病毒及細菌的作用，尤其是厭氧性細菌。
- 對幽門桿菌產生細胞毒素作用，並且改善胃、腸的黏膜。
- 中和胃壁細胞所分泌的胃酸轉化成水。
- 加速開放性傷口的癒合。

建議應用於：限制性及阻塞性肺病、胃腸疾病、自律神經紊亂、動脈高壓、高血壓、心律不整、微循環障礙、中毒、偏頭痛、感染、傷口癒合、盲點、免疫失調、免疫疾病及腫瘤。在一般的情況下，空腹時喝 10cc 的高溶氧飲料，每天 2 ～ 3 次，就可充分補充身體所需的氧氣。如果有劇烈的運動、訓練，也可適度增加飲用量。

Drakhshan 博士特別結論口服高溶氧水的療法的優勢，不僅用途廣泛，且沒有副作用。現今，高溶氧水已經在世界上廣泛運用於運動、健身、醫療、美容、護膚、奶品產業各方面，貢獻卓著，未來發展更是潛力無窮。

2023 年 3 月由群寶基因科技有限公司主辦的「台大、台北醫學大學、陽明醫學大學產學合作聯合成果發表會」，探討出高科技溶氧技術獲專利能氧素飲水研究可促樂活身心。會中針對「抗病毒活體評估試驗、抑制新冠病毒活性、提高血氧濃度及延緩老化保健功效」等研究進行成果發表。

台大教授潘敏雄教授、陽明交通大學醫學生物技術暨檢驗學系黃琤教授等在內多所知名大學教授，分別就能氧素提升血氧濃度、延緩老化保健功效、抑制新冠病毒活性與抗病毒活體評估試驗，做出研究成果發表。潘教授表示受到環境汙染的影響，台灣人多數為亞健康體質，近兩年更受到疫情的挑戰，他針對高登氧補給液（能氧素）之血氧功效評估，以線蟲與老鼠進行動物實驗。

結果顯示：高登氧補給液給予秀麗隱桿線蟲進行培養，其生命週期有增加之趨勢，具有延緩老化的保健效果，還發現鼠體實驗中，高登氧補給液會增加血液中 O_2 含量以及降低血液中 CO_2 含量，此次發表的實驗相關數據有助於日後相關產品應用之參考與依據。劉教授於發表會時指出，為了對抗 COVID-19 的大流行，除了疫苗接種、保持社交距離和開發針對特定目標的抗病毒藥物外，便利的防疫策略也引起了廣泛關注。因此，針對易於國人隨時飲用的高登氧（能氧素）產品，進行抗病毒活性評估試驗，運用病毒棘蛋白結合測定平台測試高登氧補給液（能氧素）抑制棘蛋白結合的活性。

結果顯示：高登氧補給液（能氧素）在 1 單位過氧化氫酶輔助下可有效干預病毒棘蛋白結合，對於 delta 病毒株的棘單白抑制效果為最佳，建議未來可以考慮開發抗病毒噴霧劑，以及進一步探索高登氧補給液（能氧素）對 SARS-COV-2 變體病毒株如 omicron 的潛在抑制活性。群寶基因科技有限公司董事長曾憲群則表示，歷經十餘年與美國航太科學家共同研發，突破了氣、液不相溶物理極限的航太高科技溶氧技術，成功的將氧融入於水及礦泉水，並榮獲「台灣、日本、大陸新型專利及台灣、大陸發明專利」，所開發出的高登氧系列「能氧素及能氧素 900 飲用水」優質產品能帶給國人更健康、幸福的生活。

2020 年 Daniel Preiato 發表：《什麼是含氧水？好處、用途和注意事項》（What Is Oxygenated Water? Benefits, Uses, and Precautions），文章指出：含氧水是一種相對較新的功能性水產品，在罐裝或裝瓶過程中添加了氧氣。據稱添加的氧氣對健康有益，包括：幫助運動恢復、排出體內毒素以及改善酒精代謝。

飲用高溶氧水可能帶來好處如下：改善乳酸清除率（在持續超過

10 秒的中等到高強度運動中，身體會產生乳酸作為能量產生的副產物）。隨著乳酸的積累使肌肉酸度相應增加，如果不加改善可能會導致肌肉疲勞。在持續運動過程中清除乳酸和肌肉酸度變得很重要。研究收集 25 名訓練有素的跑步者進行研究發現，在訓練期間飲用高溶氧水的人在運動後的乳酸清除率有所改善。

另一研究指出：飲用高溶氧水的另一個好處是它能夠增強酒精代謝。飲酒時，酒精會通過胃和小腸吸收然後被輸送到肝臟，此過程需要經過一系列大量氧氣的反應進行代謝。酒精代謝的副作用之一可能會導致肝臟缺氧。一項收集 15 名健康男性飲用酒精後研究代謝發現，大量飲酒後再飲用高溶解的氧水會加速血液中酒精含量的下降。

除了上述好處之外，飲用高溶氧水可以幫助滿足日常補水需求。每人每日水分的需求量為每公斤 30 ～ 33 毫升，飲水量的常見經驗法則是每天至少喝 8 杯 8 盎司（約 2 升）。身體含有約 60% 的水，充足的水分補充對於各種組織器官的運作都很重要，包括：溫度調節、血壓維持和正常的大腦功能。飲用高溶氧水可作為每日液體攝入量的一部分，可以幫助滿足身體代謝的需求。

第 12 章

氧療與腦部組織之關聯性

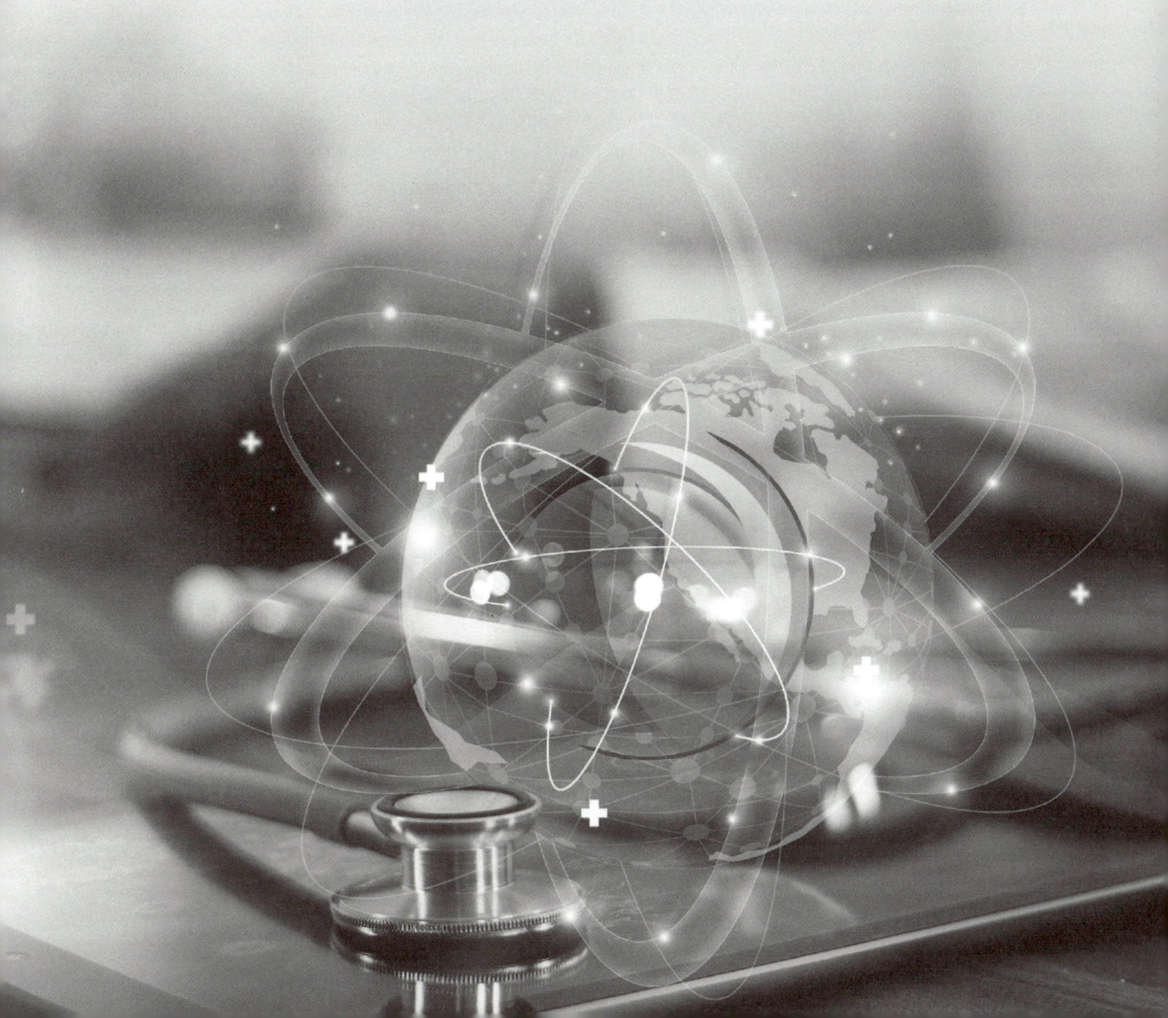

成人腦約占體重的2%即1.2～1.6公斤。人腦分為左右兩個大腦半球，二者由神經纖維構成的胼胝體相連。人腦的主要結構包括：額葉、頂葉和枕葉。人腦分為大腦、小腦和腦幹。大腦又分為端腦與間腦，腦幹又分為中腦、腦橋和延髓。人腦由三層結締組織膜：軟膜、蛛網膜、硬膜覆蓋。軟膜與腦實體表面緊密附著，並與蛛網膜隔開較大的腔隙，稱為蛛網膜下隙（subarachnoid space）。蛛網膜下隙被腦脊液（cerebrospinal fluid, CSF）填充。硬膜與蛛網膜之間存在少許間隙，稱為硬膜下隙（subdural space），內含少量液體。

人腦血液循環量占心排出量的20%，氧氣消費量占全身的20%，葡萄糖的消耗量占全身的25%。

延腦的呼吸中樞偵測腦脊髓液和血液中的氫離子（H^+即pH值）濃度，以得知血液中的二氧化碳（CO_2）濃度。如果二氧化碳濃度偏高（即表示氫離子濃度過高），將會刺激延腦的呼吸中樞。延腦呼吸中樞接到訊息後馬上發布命令，要求呼吸深度增加及呼吸次數上升，以加快二氧化碳的排除以及增強氧氣的供應。

全身37.2兆顆細胞都需要氧氣方可存活。腦部組織對氧氣的需要量非常重要且對氧氣的含量非常的敏感。2019年諾貝爾生理醫學獎得主William G. Kaelin Jr、Sir Peter J. Ratcliffe和Gregg L. Semenza等三位醫生，發現細胞如何偵測和適應氧氣濃度的改變。氧氣作為呼吸作用電子傳遞鏈的最終受體，是粒線體產生能量ATP的不可或缺的角色。

第 1 節 氧氣在腦部的運輸及重要性

氧氣在腦部的輸送是一個複雜的過程，涉及多個生理系統和機制的密切協調。腦部僅占人體總質量的約 2%，但它使用的氧氣約占全身氧氣需求的 20%。顯示腦部對氧氣的高度依賴。

在胎兒和嬰兒階段充足的氧氣供應對正常腦部發育至關重要。嬰兒缺乏氧氣供應會導致發育異常和智力障礙。腦部和神經元的形成需要大量的氧氣和營養。腦部有複雜的血管系統確保足夠的氧氣和營養物質達到腦部細胞。氧氣對於腦部組織的重要性不可忽視。腦部是高度代謝活躍的器官需要大量的能量來執行思考、感知、運動控制等。

氧氣是細胞進行能量生產的關鍵元素，透過呼吸進入血液被運送到腦部細胞，供給所需的能量。氧氣通過呼吸系統進入人體，肺部會吸收其中的氧氣，並將其傳遞到血液中。氧氣通過呼吸進入肺部會擴散到肺泡中，肺泡是微小的氣囊其周圍包圍著血管。氧氣通過肺泡的薄膜進入血液中。血液中的氧氣主要與紅血球中的血紅蛋白分子結合。每個紅血球都含有大量的血紅蛋白是結合氧氣的蛋白質。當氧氣與血紅蛋白結合時變成氧合血紅蛋白，會被輸送到全身各處。

氧合血液進入腦部必須通過血腦屏障。血腦屏障是保護腦部免受有害物質的複雜結構，允許氧氣進入腦部。在腦部的氧合血紅蛋白會釋放氧氣，使其進入腦細胞（神經元）中。腦細胞使用氧氣進行能量生產和維持正常功能被稱為細胞呼吸。腦部各個區域需要更多氧氣的區域（如活躍的神經元）將獲得更多的供應，而不活躍的區域則可能會有較少的供應。除了血紅蛋白外，還有細胞色素 c 氧化酶在腦細胞內參與氧氣的傳遞和利用。

腦部擁有自我調節性血管可調節其直徑以確保氧氣供應。自我調節性的能力使得腦部能在不同情況下適應不同的氧氣需求，確保腦部獲得足夠的氧氣以支持其各種功能。

任何生活因素都可能對腦部功能產生不利影響，保持健康的生活方式、定期運動和預防心血管疾病都有助於確保腦部得到充足的氧氣供應。腦部的氧氣需求可以根據不同情況進行調節。當腦部需要更多氧氣時，例如在身體運動或思考過程中，血管會擴張以增加血流以確保足夠的氧氣達到腦部，稱為自我調節性功能。

不同腦部區域對氧氣的需求不同。前額葉和額葉區域通常需要較多的氧氣，因為它們參與高級認知功能，如思考、判斷和決策。氧氣輸送到腦部是與血液流動密切相關的。任何影響血流的問題如心臟疾病或血管疾病，都可能影響腦部氧氣供應。

腦部神經元是腦部組織中的基本細胞用於傳遞信息。這些細胞高度依賴氧氣來維持其電生理活動。腦部氧氣充足供應對於思考、學習和記憶過程至關重要。腦部區域需要能夠有效地交流，以處理信息並存儲記憶。腦幹需要穩定的氧氣供應以維持生命基本功能，如呼吸和心跳。

第 2 節 缺氧對腦部的傷害

腦缺氧是指腦部組織因氧氣供應不足會造成腦受損。腦部長時間缺乏氧氣會導致嚴重的損害。腦缺氧可能是由於呼吸困難、心臟問題、高山症或一氧化碳中毒等原因引起的。如果不及時處理，缺氧可能導致記憶喪失、神經損傷和腦細胞死亡。

當腦部缺乏氧氣供應時會出現頭暈、噁心、意識模糊、思維困難、肌肉無力和言語困難。嚴重缺氧可能會導致昏迷和腦損傷。如果血液供應中斷，腦部組織就會立即受到損害。當氧氣供應不足時，腦神經元會無法正常工作，影響到思考、感知和運動。

缺乏足夠的氧氣供應會導致細胞損傷和死亡，對腦部功能造成嚴重影響，導致認知功能下降。高山區域大氣中的氧氣稀薄，腦部可能會面臨氧氣供應不足的風險，身體必須通過增加呼吸率和心臟輸送速度來應對氧氣稀薄，以確保腦部繼續得到足夠的氧氣。高海拔地區的居民面臨空氣中氧氣濃度較低，可能導致高山症產生頭痛、噁心和缺氧症狀。

急性缺氧是指氧氣供應在短時間內中斷或減少，通常在幾分鐘到幾小時內，可能是中風、心臟停頓、窒息或高山氧氣含量不足等引起。急性缺氧可導致大腦受損造成認知和運動功能異常，甚至昏迷或死亡。慢性缺氧是腦部長時間氧氣供應不足，可由心臟疾病、慢性肺部疾病或睡眠呼吸暫停等引起，對腦部組織造成長期損害導致記憶、思考和認知功能的逐漸下降。

腦細胞是高度特化的細胞對氧氣的需求極高，缺氧對腦部傷害是嚴重問題可對腦部功能和結構造成嚴重損害。缺氧會導致腦部細胞無法正常運作導致細胞死亡，對腦神經細胞和神經傳導產生傷害，造成運動和感覺功能損害，影響認知和言語能力。缺氧可導致腦血管擴張以試圖提供更多的氧氣，造成腦組織腫脹、顱內壓力升高、頭暈、頭痛進一步損害腦組織。

缺氧對腦部的傷害程度取決於缺氧原因、持續時間、個體年齡和健康狀況，以及提供治療和支援的時間。腦部細胞對氧氣供應的忍受能力短，缺氧時間越長造成腦損害越嚴重。

缺氧原因包括：呼吸系統問題、心臟疾病、高山氧氣稀薄、水中溺水等。不同原因的缺氧可能對腦部造成不同程度的傷害。缺氧對腦部的傷害取決於缺氧的持續時間。缺氧類型分為：

一、短期缺氧：短時間的缺氧（例如數分鐘）可能會導致暫時性的症狀，如頭暈、噁心、暈厥或失去意識，通常在恢復正常氧氣供應後迅速解除，並不會對腦部造成長期損害。

二、中程缺氧：當缺氧時間延長至數十分鐘或更長時，可能會對腦部造成更嚴重的損害，導致永久性的神經損傷、認知功能下降、運動功能異常或其他嚴重後果。

三、長期缺氧：如在慢性呼吸系統問題、睡眠呼吸暫停或高山氧氣含量不足的情況下，可能會導致更嚴重的腦部損害或永久性的認知和運動功能下降，並對生活質量產生持久影響。

不同的人可能對缺氧的嚴重程度具有不同的耐受性，取決於遺傳、基礎健康狀況、年齡和生活方式等因素。不同的腦部區域對氧氣的需求和敏感性有所不同。海馬區與記憶有關的區域對氧氣的需求較高，若受到嚴重缺氧的影響，可能會導致特定的認知功能損害。年長者和幼兒可能對缺氧更為敏感，需要更長的時間來康復，或者可能無法完全康復。

缺氧可引發腦部異常放電造成癲癇發作。缺氧不及時處理或者持續時間過長，會導致永久性的腦部損傷，造成個體生活質量和功能造成影響。缺氧應該盡早諮詢醫生以尋求適當的治療和管理方式。缺乏氧氣會導致思維模糊、注意力不集中和記憶問題。隨著年齡的增長，腦部對氧氣的需求仍然持續存在。足夠的氧氣供應可以有助於減緩腦部老化過程，保持認知功能和思維能力。

長時間缺乏足夠的氧氣供應可能會導致腦部組織受損被稱為腦缺血。腦缺血可導致中風和永久性腦損傷。

保持良好的呼吸功能和足夠的氧氣供應對於維護腦部健康至關重要，可經由吸氧氣及喝高溶氧水等健康的生活方式來實現。

第 3 節 氧療對腦部傷害或疾病的效益

氧氣是維護腦部組織功能和健康不可或缺的元素。腦部高度依賴穩定供應的氧氣來維持其功能，面臨壓力或損傷時，氧氣有助於保護腦部組織。

維護良好的心血管健康、呼吸健康和生活方式選擇對於保護腦部功能至關重要。

在某些情況下，醫療專業人員可能會使用氧氣療法來治療腦部問題，對於患者腦部損傷的康復過程中，提供高濃度的氧氣促進腦部組織的修復。處理急性缺血性中風，使用氧氣療法以減少受損腦組織的醫療後果。當腦部受到損傷時，氧療法為有效及副作用少的治療方式。氧療因使用壓力及氧氣濃度之不同，分為：常壓氧、微壓氧和高壓氧等說明如下：

一、常壓氧（Normobaric Oxygen Therapy，NBOT）：

使用者在正常水平面一大氣壓下呼吸大於空氣中 21%的氧氣濃度。市面上有氧氣濃度為 26%或 28%的桌上型氧氣機，在急診室是呼吸 100%純氧治療。使用者通常經由面罩或吸氧管吸入氧氣，為在正常大氣環境中吸氧而無需改變大氣壓力。主要用於急性低氧氣血症，如中風、心臟病引起的低氧氣血症、呼吸疾病、手術前或手術後。

二、微壓氧（Mild Hyperbaric Oxygen Therapy，mHBOT）：

是一種氧氣療法，其加壓壓力小於 1.4 大氣壓環境下，呼吸高於 21％正常大氣中的氧氣濃度，以促進組織的氧氣供應。用於康復和輔助治療腦震盪、創傷性腦損傷、自閉症、慢性疲勞綜合症、燒傷等。

三、高壓氧（Hyperbaric Oxygen Therapy，HBOT）：

高壓氧療法是一種氧氣療法，其加壓壓力大於 1.4 大氣壓環境，呼吸 100％ 的高濃度氧氣。運用於潛水病、一氧化碳中毒、燒傷、慢性骨髓炎、氣壞疽、問題傷口、放射線引起的併發症損傷、腦中風、帕金森氏症、多發性硬化症、自閉症等。

上述三種氧氣療法在氧氣的壓力和濃度各有所不同，運用在不同應用。

氧療法（Oxygen Therapy，OT）用於腦部有關的疾病其效益說明如下：

1. **腦損傷**：創傷性腦損傷和缺血性腦損傷、運動賽事腦震盪。氧療法可通過提供更多氧氣有助於減少腦組織的腫脹，促進損傷部位的修復減少腦組織壞死，減少創傷後神經症狀如記憶損失和頭痛。
2. **腦中風**：腦部缺血是血液供應中斷而引起的腦部損傷。氧療法可以提供額外的氧氣，有助於減輕缺血造成的損害，幫助提高神經功能的恢復速度，改善中風後的運動和語言功能恢復。中風可導致腦部血流中斷造成周圍腦組織缺乏氧氣使腦細胞死亡。中風後的神經損害取決於中風的嚴重程度和所涉及的腦區域。

3. **腦炎和腦脊髓炎**：在某些感染性腦炎或腦脊髓炎的情況下，氧療有助於控制炎症並促進恢復。
4. **慢性頭痛和偏頭痛**：氧療法對患有偏頭痛的患者有效，減少偏頭痛發作的頻率和嚴重程度。治療過程可以減少疼痛發作的頻率和嚴重程度。
5. **腦血管疾病**：氧氣治療腦梗死（中風）和腦血管疾病後遺症，有助於提供受損腦組織所需的氧氣。
6. **硬腦膜下血腫（Subdural Hematoma）**：血液在腦部硬腦膜下積聚會對腦組織造成壓力和損害。氧氣治療可幫助減少血腫引起的壓力和受損腦部恢復。
7. **癲癇（Epilepsy）**：可以減少癲癇發作的頻率和嚴重程度。
8. **神經退行性疾病**：對阿茲海默病和帕金森氏症，具潛在療效。阿茲海默症與腦部組織中的氧氣供應不足有關，研究顯示充足的氧氣供應可以改善思考能力、記憶力和學習能力。
9. **自閉症或兒童腦麻（Cerebral Palsy）**：對自閉症有幫助，如認知功能和行為問題。氧療法被用作兒童腦麻的一種療法以改善運動控制和減輕肌肉緊張。
10. **多發性硬化症**：對多發性硬化症患者有益，特別是在處理急性加重期間。

11. 腦部腫瘤：被用來輔助治療腦部腫瘤，可使放射線治療更有效，並減少周圍正常組織的損傷。

12. 潛水相關腦病變：潛水員可能會患上潛水相關的腦病變，包括潛水病、空氣栓塞症、氧中毒等疾病。氧治療可壓縮體內從在的氣泡以改善症狀。

13. 腦外傷後應激疾病（Post-Traumatic Stress Disorder，PTSD）：腦創傷約有 20％的病人需緊急開刀，不一定要開刀的病人也由於震盪影響，造成無數點狀出血及瀰漫性腦組織損傷。腦創傷後約有 30-90％會有頭痛、頭暈、耳鳴及聽力障礙、行為人格異常、注意力無法集中、判斷力薄弱及記憶力衰退等後遺症，給病人和家庭帶來困擾及壓力。高壓氧治療可降低腦外傷後應激疾病在症狀方面的積極效果。

14. 燒傷後的神經功能恢復：有助於改善神經功能的恢復。它可以促進受損區域的血流和氧氣供應，減少瘢痕形成。

15. 慢性疲勞綜合症（Chronic Fatigue Syndrome，CFS）：對慢性疲勞綜合症患者的症狀有幫助，需要更多研究確定其有效性。

氧氣療法並非對所有腦部疾病都有效，且存在一些風險和限制。患者在接受此療法之前應諮詢醫生，以確定其是否適合以及療程的詳細信息。治療過程需要在壓力室中進行，並需要受過培訓的醫療專業人員的監督。氧氣療法應該與其他治療方法一起使用，作為綜合治療計劃的一部分。只有在醫生的建議下，患者才應考慮接受，並且治療的效益和風險應仔細評估。

高壓氧療法不是一般傳統通用的治療方法，病患需處在高壓的環境下有其風險存在，及治療時需面對中耳擠壓問題和氧中毒情況。高壓氧操艙者及高壓氧專科醫師都必須續接受海底暨高壓氧醫學會的培訓，取得合格證照後方可執行高壓氧艙操作及治療的工作，在法規下進行醫療，治療前應根據患者的病史和症狀進行個性化療程設計。患者在考慮接受高壓氧治療之前應諮詢高壓氧專科醫生，以確定其是否適合接受高壓氧治療了解治療的療程。

儘管氧氣對生存至關重要，但過多的氧氣供應也可能對腦部造成損害。不適當的使用高氧氣濃度會導致體內自由基產生損害細胞結構，或導致氧氣中毒，故從事氧氣療法時要非常的謹慎小心，必須經過嚴格的專業訓練及學科及艙作壓力艙之合格認證。

第 13 章

皮膚與微壓氧

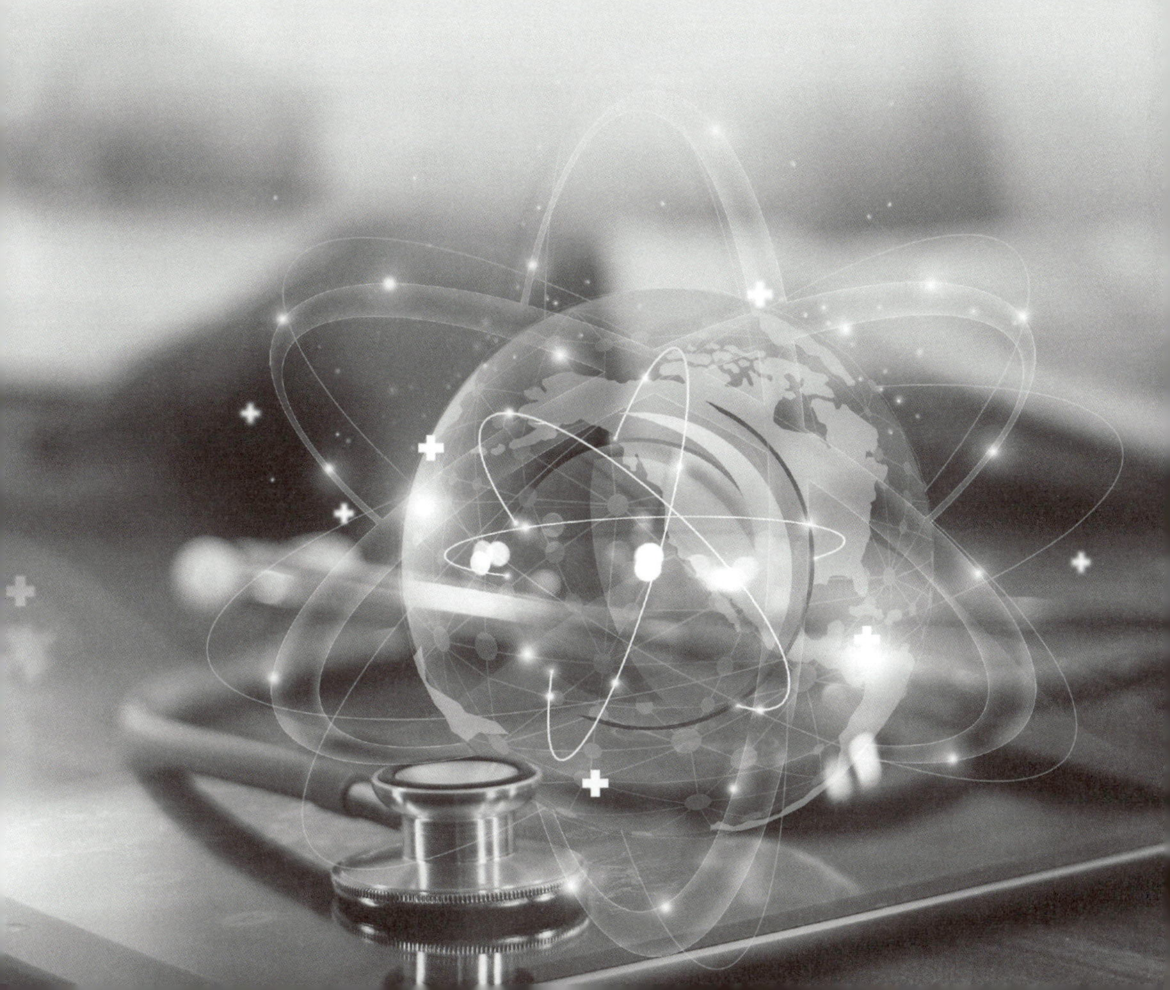

說到呼吸，一般聯想到鼻子和嘴，但是我們的皮膚也在呼吸，即在皮膚組織內燃燒糖，把它分解成二氧化碳和水，於此同時通過汗孔與外界空氣進行交換。通過皮膚呼吸，散發皮膚熱，排泄有害物質（皮膚毒素），蒸發水分等進行很重要的活動。

雖然皮膚呼吸量僅是肺呼吸量的 1%，但是只要皮膚呼吸停止 40 分鐘就會導致死亡。當人體皮膚的一半以上面積燒傷時，人會有生命危險。這是因為：此時人體的皮膚呼吸作用和體溫調節作用陷入了癱瘓狀態。

氫、氧醫療氣體療法已被證實具抗氧化與抗發炎效果。本章提出新的應用將利用新發展之氫氧貼布之產氣特性，以理化與動物實驗評估氫氧貼布之產氣效率與是否經皮穿透而改變生物體血中氫氣與氧氣濃度。

第 1 節 氧氣與組織的關係

氧氣能在水中很好的遵循亨利定律，溶解度大概是與空氣中氧的分壓成正比：PO2 ＝ KO2×O2，其中 PO2 是氧在 Torr（托）的分壓，×O2 的是氧氣在氧飽和的水中的摩爾分數，以及 KO2 是亨利定律常數氧水（大約 3.30× 107 K/Torr 在 298 K1）。

包圍著我們的空氣（大氣）總壓力是 760 mmHg（1 個大氣的壓

力）。空氣是由 21% 的氧氣，78% 的氮以及少量的二氧化碳，氬氣和氦氣組成的。每個氣體產生的壓力等於氣體濃度乘以總壓強壓力。因此氧氣壓力（PO2）在海平面的乾燥空氣中為 159 mmHg（21/100×760 ＝ 159）。

氣體在擴散過程中，氣體（皮膚）從高濃度（分壓）的區域移動到低濃度（分壓）的區域。

如果皮膚外存在人工處理後之氣體，每種氣體的壓力（分壓或濃度）與每種氣體單獨在容器中製造的壓力相同。這同樣適用於在液體中氣體的濃度。如果一個氣體（氧氣）存在於液體（開放的濕潤傷口）之上，氣體將會擴散到液體中直到它達到液體中的氣體的平衡濃度（分壓）。

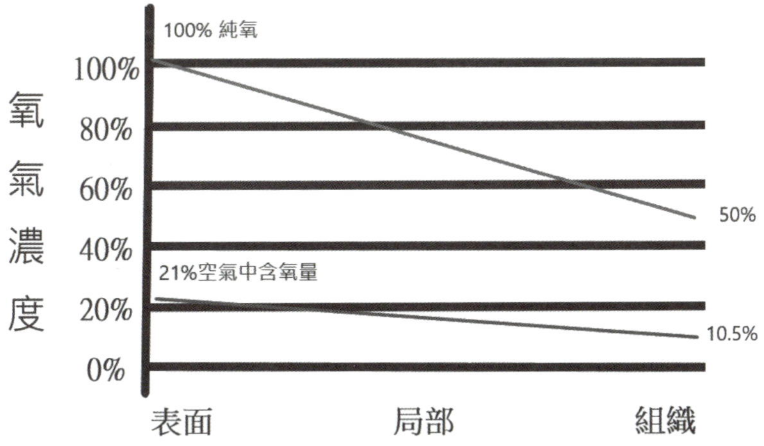

圖 13-1：氧氣的濃度與滲透進組織的濃度

在人類組織中，氧含量有約 50 mmHg 氧分壓，在傷口下方 3 ～ 4 毫米，濕潤的傷口暴露在含有 21% 氧氣的空氣中（PO2 =159 mmHg）。通過把傷口上的氧氣濃度從 21%（PO2 = 159 mmHg）增加到 100%（PO2 = 760 mmHg），如使用局部給氧的方式持續擴散的情況下，在組織中所產生的氧含量可以增加至高達 250 mmHg PO2。這些高氧含量在實驗中發現與參與許多酶通路與纖維母細胞增殖、膠原合成、噬菌作用的抗菌活動 , 血管生成（新血管的形成）和生長因數信號傳導在傷口修復。

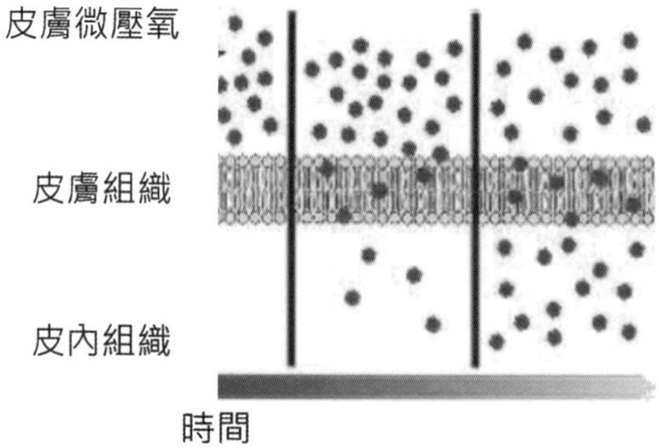

圖 13-2：長時間高濃度氧氣，時間與滲透深度關係

以細胞所需的氧分壓來說，細胞進行正常代謝需 3 mmHg 以上的氧分壓。氧氣若不足，體內細胞就無法充分發電；若氧氣太多，容易轉

換成高活性且不穩定的自由基，到處攻擊細胞內外的任何結構，而從細胞內粒線體來看，要讓粒線體正常代謝運作，氧分壓只需介於 0.15 ～ 0.4 mmHg。運動時細胞的耗氧量比正常代謝高，介於 3 ～ 4 mmHg。

第 2 節 氧氣與皮膚

人皮膚的結構主要是由表皮、真皮及皮下組織 3 個部分所組成，而表皮層的最外層被角質層所覆蓋，這是非常重要的保護屏障，也是藥物穿透皮膚時最大的障礙。整體來說角質層屬於疏水性且帶負電荷，因此對水溶性藥物的經皮穿透造成很大阻礙。

真皮層主要由基底層、棘細胞、顆粒層及角質層等 4 層層狀細胞所組成。其中角質層是由角質細胞及脂質雙層所組成的，它是類似磚牆的結構，其中磚塊就是角質細胞，而環繞磚水泥部分則是脂質雙層。一般而言，人的角質層是由十幾層角質細胞所構成，扮演著十分重要的角色，除了作為皮膚最表面的屏障層外，還具有防止體內水分流失的特性。

氧氣，皮膚大面積的直接的暴露在空氣中，氧氣經由被動擴散方式被吸收，並以此供應皮膚表層 0.25 ～ 0.40 mm 厚度表皮的氧氣。經由量測皮膚氧氣量（經皮氧分壓：transcutaneous oxygen flux, TcPO2）也證實皮膚呼吸（cutaneous uptake）氧氣現象確實存在，而且與血管的供氧量具平衡關係，也就是說當血管供氧量足夠時，皮膚 TcPO2 降低，同時皮膚充血量與濕度現在也趨於和緩。反過來說，當生物需氧量上升時，皮膚呼吸量也隨之上升。

現今的研究另一個中和自由基醫用氣體，氫氣吸收的方式有：（1）口鼻 3 ～ 4% 吸入最為直接，可以通過呼吸器、面罩或鼻管等；（2）

飲用氫水，這也與氧氣相似，利用電解還原水、或是高壓方式使氫氣溶於水中且保存於鋁容器中；（3）注射氫氣生理食鹽水，經由肌肉或靜脈注射，完成生物體內運輸；（4）利用擴散效應（透皮導入），氫氣可以輕易透過皮膚進入血管，進而擴散到全身各處。

人類的皮膚可以呼吸，但呼吸量極小，皮膚吸收的氧氣量僅為肺的 1/160，不足以供應人體正常的新陳代謝所需，皮膚主要通過三個途徑吸收外界物質，即角質層、毛囊皮脂腺及汗管口，其中角質層是皮膚吸收氣體的重要途徑，角質層的物理性質相當穩定，他在皮膚表面形成一個完整的半通透膜，他遵循菲克定律，即使在低濃度時單位時間，單位面積內物質的通透率與其濃度成正比。

說到呼吸，一般聯想到鼻子和嘴，但是我們的皮膚也在呼吸，即在皮膚組織內燃燒醣，把它分解成二氧化碳和水，於此同時通過汗孔與外界空氣進行交換。通過皮膚呼吸、散發皮膚熱、排泄有害物質（皮膚毒素）蒸發水分等進行很重要的活動，雖然皮膚呼吸量僅是肺呼吸量的 1%，但是只要皮膚呼吸停止 40 分鐘就會導致死亡。氧氣是生命延續的基本要求。事實上，氧氣占我們身體的三分之二，氧氣佔水總重量的 88.9%。

我們的身體是非常複雜的生物化學實驗室，估計有 37.2 萬億個細胞，每秒產生約 1,000 萬腺苷三磷酸反應。腺苷三磷酸是一種高能核苷酸，為人體每個細胞提供動力。要創建腺苷三磷酸，身體使用一個稱為細胞呼吸的過程，在細胞呼吸中，身體吸收蛋白質，碳水化合物和脂肪，並打破它們，以產生一種稱為葡萄糖的簡單醣。從那裡，通過一系列反應，氫以原子形式，電子從葡萄糖中被去除，最終結束，鍵合到氧。

細胞呼吸的最終產物是三磷酸腺苷，水（H2O）和二氧化碳 CO2。因此，細胞呼吸中的氧的目的是作為最終的氫 / 電子受體。細胞呼吸的整個過程即是將電子 / 氫原子從高能量狀態移動到低能量狀態，並將釋放的能量存儲在三磷酸腺苷中。在某種程度上，它類似於沿著樓梯飛行彈起的球。在樓梯的頂部，球有很大的動能。當球到達樓梯的底部時，所有的動能都消耗了，球停止了。

在我們的類比中，電子 / 氫是球。當電子 / 氫原子沿著樓梯反彈時，消耗的能量存儲在三磷酸腺苷化學鍵中。這個過程大部分發生在我們的細胞內的一個小細胞器中，稱為粒線體。粒線體作為一個微型發電廠，使我們的電子球沿著一系列化學樓梯彈起，沿著這條路線產生三磷酸腺苷，最終以氧氣結束。

有兩種形式的細胞呼吸；有氧需要氧氣，厭氧無需氧氣，無氧和有氧呼吸都產生三磷酸腺苷，然而有氧呼吸的輸出是每呼吸循環 29 ～ 30 個三磷酸腺苷分子，而每個厭氧呼吸循環中有 2 個三磷酸腺苷分子，因此，有氧呼吸的效力大約是厭氧呼吸的 15 倍。

地球上有一些生物體，如大腸桿菌和葡萄球菌，僅僅存在於無氧呼吸，然而，這些生物體大多是簡單的單細胞生物體。沒有氧可能沒有複雜的生命形式，如哺乳動物，當然，人類的身體太複雜，不能由有氧呼吸單獨供電。

諷刺的是，在早期的地球大氣中有很少的氧氣。直到一種非常早期的生命形式稱為藍綠藻出現，氧氣開始大量出現，藍綠藻，是能夠採取二氧化碳並將其轉化為氧氣和碳水化合物的第一生命形式。氧氣的可用性，然後使其有可能發展其他形式的生命，包括哺乳動物，當然還有人類。

然而，除了細胞呼吸之外，氧在人體正常功能中還扮演其它關鍵作用。我們的皮膚是人體最大的單一器官，除了保護我們的骨骼和器官，我們的皮膚也保護我們免受感染，調節我們的身體溫度，並保護我們免受紫外線輻射的有害影響。

皮膚是有著令人驚訝的硬性和耐久性器官。但皮膚可能會被切割，刮傷或燒傷。當皮膚被破壞時，快速癒合和預防感染是至關重要的。研究表明，氧氣在我們皮膚的健康維持有重要作用，特別是在傷口癒合和預防感染。由於皮膚從切口中癒合，對三磷酸腺苷形式的能量需求增加已完成細胞修復，細胞增殖和膠原合成。

在癒合過程中還需要氧氣來保護免受感染。有一種稱為氧合酶的酶，其需要氧氣產生活性氧（ROS），例如過氧化物和超氧化物。這些化學物質通過破壞細菌 RNA 和 DNA 中的化學鏈來殺死細菌。

氧氣確切使傷口癒合的功能是未知的，但是非常清楚的是，在低氧環境中，癒合被延遲，而在高氧環境中，加速癒合並且感染的風險降低。

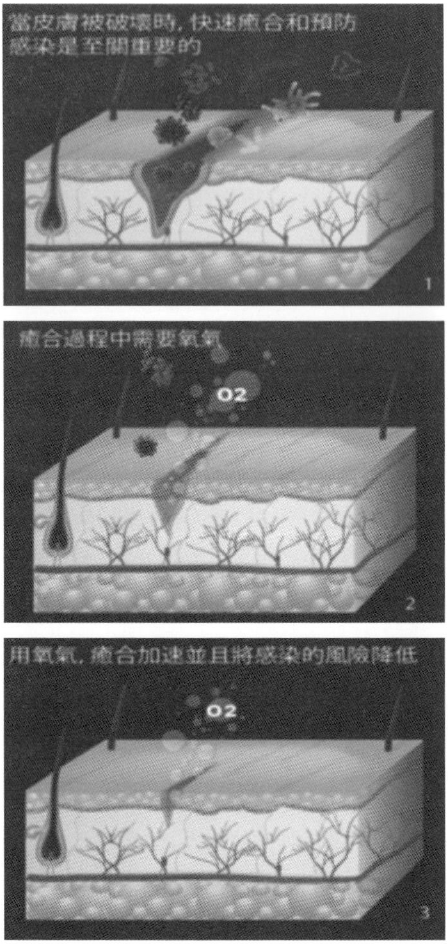

圖 13-3：氧氣與傷口癒合圖

除了傷口癒合和預防感染，氧氣也可以其他方式使用。活性氧形式例如過氧化物可用於減輕皮膚色調和淡化老年斑和瑕疵平滑。

第 3 節 新型透皮氫氧貼劑

氧氣經由皮膚吸收的機制，雖然皮膚呼吸量只佔全身呼吸量的 1%，但人體皮膚具有獨特的皮膚吸收作用，例如排熱，排毒、排水。如果皮膚呼吸停止 40 分鐘就會導致死亡。當人體皮膚的一半以上面積燒傷時，人會有生命危險。

因為人體的皮膚呼吸作用和體溫調節作用陷入了癱瘓狀態。皮膚可以吸收脂溶性物質，如維他命 A、D、E、K，合成固醇類激素，如雌性素。

例如更年期婦女使用雌性素貼片改善熱潮紅，癮君子使用尼古丁貼片抑制煙癮；由此可知，皮膚吸收能力一點都不表淺，不僅擴及表面，更直達腦神經。而對於氧氣，皮膚大面積的直接的暴露在空氣中，氧氣經由被動擴散方式被吸收，並以此供應皮膚表層 0.25 ～ 0.40 mm 厚度表皮的氧氣。

經由量測皮膚氧氣量（transcutaneous oxygen flux, tcJO2）也證實皮膚呼吸（cutaneous uptake）氧氣現象確實存在，而且與血管的供氧量具平衡關係，也就是說當血管供氧量足夠時，皮膚 tcJO2 降低，同時皮膚充血量與濕度現在也趨於和緩。反過來說，當生物需氧量上升時，皮膚呼吸量也隨之上升。

氫氣吸收的方式與氧氣類似，氫氣吸收的方式有：（1）口鼻 3 ～ 4% 吸入最為直接，可以通過呼吸器、面罩或鼻管等；（2）飲用氫水，這也與氧氣相似，利用電解還原水、或是高壓方式使氫氣溶於水中且保存於鋁容器中；（3）注射氫氣生理食鹽水，經由付清或靜脈注射，完成生物體內運輸；（4）利用擴散效應，氫氣可以輕易透過皮膚進入血管，進而擴散到全身各處，也使得氫氣產品，如眼藥水、化妝品、沐浴用品相繼產生。

氫、氧醫用氣體的醫學，在一系列氫、氧醫用氣體的臨床應用中，最為令人關注的應為武漢肺炎的治療。

在 2020 年 2 月開始在中國廣東針對武漢肺炎病患進行的氫氧混合氣體 H2-O2（66% hydrogen；33% oxygen）VS 純氧治療之臨床試驗。（LeBaron,T.W.,et al. Pharmacol. 2019, 97, 797–807.）同期另一個阻塞性氣管症候群臨床實驗證實吸入氫、氧醫用氣體，並不會造成病患不適、或其他副作用。

在此之前，Zhang N et al. 利用肺炎小鼠模式證實氫、氧醫用氣體有效降低肺發炎病理表徵、肺黏液生成、發炎因子（IL-4，IL-3），同時也降低氧化壓力（superoxide dismutase (SOD), malondialdehyde (MDA) and myeloperoxidase (MPO)）。（Guan,P.,et al. 2019, 225, 46–54.）

除此之外，類風濕性關節炎患者注射氫氧混合生理食鹽水（Zhang,N.,et al. 2018, 4, 3.）、高膽固醇血症患者飲用氫氧混合飲用水（Wang,S.T.,et al. QJM 2020, 113, 870–875.）、運動傷害患者醫施以氫氧混合療法（口服或貼布）（Yuichi Sugai,Y.O.,et al. Sustainability 2020, 12, 4603.）、巴金森患者飲用氫氧混合飲用水（Hayashida,K.,et al.

Circulation 2014, 130, 2173–2180.），以上臨床實驗都證實氫氧混合氣體的療效。

氫分子作為生物抗氧化劑，可以選擇性地中和自由基，對各種生物組織器官的細胞發揮抗氧化、抗炎、抗凋亡和治療作用。氫的另一個優點是其強大的擴散能力（Bienert,G.P.,et al. 2007, 282, 1183–1192.）。細胞膜和各種生物屏障不影響氫的擴散和滲透。氫可以到達身體的任何部位，被認為對幾種常見的急慢性疾病具有治療作用，例如中風、糖尿病、動脈硬化和帕金森病。

氫氣最近被認為是生物學中一種重要的氣體信號分子（GSM），由於其能夠預防各種類型的細胞損傷，因此在醫療保健領域具有吸引力。

氫氣可以通過吸入氫氣、飲用氫氣水或注射氫鹽水來給藥。吸入氫氣已被證明可以改善神經系統和心血管疾病的症狀，例如中風和心肌梗塞。據報導，飲用氫水對糖尿病和代謝疾病有治療作用。

此外，在特應性皮炎等疾病的動物模型中，飲用氫水也已被證明可以改善過敏症。將氫鹽水直接注入視網膜病眼球可以治療眼底疾病。Runtuwene 等（2015）在細胞學和動物模型中聯合使用高濃度氫水與抗癌藥物 5- 氟尿嘧啶，並報導氫不僅促進腫瘤細胞凋亡，而且顯著增加了 5- 氟尿嘧啶和延長了荷瘤動物的壽命。

目前常用的供氫方式有氫氣水或高壓氫氣罐。氫水是通過將氫氣融合到水中而製備的。氫氣水是需要製氫機，體積大需要電源，氫水不易儲存。

高壓氫氣鋼瓶通常用於生產高純氫氣，然而除了氣瓶體積和重量帶來的不便攜帶問題外，高壓氣鋼瓶的安全隱患也值得關注。制氫機和高壓氫氣鋼瓶運輸不便，限制了氫氣在實際應用中的應用。因此為了解決這些問題，有另一種易於使用，隨時隨地可以使用的製氫氣、氧氣的透皮導入的貼布產品。

此外氧氣在傷口癒合中的關鍵作用是眾所周知的。傷口癒合是一個需要能量的過程，需要氧氣來支持釋放所需能量所必需的呼吸。在過去十年中，從精煉血管化技術到釋放氧氣生物材料的轉變取得了重大進展。可以通過將固態過氧化物、液態過氧化物和氟化化合物摻入支架聚合物中來製造釋放氧氣的生物材料。

固態過氧化物（例如過氧化鈣、鎂和過氧化鈉）的微顆粒和納米顆粒與水相互作用並進行水解降解以釋放氧氣。這些粒子的引入在體外和體內都取得了顯著的成功。

對釋氧材料的需求導致了以持續和受控方式釋放氧氣的新型基材的開發。控制氧釋放動力學可以顯著影響周圍細胞的分化、活力和增殖。固體無機過氧化物、液體過氧化物和氟化化合物可用於在組織結構中實現持續的氧釋放和保持高細胞活力。用釋放氧的過氧化物和氟化化合物摻雜支架聚合物的策略已越來越多地用於增強組織構建體的活力。

然而，它們與皮膚的直接接觸會影響佩戴此類產品的舒適度和便利性。近年來本領域的研究人員實現協同效應，例如通過內部物質反應為人體提供氫氣、氧氣等有益氣體，不斷尋求改進和突破。

然而，由於氧氣與氫氣是由材料之間的內部化學反應產生的，產品設計往往需要加入額外的材料或多種材料的組合，以提高產品的保健功效。

因此，在產品中形成能夠提供氫氣或氧氣的敷料是一個需要解決的重要任務。有一種用於皮膚透皮應用的新型氫 / 氧產生貼片（簡稱：HOGP），貼於皮膚上然後使用生理和心理測量檢查了氫 / 氧產生貼片（HOGP）對體內氫或氧水平的影響。

其驗證方式利用全身性發炎小鼠模式探討在緩釋氧環境中，對於肺發炎之緩解效果。將利用周邊組織氧氣飽和度推論血氧量、利用肺組織病理檢驗觀測高氧供給對於肺血種與肺黏液生成的改變、以免疫染色法觀察肺組織在形態上與發炎指數的變化。

同時，將利用活體影像的方式觀察血流量、血氧量立即性的緩解效果。同時，利用全身性活體影像，也將一併探討腦神經發炎在治療前後的差異。

首先通過使用水蒸氣激活貼劑中材料並使用氫或氧計監測溶解氫或氧的濃度來確認貼劑的產氫和產氧能力。

在 12 小時的研究期間，溶解氧濃度從 0 逐漸增加到超過 49200 ppm（圖 13-4）。氧氣釋放速率為 68.3 ppm/min，12 小時測試期間產生的氧氣量為 49200 ppm。

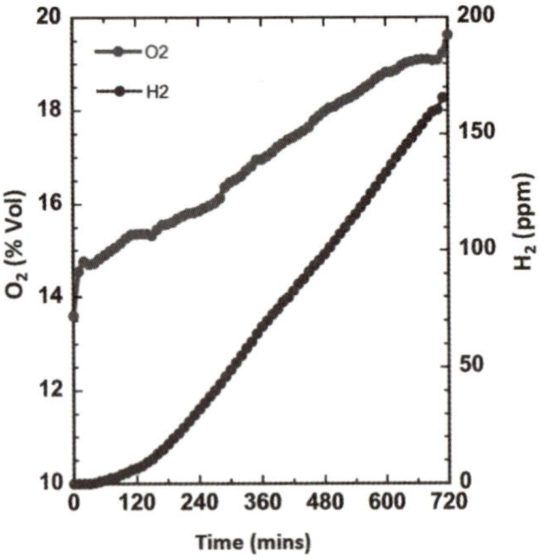

圖 13-4：氧和氫濃度監測實驗

氫氣在 50 分鐘時開始釋放，並在 12 小時時從～ 0 ppm 逐漸增加到 165.6 ppm，表明材料轉化為穩定的含鈣化合物導致產生氫氣（圖 13-4）。氫氣產生率為 0.23 ppm/min，12 小時試驗期間的氫氣產生量為 165.6 ppm。氧和氫曲線在 12 h 時繼續向上增加，這表明產生氫 / 氧的顆粒仍在產生氣體。

該氧和氫濃度監測實驗的結果用於定義貼片模型的運行壽命，並建立用於評估貼片體內生物有效性的實驗參數。

佩戴貼片可顯著增加體內血氫和氧含量

血氫在貼片後 2 小時達到峰值，並逐漸降低至約 1.05 倍（5 % 差異），直至 48 小時研究結束，而血液 pH 值在時間（圖 13-5）。如圖

13-6 所示，碳酸氫鹽（HCO3-）和總二氧化碳（tCO2）的凝結物表現出與血氫水平相似的模式。另氧含量及氧飽和度亦明顯提升（圖 13-7）。

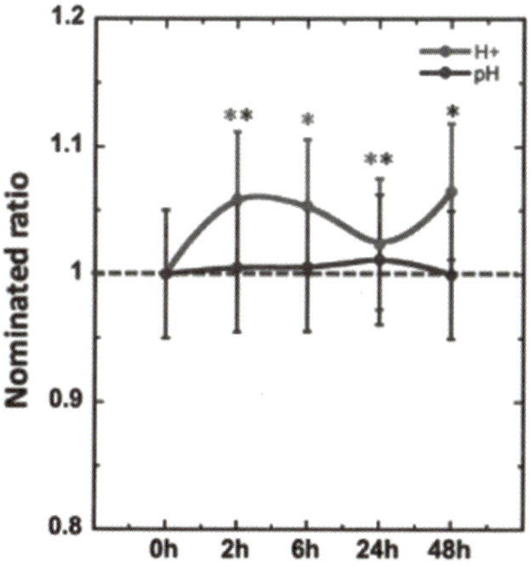

圖 13-5：血氫、血 pH 值

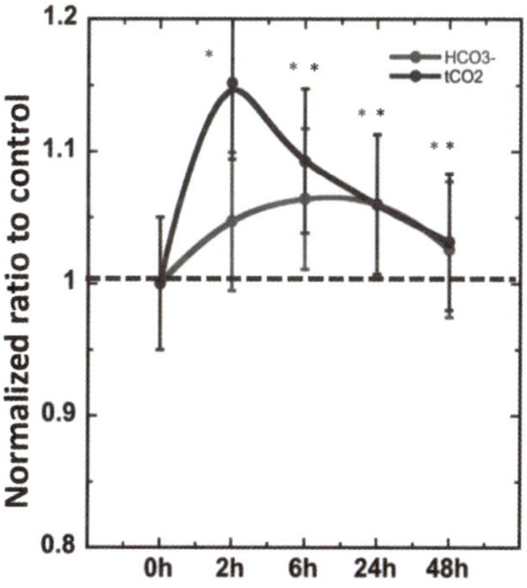

圖 13-6：碳酸氫鹽、總二氧化碳

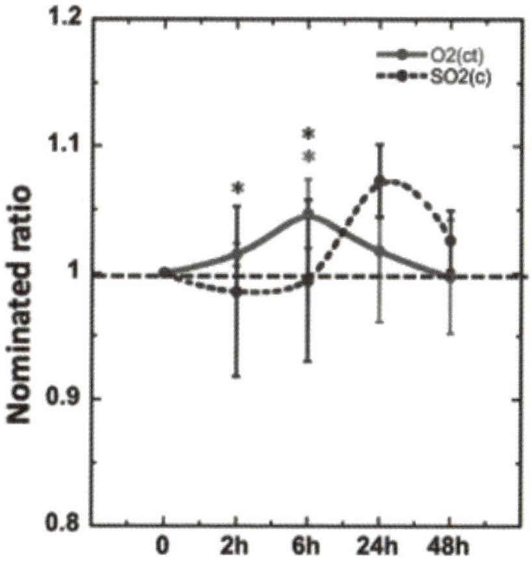

圖 13-7：氧含量、氧飽和度

二氧化碳分壓（PCO2；相對於血氫）在貼片後 2 小時顯著增加（與基線相比 $p < 0.05$）然後略微降低並最終保持在～ 1.05 倍（5 % 差異）至 48 小時研究期結束（圖 13-8）。

氧分壓（PO2）在貼片後 2 小時開始增加，在 6 小時後達到 pO2-max（與基線相比 $p < 0.05$），然後在 24 到 48 小時之間下降（圖 13-8）。氧含量（O2（ct））和氧飽和度（SO2（SAT））的平均血漿濃度與時間曲線顯示出與應用透皮貼劑後 pO2 水平相似的模式（圖 13-9）。

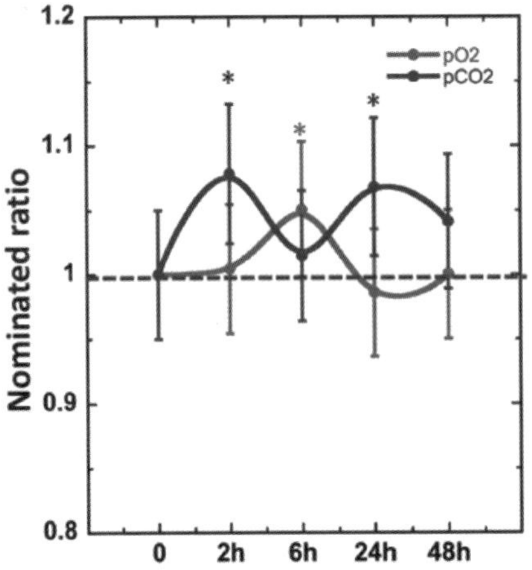

圖 13-8：氧分壓、二氧化碳分壓

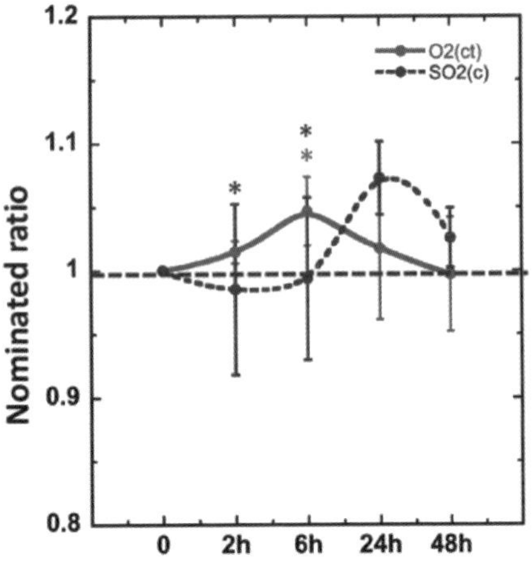

圖 13-9：碳酸氫鹽、總二氧化碳

此外，血紅蛋白 - 氧親和力（p50（c））和肺泡 - 動脈氧梯度（aDO2）也在貼片後 2 小時增加（與基線相比 $p < 0.05$），然後逐漸恢復到基線（圖 13-10）。還測量了其他生物參數，如血紅蛋白（Hb）、血細胞比容（HCT）、鈉（Na+）、鉀（K+）和鈣（Ca++）；然而，與基線相比，貼片應用後這些參數沒有顯著差異（圖 13-11；圖 13-12）。

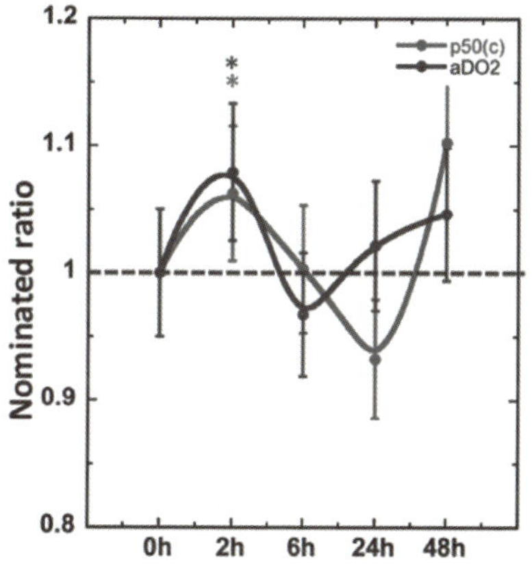

圖 13-10：血紅蛋白 - 氧親和力、肺泡 - 動脈氧梯度

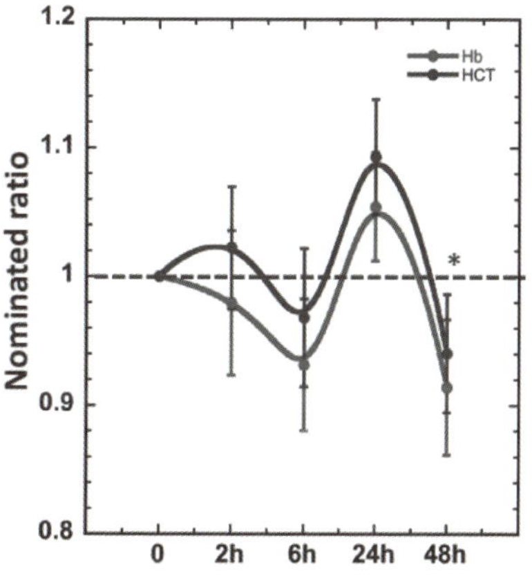

圖 13-11：血紅蛋白、血細胞比容

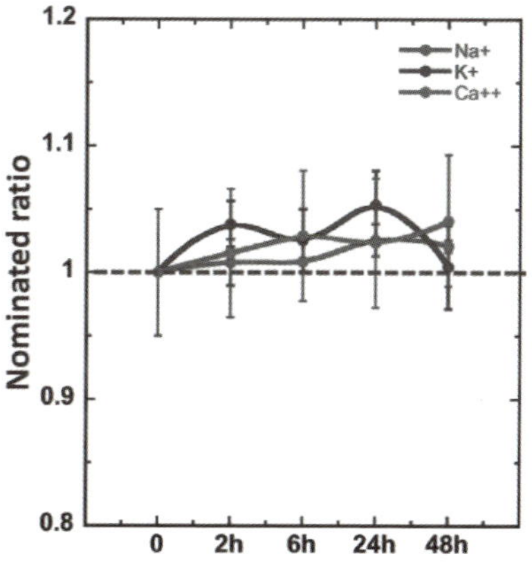

圖 13-12：鈉離子、鉀離子、鈣離子

貼片持續產生氫氣和氧氣可以有效地滲透皮膚。 由於在潮濕環境中產生氫 / 氧的顆粒內部發生可控制反應速度的反應，產生的氣體造成的氣體分壓可以被吸收並滲透到皮膚組織中，這可以進一步說明氫氣及氧氣的滲透，達到刺激缺氧組織內的有氧代謝和血管生成。

第 4 節 醫用氣體的新途徑

將眼光轉向世界醫藥舞臺，會發現皮膚的「地位」已經悄然變化—注射劑慢慢退居二線，常見的口服藥也有口味使人反感排斥、兒童不願吃藥、老人吞嚥能力差的弊端，一種「將藥物貼於皮膚表面」的用藥方法出現，形成一種嶄新的用藥潮流，成為繼口服、注射後的第三大給藥途徑。

這種方式通常稱為透皮給藥（Transdermal Drug Delivery System: TDDS）。藥物在皮膚表面，以接近恒定的速率透過皮膚，進入體循環，產生全身或局部治療作用。它不同於國內治療跌打損傷的傳統膏藥，是一種新型給藥方式，可以治療多種科室的疾病。

1960 年代，科學家開始使用氧氣治療傷口。病患需要待在特殊的壓力艙，呼吸純氧來增加血液含氧濃度，藉此提高傷口組織的氧濃度。但這種方式不僅成本高昂，且因是全身性供氧，可能造成身體其他部位氧氣濃度過高，產生氣胸或腦血管栓塞等副作用。

醫學家於是改採在傷口組織局部增加氧濃度，避開高壓氧治療風險，降低醫療成本，機動性也高。但氧氣難溶於水，無法抵達傷口深處，對較深傷口療效有限。為達到局部增加氧氣濃度，又能讓深入傷口組織，就必須克服水溶性的問題。人是需氧生物，在有氧氣的參與下，粒腺體可利用葡萄糖、脂肪酸、胺基酸來發電，這發電的程式叫 Krebs cycle 也叫 TCA cycle 或 citric acid cycle。在這循環中，能產生能量 ATP、內源性生成水 Endogenes i s water 及其他代謝物。

所謂呼吸作用就是在粒腺體中，把葡萄糖的氫原子取下，經由 Q10 把氫的電子轉移並與吸入的氧氣結合成水，同時失去電子的 H 氫離子會促進 ATP 合成酶的作用，把電力不足只有兩個磷 P 的電池 ADP 重新充電，再加上一個磷成為有電力的 ATP，如此週而復始充電放電，細胞才能保有活力。

大家都知道氧很重要，氧氣若斷絕會死人，其實如果沒有氫的存在，沒有氫可供氧來行氧化作用，單有氧也是發揮不了作用的。適當安全的藉由外力提供氧氫等醫用氣體來刺激細胞呼吸作用，引發身體自癒能力，是醫學上仍需持續努力克服的方向。

參考文獻

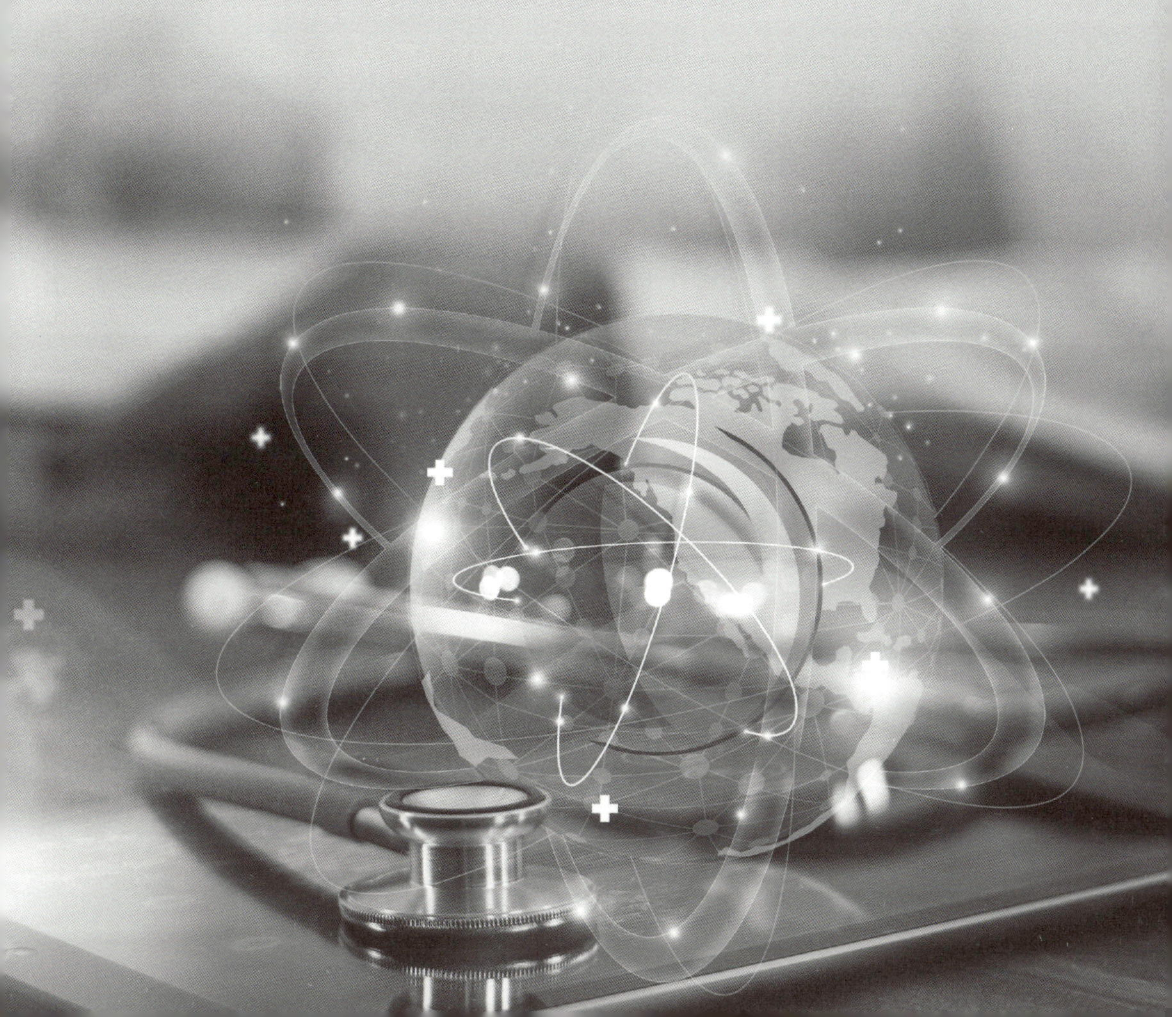

參考文獻

1. Ersen, Z. J., Hvidberg, M., Jensen, S. S., Ketzel, M., Loft, S., Sorensen, M., Raaschou-Nielsen, O. (2011). Chronic obstructive pulmonary disease and long-term exposure to traffic-related air pollution: a cohort study. American journal of respiratory and critical care medicine, 183(4), 455-461.
2. Andersen, Z. J., Bonnelykke, K., Hvidberg, M., Jensen, S. S., Ketzel, M., Loft, S., Raaschou-Nielsen, O. (2011). Long-term exposure to air pollution and asthma hospitalisations in older adults: a cohort study. Thorax.
3. Omer SB, Malani P, Del Rio C. The COVID-19 pandemic in the US: a clinical update. JAMA. 2020. Epub ahead of print.
4. Xie J, Tong Z, Guan X, Du B, Qiu H, Slutsky AS. Critical care crisis and some recommendations during the COVID-19 epidemic in China. Intensive Care Med. 2020; 46:837-40.
5. Tobin MJ, Laghi F, Jubran A. Why COVID-19 silent hypoxemia is baffling to physicians. Am J Respir Crit Care Med. 2020
6. Couzin-Frankel J. The mystery of the pandemic's 'happy hypoxia' [internet]. Science (80-). 2020:455-6.
7. Wilkerson RG, Adler JD, Shah NG, Brown R. Silent hypoxia: a harbinger of clinical deterioration in patients with COVID-19. Am J Emerg Med. 2020; W.B. Saunders; [cited 2020 Jun 23].
8. Allali G, Marti C, Grosgurin O, Morélot-Panzini C, Similowski T, Adler D. Dyspnea: the vanished warning symptom of COVID-19 pneumonia. J Med Virol. 2020.
9. Xie J, Covassin N, Fan Z, Singh P, Gao W, Li G, et al. Association between hypoxemia and mortality in patients with COVID-19. Mayo Clin Proc. 2020.
10. Fletcher CM, Elmes PC, Fairbairn AS, Wood CH. The significance of respiratory symptoms and the diagnosis of chronic bronchitis in a working population. Br

Med J. 1959;2:257-66 British Medical Journal Publishing Group.

11. Kvale PA, Conway WA, Coates EO. Continuous or nocturnal oxygen therapy in hypoxemic chronic obstructive lung disease. A clinical trial. Ann Intern Med. 1980;93:391-8.
12. Brook, R. D., Rajagopalan, S., Pope, C. A., Brook, J. R., Bhatnagar, A., Diez-Roux, (2010). Particulate matter air pollution and cardiovascular disease: An update to the scientific statement from the American Heart Association. Circulation, 121(21), 2331-2378.
13. Thurston, G. D., & Kipen, H. (2019). An introduction to air pollution, oxidative stress, and human health. Current opinion in toxicology, 13, 1-3.
14. Li, H., Cai, J., Chen, R., Zhao, Z., Ying, Z., Wang, L., ... & Kan, H. (2019). Particulate matter exposure and stress hormone levels: A randomized, double-blind, crossover trial of air purification. Circulation, 139(22), 2636-2648.
15. Gattinoni L, Chiumello D, Caironi P, Busana M, Romitti F, Brazzi L, et al. COVID-19 pneumonia : different respiratory treatment for different phenotypes? Intensive Care Med. 2020:1-6 Springer.
16. Wilkerson RG, Adler JD, Shah NG, Brown R. Silent hypoxia: a harbinger of clinical deterioration in patients with COVID-19. Am J Emerg Med. 2020; W.B. Saunders; [cited 2020 May 31]; Available from: https://linkinghub.elsevier.com/retrieve/pii/S0735675720303909.
17. D'Alonzo GE, Dantzker DR. Respiratory failure, mechanisms of abnormal gas exchange, and oxygen delivery. Med Clin North Am. 1983;67:557-71 [cited 2020 Apr 20]. Available from: http://www.ncbi.nlm.nih.gov/pubmed/6843220.
18. Hamilton C, Steinlechner B, Gruber E, Simon P, Wollenek G. The oxygen dissociation curve: quantifying the shift. Perfusion. 2004;19:141-4 Sage PublicationsSage CA: Thousand Oaks, CA; [cited 2020 Apr 28].
19. Woyke S, Rauch S, Ströhle M, Gatterer H. Modulation of Hb-O2 affinity to improve hypoxemia in COVID-19 patients. Clin NutrChurchill Livingstone. 2020.

20. Komorowski M, Aberegg SK. Using applied lung physiology to understand COVID-19 patterns. Br J Anaesth. 2020;0 Elsevier; [cited 2020 May 31].
21. Archer SL, Sharp WW, Weir EK. Differentiating COVID-19 pneumonia from acute respiratory distress syndrome (ARDS) and high altitude pulmonary edema (HAPE): therapeutic implications. CirculationOvid Technologies (Wolters Kluwer Health). 2020. Epub ahead of print.
22. Lang M, Som A, Mendoza DP, Flores EJ, Reid N, Carey D, et al. Hypoxaemia related to COVID-19: vascular and perfusion abnormalities on dual-energy CT. Lancet Infect DisLancet Publishing Group. 2020.
23. Gattinoni L, Coppola S, Cressoni M, Busana M, Chiumello D. Covid-19 does not Lead to a "typical" acute respiratory distress syndrome. Am J Respir Crit Care MedAmerican Thoracic Society. 2020. Epub ahead of print.
24. South AM, Diz D, Chappell MC. COVID-19, ACE2 and the cardiovascular consequences. Am J Physiol Heart Circ PhysiolNLM (Medline). 2020.
25. Zhang H, Baker A. Recombinant human ACE2: acing out angiotensin II in ARDS therapy. Crit Care. 2017:305 BioMed Central Ltd. [cited 2020 Apr 28].
26. Tay MZ, Poh CM, Rénia L, MacAry PA, Ng LFP. The trinity of COVID-19: immunity, inflammation and intervention. Nat Rev ImmunolNature Research. 2020:363-74.
27. Liu Y, Yang Y, Zhang C, Huang F, Wang F, Yuan J, et al. Clinical and biochemical indexes from 2019-nCoV infected patients linked to viral loads and lung injury. Sci China Life SciScience in China Press. 2020;63:364-74.
28. Bikdeli B, Madhavan MV, Jimenez D, Chuich T, Dreyfus I, Driggin E, et al. COVID-19 and thrombotic or thromboembolic disease: implications for prevention, antithrombotic therapy, and follow-up. J Am Coll Cardiol. 2020; Journal of the American College of Cardiology; [cited 2020 Apr 20].
29. Zhang L, Yan X, Fan Q, Liu H, Liu X, Liu Z, et al. D-dimer levels on admission to predict in-hospital mortality in patients with Covid-19. J Thromb Haemost. 2020; [cited 2020 Apr 25].

30. Marini JJ, Gattinoni L. Management of COVID-19 respiratory distress. JAMA. 2020; [cited 2020 Apr 26].
31. Wang J, Hajizadeh N, Moore EE, McIntyre RC, Moore PK, Veress LA, et al. Tissue plasminogen activator (tPA) treatment for COVID-19 associated acute respiratory distress syndrome (ARDS): a case series. J Thromb HaemostNLM (Medline). 2020.
32. Luo W, Yu H, Gou J, Li X, Sun Y, Li J, et al. Title: clinical pathology of critical patient with novel coronavirus pneumonia (COVID-19) list of authors; 2020.
33. Tian S, Hu W, Niu L, Liu H, Xu H, Xiao S-Y. Pulmonary pathology of early-phase 2019 novel coronavirus (COVID-19) pneumonia in two patients with lung cancer. J Thorac Oncol. 2020; 15:700-4.
34. Mason RJ. Pathogenesis of COVID-19 from a cell biologic perspective. Eur Respir J. 2020; European Respiratory Society; [cited 2020 Apr 20].
35. Ziehr DR, Alladina J, Petri CR, Maley JH, Moskowitz A, Medoff BD, et al. Respiratory pathophysiology of mechanically ventilated patients with COVID-19: a cohort study. Am J Respir Crit Care MedNLM (Medline). 2020.
36. Marini JJ, Gattinoni L. Management of COVID-19 respiratory distress. JAMA - J Am Med AssocAmerican Medical Association. 2020.
37. Meng L, Qiu H, Wan L, Ai Y, Xue Z, Guo Q, et al. Intubation and ventilation amid the COVID-19 outbreak. AnesthesiologyOvid Technologies (Wolters Kluwer Health). 2020; 1.
38. Thurston, G. D., & Kipen, H. (2019). An introduction to air pollution, oxidative stress, and human health. Current opinion in toxicology, 13, 1-3.
39. Guo, Y., Li, Y., Mu, D., & Tian, Y. (2020). Ambient air pollution and the risk of lung cancer and colorectal cancer in China: A population-based study. Science of the Total Environment, 712, 135705.
40. World Health Organization (WHO). (2018). Ambient air pollution: A global assessment of exposure and burden of disease.
41. Vaupel P, Mayer A. Hypoxia in cancer: significance and impact on clinical

outcome. Cancer Metastasis Rev. 2007;26(2):225-239.

42. Höckel M, Vaupel P. Tumor Hypoxia: Definitions and Current Clinical, Biologic, and Molecular Aspects. JNCI J Natl Cancer Inst. 2001;93(4):266-276.
43. Debora Grasso, Luca X. Zampieri, et al., Mitochondria in cancer, Cell Stress, 2020. Vol. 4, No. 6, pp. 114-146.
44. Mitochondria - Structure - Function, eachMePhysiology, 2020.5.9.
45. The primary cause of cancer - by Otto Warburg.
46. Cancer - World Health Organization.
47. What Is Cancer? - National Cancer Institut, 2015.2.9.
48. William J. Mach, Amanda R., et al., Consequences of Hyperoxia and the Toxicity of Oxygen in the Lung, Nursing Research and Practice, Volume 2011.
49. Hyperbaric oxygen therapy - Mayo Clinic.
50. Randy L. Jensen , Brain tumor hypoxia: tumorigenesis, angiogenesis, imaging, pseudoprogression, and as a therapeutic target, Journal of Neuro-Oncology, 2009. April , volume 92, pages317-335.
51. Peter Vaupel 1, Arnulf Mayer, Hypoxia in cancer: significance and impact on clinical outcome,Review Cancer Metastasis Rev., 2007 Jun;26(2):225-39.
52. Paolo Michieli, Hypoxia, angiogenesis and cancer therapy: To breathe or not to breathe? Journal of Cell Cycle,2009. Oct., Vol. 8, Pages 3291-3296.
53. Schonmeyr, B. H.; Wong, A. K.; et al., The effect of hyperbaric oxygen treatment on squamous cell cancer growth and tumor hypoxia, Annals of Plastic Surgery, 2008. Volume: 60, Issue: 1.
54. Ingrid Moen, Linda E. B. Stuhr, Hyperbaric oxygen therapy and cancer a review, Target Oncol. 2012 Dec., 7(4): 233-242.
55. Feldmeier jj, Wayne S. Court, et al., Hyperbaric Oxygen Therapy, J Otolaryngology - Head and Neck Surgery, 1997 June, Volume: 116 issue: 6, page(s): 703-704.
56. Feldmeier JJ, Heimbach RD, Davolt DA, Hyperbaric oxygen and the cancer patient: A survey of practices, patterns. Undersea Hyperbaric Medicine 1993,

20:337-45.

57. Feldmeier, JJ, Heimbach, RD, Davolt, DA, et al., Does hyperbaric oxygen have a cancer causing or promoting effect? A review of the pertinent literature. Undersea Hyperbaric Medicine 1994, 21:467-75.
58. Jessica A. Bertout, Shetal A. Patel, M. Celeste Simon, The impact of O2 availability on human cancer, Nat Rev Cancer. 2008 Dec., 8(12): 967-975.
59. J J Feldmeier 1, R D Heimbach, D A Davolt, et al., Hyperbaric oxygen in the treatment of delayed radiation injuries of the extremities, Multicenter Study Undersea Hyperb Med., Spring 2000, 27(1):15-9.
60. C Plafki , P Peters, M Almeling, et al., Complications and side effects of hyperbaric oxygen therapy, Aviat Space Environ Med., 2000 Feb., 71(2):119-24.
61. Y Kinoshita, K Kohshi, N Kunugita, et al., Preservation of tumour oxygen after hyperbaric oxygenation monitored by magnetic resonance imaging, British journal of cancer, 2000, Volume 82, pages88-92.
62. J Feldmeier 1, U Carl, K Hartmann, et al., Hyperbaric oxygen: does it promote growth or recurrence of malignancy? Undersea Hyperb Med., Spring 2003, 30(1):1-18.
63. J J Feldmeier , Hyperbaric oxygen for delayed radiation injuries, Undersea Hyperb Med., Spring 2004, 31(1):133- 45.
64. T B Sun, R L Chen, Y H Hsu, The effect of hyperbaric oxygen on human oral cancer cells, Undersea Hyperb Med., Summer 2004, 31(2):251-60.
65. A L Gill, C N A Bell, Hyperbaric oxygen: its uses, mechanisms of action and outcomes, Review QJM, 2004 Jul;97(7):385-95.
66. Jurstine Daruwalla, Chris Christophi, Hyperbaric oxygen therapy for malignancy: a review, World J Surg. 2006 Dec.,30(12):2112-31.
67. Moen I, Stuhr LE, Hyperbaric oxygen therapy and cancer--a review., Targeted Oncology, 02 Oct 2012, 7(4):233-242.
68. Jurstine Daruwalla , Chris Christophi, Hyperbaric oxygen therapy for malignancy: a review, World J Surg., 2006 Dec., 30(12):2112-31.

69. Abu T M Y Haroon, M Patel, A B Al-Mehdi, Lung metastatic load limitation with hyperbaric oxygen, Undersea Hyperb Med., Mar-Apr 2007, 34(2):83-90.
70. Ingrid Moen, Linda E. B. Stuhr, Hyperbaric oxygen therapy and cancer—a review,Target Oncol. , 2012 Dec., 7(4): 233-242.
71. Cassandra A. Godman, Rashmi Joshi, et al., Hyperbaric oxygen treatment induces antioxidant gene expression, Ann. N.Y. Acad. Sci. 2010, 1197, 178-183.
72. D. Michalski W. Härtig D. Schneider C. Hobohm, Use of normobaric and hyperbaric oxygen in acute focal cerebral ischemia - a preclinical and clinical review, Neurologica, 2011, Volume123, Issue2, Pages 85-97.
73. David Robert Grimes,, Pavitra Kannan, Alan McIntyre,et al., The Role of Oxygen in Avascular Tumor Growth, PLoS One. 2016; 11(4):692.
74. Rohin Gawdi; Jeffrey S. Cooper., Hyperbaric Contraindications, StatPearls, May 22, 2020.
75. Plafki C, Peters P, Almeling M, Welslau W, Busch R, Complications and side effects of hyperbaric oxygen therapy., Aviation, Space, and Environmental Medicine, 01 Feb. 2000, 71(2):119-124.
76. RichardJohnson, Hyperbaric oxygen as a radiation sensitizer for carcinoma of the cervix, International Journal of Radiation Oncology, 1979, Volume 5, Issues 11-12, Pages 2151-2155.
77. S Dische, F Senanayake, Radiotherapy using hyperbaric oxygen in the palliation of carcinoma of colon and rectum, Clin Radiol., 1972 Oct., 23(4):512-8.
78. Noori S Al-Waili 1, Glenn J Butler, Jorge Beale, et al., Hyperbaric oxygen in the treatment of patients with cerebral stroke, brain trauma, and neurologic disease, Adv Ther., Nov-Dec., 2005;22(6):659-78.
79. R.A.Williamson., An experimental study of the use of hyperbaric oxygen to reduce the side effects of radiation treatment for malignant disease, International Journal of Oral and Maxillofacial Surgery, Volume 36, Issue 6, June 2007, Pages 533-540.
80. Jain KK., HBO therapy in the management of radionecrosis. In: Jain KK (ed)

Textbook of hyperbaric medicine, 4th ed. Hogrefe & Huber, Seattle, 2004, pp 167-177.

81. Michael H Bennett , John Feldmeier, Robert Smee, et al., Hyperbaric oxygenation for tumour sensitisation to radiotherapy, Review Cochrane Database Syst Rev., . 2012 April 18;2012(4).
82. D. Fink, Chetiy J.P., Lehm D.E. et al., Hyperbaric oxygen therapy for delayed radiation injuries in gynecological cancers, International Journal of Gynecological Cancer, 2006, April 25.
83. Nicklas Oscarsson, Bernd Müller, Anders Rosén, et al., Radiation-induced cystitis treated with hyperbaric oxygen therapy (RICH-ART): a randomised, controlled, phase 2-3 trial, the Lancet Oncology, 2019, Nov., Volume 20, Issue 11, P1602-1614.
84. Nicholas Horan; Jeffrey S. Cooper., Radiation Cystitis And Hyperbaric Management, Treasure Island (FL): StatPearls Publishing; 2020, July 21.
85. Marc A Dall'Era, Neil B Hampson, R Alex Hsi, et al., Hyperbaric oxygen therapy for radiation induced proctopathy in men treated for prostate cancer, J Urol., 2006, July 176(1):87-90.
86. 84. Bora Uysal, Hakan Gamsız, Ferrat Dıncoglan, et al., Hyperbaric Oxygen in the Treatment of Radiation Proctitis and Cerebral Necrosis, Clinics in Surgery, 2017, Volume 2, Article 1803.
87. M. Miura, I. Sasagawa, Y. Kubota, et al., Effective hyperbaric oxygenation with prostaglandin E1 for radiation cystitis and colitis after pelvic radiotherapy , International Urology and Nephrology, 1996, Volume 28, pages643-647.
88. Wenwu Liu, Claustrophobia during routine hyperbaric oxygen treatment, Journal of the Undersea and Hyperbaric Medical Society, 2012, 39(1):619-20.
89. Barbara Muz, Pilar de la Puente, et al., The role of hypoxia in cancer progression, angiogenesis, metastasis, and resistance to therapy, Hypoxia (Auckl). 2015; 3: 83-92.
90. Anne Courtney, Hyperbaric Oxygen Therapy for Cancer Patients, Medically

Reviewed, 2020.
91. Rogers SJ, Vismara LA. Evidence-based comprehensive treatments for early autism. J Clin Child Adolesc Psychol. 2008;37(1):8-38.
92. Rossignol DA, Rossignol LW. Hyperbaric oxygen therapy may improve symptoms in autistic children. Med Hypothesis. 2006;67:216-228.
93. Rossignol DA, Rossignol LW, James SJ, Melynk S, Mumper E. The effects of hyperbaric oxygen therapy on oxidative stress, inflammation, and symptoms in children with autism: an open label study. BMC Pediatr. 2007;7:36.
94. Chungpaibulpatana J, Sumpatanarax T, Thadakul N. Hyperbaric oxygen therapy in Thai autistic children. J Med Assoc Thai. 2008;91(8):1232-1238.
95. Kinaci N, Kinaci S, Alan M, Elbuken E. The effects of hyperbaric oxygen therapy in children with autism spectrum disorders: Undersea and Hyperbaric Medical Society Annual Meeting, Las Vegas, Nevada, USA. Undersea and Hyperbaric Med. 2009;36(4).
96. Rossignol DA, Rossignol LW, Smith S, Schneider C. Hyperbaric treatment for children with autism:A multicenter, randomized, double-blind controlled trial. BMC Pediatr. 2009;9:21.
97. Tolias CM, Reinert M, Seiler R. Normobaric hyperoxia induced improvement in cerebral metabolism and reduction in intracranial pressure in patients with severe head injury: A prospective historical cohor matched study. J Neurosurg. 2004;101:435-444.
98. Kumaria A, Tolias CM. Normobaric hyperoxia therapy for traumatic brain injury and stroke: A review. Br J Neurosurg. 2009;23(6):576-584.
99. Knighton DR, Silver IA, Hunt TK. Regulation of wound-healing angiogenesis -Effect of oxygen gradients and inspired oxygen concentration. Surgery. 1981;90(2):262-270.
100. Gibson JJ, Angeles AP, Hunt TK. Increased oxygen tension potentiates angiogenesis. Surg Forum. 1997;48:696-699.
101. Hopf HW, Gibson JJ, Angeles AP, Constant JS. Hyperoxia and angiogenesis.

Wound Repair Regen. 2005;13(6):558-564.

102. Lipp L. Brain perfusion and oxygenation. Crti Care Nurs Clin N Am. 2014;26:389-398.

103. Masamoto K, Tanashita K. Oxygen transport in brain tissue. J Biomech Eng. 2009;131(7):074002.

104. Hoiland RL, Bain AR, Rieger MG, Bailey DM, Ainslie PN. Hypoxemia, oxygen content, and the regulation of cerebral blood flow. Am J Physiol Regul Integr Comp Physiol. 2016;310(5):R398-R413.

105. Tal S, Hadanny A, Berkowitz N, Sasson E, Ben-Jacob E, Efrati S. Hyperbaric oxygen may induce angiogenesis in patients suffering from prolonged post-concussion syndrome due to traumatic brain injury. Restor Neurol Neurosci. 2015;33(6):943-951.

106. Chandel NS, Schumacker PT. Cellular oxygen sensing by mitochondria: old questions, new insight. J Appl Physiol. 2000;88:1880-1889.

107. Eltzchig HK, Carmeliet P. Hypoxia and inflammation. N Engl J Med. 2011;364(7):656-665.

108. Rossignol DA. Hyperbaric oxygen treatment for inflammatory bowel disease: A systematic review and analysis. Med Gas Res. 2012;2:6.

109. Novak S, Drenjancevic I, Vukovic R, Kellermayer Z. Anti-inflammatory effects hyperbaric oxygenation during DSS-induced colitis in BALB/c mice include changes in gene expression of HIF-1a, proinflammatory cytokines, and antioxidative enzymes. Mediat of Inflamm. 2016.

110. Lee YS, Chio CC, Chang CP, Wang LC. Long course of hyperbaric oxygen stimulates neurogenesis and attenuates inflammation after ischemic stroke. Mediat Inflamm. 2013.

111. Lee KL, Nui KC, Lin MT, Nui CS. Attenuating brain inflammation, ischemia and oxidative damage by hyperbaric oxygen in diabetic rats after heat stroke. J Formos Med Assoc. 2013;112:454-462.

112. Chen C, Chen W, Li Y, Dong Y. Hyperbaric oxygen protects against myocardial

reperfusion injury via the inhibition of inflammation and the mobulation of autophagy. Oncotarget. 2017;8(67):111522-111534.

113. Oyaizu T, Enomoto M, Yamamoto N, Tsuji K. Hyperbaric oxygen reduces inflammation, oxygenates injured muscle and regenerates skeletal muscle via macrophage and satellite cell activation. Sci Rep. 2018;8:1288.

114. Aricigal M, Dundar MA, Yucel A, Arbag H. Anti-inflammatory effects of hyperbaric oxygen on irradiated laryngeal tissue. Braz J Otorhinolaryngol. 2018;84(2):206-211.

115. Zhou Y, Dong Q, Pan Z, Song Y. Hyperbaric oxygen improves functional recovery of the injured spinal cord by inhibiting inflammation and glial scar formation. (2019) Am J Phys Med Rehab. 2019;98(10):914-920.

116. Silent hypoxia, Wikipedia.

117. Tobin MJ, Laghi F, Jubran A (August 2020). “Why COVID-19 Silent Hypoxemia Is Baffling to Physicians” . American Journal of Respiratory and Critical Care Medicine. 202 (3): 356-360. doi:10.1164/rccm.202006-2157CP. PMC 7397783. PMID 32539537.

118. LaMotte S (7 May 2020). "Silent hypoxia: Covid-19 patients who should be gasping for air but aren't". CNN.

119. Chandra A, Chakraborty U, Pal J, Karmakar P (September 2020). “Silent hypoxia: a frequently overlooked clinical entity in patients with COVID-19”. BMJ Case Reports. 13 (9): e237207. doi:10.1136/bcr-2020-237207. PMC 7478026. PMID 32900744.

120. Vaupel, P., & Mayer, A. (2007). Hypoxia in cancer: significance and impact on clinical outcome. Cancer and Metastasis Reviews, 26(2), 225-239.

121. Wilson, W. R., & Hay, M. P. (2011). Targeting hypoxia in cancer therapy. Nature Reviews Cancer, 11(6), 393-410.

122. Brahimi-Horn, M. C., & Pouysségur, J. (2007). Oxygen, hypoxia and cancer: the hypoxia-inducible factor-1 α balance. Essays in Biochemistry, 43, 17-31.

123. Semenza, G. L. (2014). Oxygen sensing, homeostasis, and disease. New

England Journal of Medicine, 365(6), 537-547.

124. Zhou, Q., Zhang, B., Zheng, H., Ma, F., & Chen, Z. (2021). Efficacy of hyperbaric oxygen therapy in treating urinary tract infections: A meta-analysis. Medical Science Monitor, 27.

125. Xu, X., Sun, B., Jiang, S., Qiao, W., & Chen, J. (2021). Efficacy of hyperbaric oxygen therapy in treating complicated urinary tract infections: A systematic review and meta-analysis. BMC Infectious Diseases, 21(1), 1-11.

126. Liu, C., & Huang, S. (2017). Use of hyperbaric oxygen in urology. Translational Andrology and Urology, 6(5), 1035-1042.

127. Cohen, M., Sánchez, V., Sánchez, J., & Mora, M. (2014). Effects of hyperbaric oxygen therapy on vaginal tissues: pilot study. Undersea & Hyperbaric Medicine, 41(4), 285-293.

128. Kubota, Y., Kosaka, Y., Tsuchiya, Y., & Tamaki, N. (2016). Hyperbaric oxygen therapy for breast cancer: a systematic review. Cancer Medicine, 5(8), 2002-2013.

129. Wang, X., Chen, Q., Pu, H., Liu, J., Chen, S., & Zhao, Y. (2018). Hyperbaric oxygen therapy for vulvar pain syndrome: a randomized controlled trial. Pain Medicine, 19(7), 1434-1441.

130. Lee, Y. J., Park, H. J., Seo, J. T., & Lee, K. W. (2019). The efficacy of hyperbaric oxygen therapy in the treatment of chronic bacterial vaginosis: a pilot study. European Journal of Obstetrics & Gynecology and Reproductive Biology, 240, 153-158.

131. Wu, Y., Zhang, J., Wang, X., Huang, X., Zhang, Q., Wang, Y., ... & Lu, H. (2016). Hyperbaric oxygen therapy improves the prognosis of postmenopausal osteoporosis by increasing osteogenesis and angiogenesis. Menopause, 23(12), 1365-1371.

132. Zhang, Y., Song, J., Huang, S., & Zhang, X. (2021). Efficacy of hyperbaric oxygen therapy for endometriosis: a systematic review and meta-analysis. Journal of Obstetrics and Gynaecology Research, 47(7), 2396-2407.

133. Wang, Y., Zhang, J., Wang, J., Huang, Z., & Wang, S. (2021). Hyperbaric oxygen therapy for menopause syndrome: a systematic review and meta-analysis. BMC Complementary Medicine and Therapies, 21(1), 44.
134. Zhang, X., Wu, L., Liu, J., Wu, Y., & Zou, J. (2021). Efficacy of hyperbaric oxygen therapy on chronic pelvic pain syndrome: a systematic review and meta-analysis. Journal of Pain Research, 14, 223-235.
135. Han, Y., Yuan, Y., Liu, C., Zhang, Q., Zhang, J., & Yan, Z. (2021). Efficacy of hyperbaric oxygen therapy on patients with refractory recurrent vulvovaginal candidiasis: A pilot study. Medical Mycology, 59(3), 322-327.
136. Huang, Y., Luo, S., & Xie, Y. (2021). The therapeutic effects of hyperbaric oxygen in women with recurrent vulvovaginal candidiasis. World Chinese Journal of Digestology, 29(6), 417-423.
137. 1. Pa ga n i n i M, B o sc o G, Pe r ozz o FAG, Kohlscheen E, Sonda R, Bassetto F, GarettoG, Camporesi EM, Thom SR. The Role of Hyperbaric Oxygen Treatment for COVID-19:A Review. Adv Exp Med B io l. 2021; 1289:27-35.
138. Senniappan K, Jeyabalan S, Rangappa P,Kanchi M. Hyperbaric oxygen therapy: Can it be a novel supportive therapy in COVID-19?Indian J Anaesth. 2020 Oct;64(10):835-841.
139. K i p s h i d z e N , D a n g a s G , W h i t e C J ,K ipsh idze N, S idd iqu i F, La t timer CR,Carter CA, Fareed J. Viral Coagulopathy in Pa t ien ts W i th COVID-19: Treatment and Care. C l in App l Thromb Hemost. 2020 Jan-Dec.
140. Thibodeaux K, Speyrer M, Raza A, Yaakov R, Serena TE. Hyperbaric oxygen therapy in preventing mechanical ventilation in COVID-19 patients: a retrospective case series. J Wound Care. 2020 May 1;29(Sup5a): S4-S8.
141. W Forth , O Adam, Uptake of oxygen from the intestine -- experiments with rabbits, Eur J Med Res, 2001 Nov 20;6(11):488-92.
142. Chih Hsiang Fang, Cheng Chia Tsai, et al., Effects of Highly Oxygenated Water in a Hyperuricemia Rat Model, Journal of Healthcare Engineering, 2020.

143. Kohei Aoki, Yukiko Ida, Noritoshi Fukushima, Hajime Matsumura, Topical application of oxygen nano-bubble water enhances the healing process of ischaemic skin wound healing in an animal model, International Wound Journal, 10 April 2022.

144. Ho, W.-T.; Yu, T.-H.; Chao, W.-H.; Wang, B.-Y.; Kuo, Y.-Y.; Lin, M.-H.; Yeh, S.H.-H. Design and In Vivo Evaluation of a Novel Transdermal Hydrogen/Oxygen-Generating Patch. Appl. Sci. 2021, 11, 11680. https://doi.org/10.3390/app112411680

145. Fan WS, Huang SY, Nguyen HT, Ho WT, Chao WH, Lin FC, Wang HC. Design of a Functional Eye Dressing for Treatment of the Vitreous Floater. J Pers Med. 2022 Oct 5;12(10):1659. doi: 10.3390/jpm12101659. PMID: 36294798; PMCID: PMC9604789.

146. Opasanon, S.; Pongsapich, W.; Taweepraditpol, S.; Suktitipat, B.; Chuangsuwanich, A. Clinical Effectiveness of Hyperbaric Oxygen Therapy in Complex Wounds. J. Am. Coll. Clin. Wound Spec. 2014, 6, 9–13.

147. Roe, D.F.; Gibbins, B.L.; Ladizinsky, D.A. Topical dissolved oxygen penetrates skin: Model and method. J. Surg. Res. 2010, 159, e29–e36.

148. Zhou Y, Tang S, Cao Y, Zhang J. [Application of transcutaneous oxygen pressure in scar assessment]. Zhongguo Xiu Fu Chong Jian Wai Ke Za Zhi. 2018 Dec 15;32(12):1615-1618. Chinese. doi: 10.7507/1002-1892.201810098. PMID: 30569693; PMCID: PMC8414244.

149. 自由基與抗氧化物質——馬偕紀念醫院。

150. 癌細胞的漂流旅程——探索癌症轉移機制——科技大觀園。

151. 史蒂芬・李維博士（Dr. Stephen Levine），「缺氧：所有退化疾病主因」書籍，2011/7/21。

152. 弗萊堡醫師（Dr. G Freibol），氧氣對人體的重要性——產業特刊，2011/7/21。

153. 抗癌新法？諾貝爾獎揭氧氣是關鍵——康健雜誌，2019/10/8。

154. 運動健身前提防「自由基」大敵，啟新電子周報。

155. 人體有多少細胞？這數目比銀河系恆星還多！《知識大圖解》，2017/02/08。
156. 粒線體對癌細胞的重要性，東曜生技，2019/12/3。
157. 陳駿逸，針對 glutaminolysis（麩醯胺酸分解）機制作為擊退癌症的重要治療策略，2019/12/16。
158. 駱宛琳，2019 年諾貝爾生理或醫學獎一窺細胞如何「氧」尊處優，2019/10/15。
159. 王緯書，從腫瘤缺氧談癌症治療的新思維。
160. 葉啟源、張東浩、劉幕台，高壓氧在放射性直腸炎的使用，彰基院訊第 16 卷第 1 期，1999/3/10。
161. 中醫藥輔助西醫癌症治療——藥學雜誌電子報 118 期，2014/3/31。
162. 自由基如何產生？原來是缺氧引起的！【氧生小百科】，2019/6/10。
163. 有種累叫「慢性缺氧」一張表自測是不是高危險族群，健康知識，2019/12/17。
164. 幽閉恐懼症患者，如何進行高壓氧治療？高壓氧雜誌，2019/1/28。
165. 缺氧為萬病之源，天理自然能學會。
166. 從 2019 年諾貝爾生醫獎，談缺氧與乳癌的關係，https://www.tma.tw
167. 癌細胞與缺氧有關？遠離癌症 6 大生活法，電子書城，https://www.pubu.com.tw
168. 張安之，方鴻明，李石勇，氧生——21 世紀最有效的防癌新革命，時報出版。
169. 自由基化學與醫學，科技大觀園，2008/12/5。
170. 人生的大挑戰：罹患癌症該怎麼辦？放射腫瘤部，三軍總醫院——高壓氧可治療疾病。
171. 高壓氧治療機轉，https://www.scmh.org.tw
172. 海底暨高壓醫學會，https://www.uhms.org
173. 高壓氧治療在癌症病患的運用，財團法人台灣癌症臨床研究發展，http://web.tccf.org.tw
174. 人體解剖學／呼吸系統 - A+ 醫學百科。

175. 鼻，維基百科，自由的百科全書。
176. 為什麼人有兩個鼻孔？ PanSci 泛科學，2014/5/4。
177. 氧解離曲線，A+ 醫學百科。
178. Greenpeace 綠色和平，臺灣空氣汙染來源是什麼？與空汙有關的 8 個嚴峻事實，2017/4/14。
179. 蘇一峰，空氣汙染對健康的傷害，2015/8/26。
180. 孫一峯，高壓氧治療（三）高壓氧的治療機轉，2015/7/4。
181. 嚴重特殊傳染性肺炎，衛生福利部疾病管制署。
182. 新冠後遺症：「長新冠」症狀、原因等我們已經知道的幾個關鍵問題，BBC，2022/1/14。
183. 空氣汙染，維基百科，自由的百科全書。
184. 黃淑珍，陳冬梅，洪雨霏，（2018），微壓氧治療對慢性疼痛的療效及安全性的評估，浙江中醫藥大學學報，42（11），1039-1041。
185. 劉宗輝，張建平，朱衛華等，微壓氧治療對膀胱癌患者放療後放射性膀胱炎的療效觀察 [J]. 中國康復醫學雜誌，2015，30（11）：1069-1072。
186. 薛夏樓，黃翠玲，張俊國，等，微壓氧治療在婦科的應用 [J]，現代醫學，2018，46（10）：1506-1509。
187. 張凡、朱偉強、李玉文、黃燕輝、張婷婷、周良玉、李銘靈、杜宏偉、潘淳。複方熊果苷膠囊治療女性非特異性陰道炎臨床觀察。中華中西醫結合雜誌，2019，9（6）：756-757。
188. 陳露、蔣佳宇、鄭慧、唐婧軒。益生菌聯合康複華搽劑治療陰道炎臨床療效分析。現代醫學，2019，47（11）：1329-1332。
189. 王虹、徐靜、蘇淑華。基於中醫證候學思路的陰道炎中醫診療分析。中國實用醫藥，2018，13（12）：68-69。
190. 張曉華、李碧霞、陳霞、魏濤、張立明。益生菌聯合聚糖鐵離子凝膠治療女性陰道炎臨床療效觀察。實用臨床醫藥雜誌，2017，21（3）：105-107。
191. 郭秋紅、李曉娟、趙玲、王寶文。乳酸杆菌聯合複方氯已定凝膠治療陰道炎臨床觀察。醫學與哲學，2017，38（11）：40-41。

192. 周慶翔、吳琪：《微量氧治療在醫學上的應用研究進展》，中國現代醫學雜誌，2017 年第 27 卷第 4 期，頁 21-24。
193. 汪勁、王鵬飛、張雷：《微壓氧治療在中醫醫學中的應用》，中國中醫基礎醫學雜誌，2017 年第 23 卷第 6 期，頁 791-793。
194. 廖智凱、陳信維、莊家瑜、黃泰仕：《微壓氧治療在醫學美容上的應用》，臺灣醫學，2017 年第 21 卷第 1 期，頁 33-38。
195. 薛志輝、方忠、陳耿慧、余威榮：《微壓氧治療對腸道微生態及腸道免疫的影響研究》，中國現代醫學雜誌，2019 年第 29 卷第 11 期，頁 39-42。
196. 李玉梅、李夏鵬、劉春梅、王鵬飛：《微壓氧治療在急性腎損傷治療中的臨床應用》，中國當代醫學雜誌，2018 年第 25 卷第 17 期，頁 36-38。
197. 黃俊傑、蘇嘉麗、陳信維、劉俊良：《微壓氧治療在神經損傷恢復中的臨床應用》，臺灣復健醫學雜誌，2019 年第 47 卷第 1 期，頁 1-7。
198. 張正華、黃銘亮、張力行：《微壓氧治療在退化性關節炎中的臨床應用及其機制研究》，骨科講座，2019 年第 17 卷第 1 期，頁 43-47。
199. 謝瑩、徐榮鑫、林志彬、潘振鵬：《微壓氧治療在慢性阻塞性肺疾病中的臨床應用》，中華醫學誌，2020 年第 100 卷第 2 期，頁 136-139。
200. 一秒用力呼氣容積，A+ 醫學百科。
201. 姚惠茹，全台累積 787 人出現「Long COVID」！一張圖看康復者有哪些後遺症，科技新報，2022/6/9。
202. 孫一峰，高壓氧治療的作用原理，2015/7/4。
203. 缺氧的迷思 https://alliswell.tw/essential_grid
204. 陳建志、洪宗德、黃宗慧、林靜怡、莊錦忠、劉德安（2015）。微壓氧在慢性阻塞性肺疾患患者呼吸困難症狀與運動耐受度改善之成效。身心障礙研究，13（2），95-107。
205. 莊錦忠、陳建志、劉德安、黃宗慧、林靜怡、洪宗德（2016）。微壓氧改善慢性阻塞性肺疾患患者運動耐受度及生活品質：以動態間歇性徑度性跑步測試為例。身心障礙研究，14（2），110-120。
206. 吳樂妍、陳建志、王俊賢、曾宜臻、洪宗德（2017）。微壓氧對肺氣腔癌化療患者疲乏、生活品質及身體機能之成效：隨機對照試驗。身心障礙研究，15（1），1-14。

207. 吳樂妍、陳建志、王俊賢、曾宜臻、洪宗德（2018）。微壓氧對肺氣腔癌化療患者血液中氧分壓、二氧化碳分壓及相關之生理指標之影響。身心障礙研究，16（1），1-16。
208. 陳建志、吳樂妍、王俊賢、曾宜臻、洪宗德（2019）。微壓氧應用於肺癌放射治療患者之疲乏、生活品質及血氧飽和度之影響。身心障礙研究，17（1），1-16。
209. 黃靖婷、陳建志、洪宗德（2020）。微壓氧對輕度至中度癲癇患者記憶及情緒之成效：以語文暨視空間工作記憶測驗為例。身心障礙研究，18（1），17-32。
210. 《微壓氧療法：提高身體自然療癒力的非侵入性方法》（Mild Hyperbaric Oxygen Therapy: Boost Your Body's Natural Healing Power）作者：Laurie A. Roth, BSN, MSN, CRNP。
211. 《氧氣療法：用氧氣幫助自己康復和維持健康》（Oxygen Healing Therapies: For Optimum Health & Vitality）作者：Nathaniel Altman。
212. 《醫療氧療法：運用氧氣提高身體健康的療法》（Medical Ozone Therapy: A Guide for a New Frontier in Healing）作者：Frank Sha-llenberger, MD。
213. 《生物氧化療法：氧氣治療與預防癌症》（Bio-Oxidative Therapy: A Practical Handbook）作者：Bradford S. Weeks, MD。
214. 《氧氣是生命之源：氧氣醫學的新視野》（Oxygen: The Molecule That Made the World）作者：Nick Lane。
215. 柯信國，COVID-19 重症病人的氧氣治療建議。
216. 蔣百聰，高壓氧治療（HBOT）可用於治療 COVID-19 新冠肺炎，高雄榮總 2021 年 9 月醫療新知。
217. 年國人死因統計結果—衛生福利部。
218. 衛福部國健署，保健新聞，2020/6/2。
219. WHO 世界衛生組織中文網站，2019 年全球十大健康威脅，2019/1/25。
220. 自由基是人體恐怖份子，癌症與老化都和它脫不了關係，Heho 健康，

2018/9/4。

221. 長期戴口罩會缺氧？醫：「這 3 類人」是高危險群，健康網，2022/02/14。
222. 戴口罩運動未達保護，反血氧不足招危險，啟新診所，2020/05/27。
223. 戴口罩會因缺氧引起癌變？台灣科技媒體中心，2022/10/11。
224. 王雅芬，高科技溶氧技術獲專利能氧素飲水研究可促樂活身心，2023/03/14。
225. 缺氧——維基百科，自由的百科全書 - Wikipedia。
226. 活性氧類——維基百科，自由的百科全書 - Wikipedia。
227. 自由基與活性氧化物（上），科學 Online。
228. 腦組織，維基百科，自由的百科全書。
229. 胡芳瑜、王子維、吳明順，細胞的理財之道——從 2019 諾貝爾生理醫學獎看氧氣偵測與適應，2020/2/11。
230. 李建璋，染疫 36 歲青年因「快樂缺氧」猝死，台大醫：嚴重缺氧卻沒症狀容易發生在年輕人身上，2021/5/31。

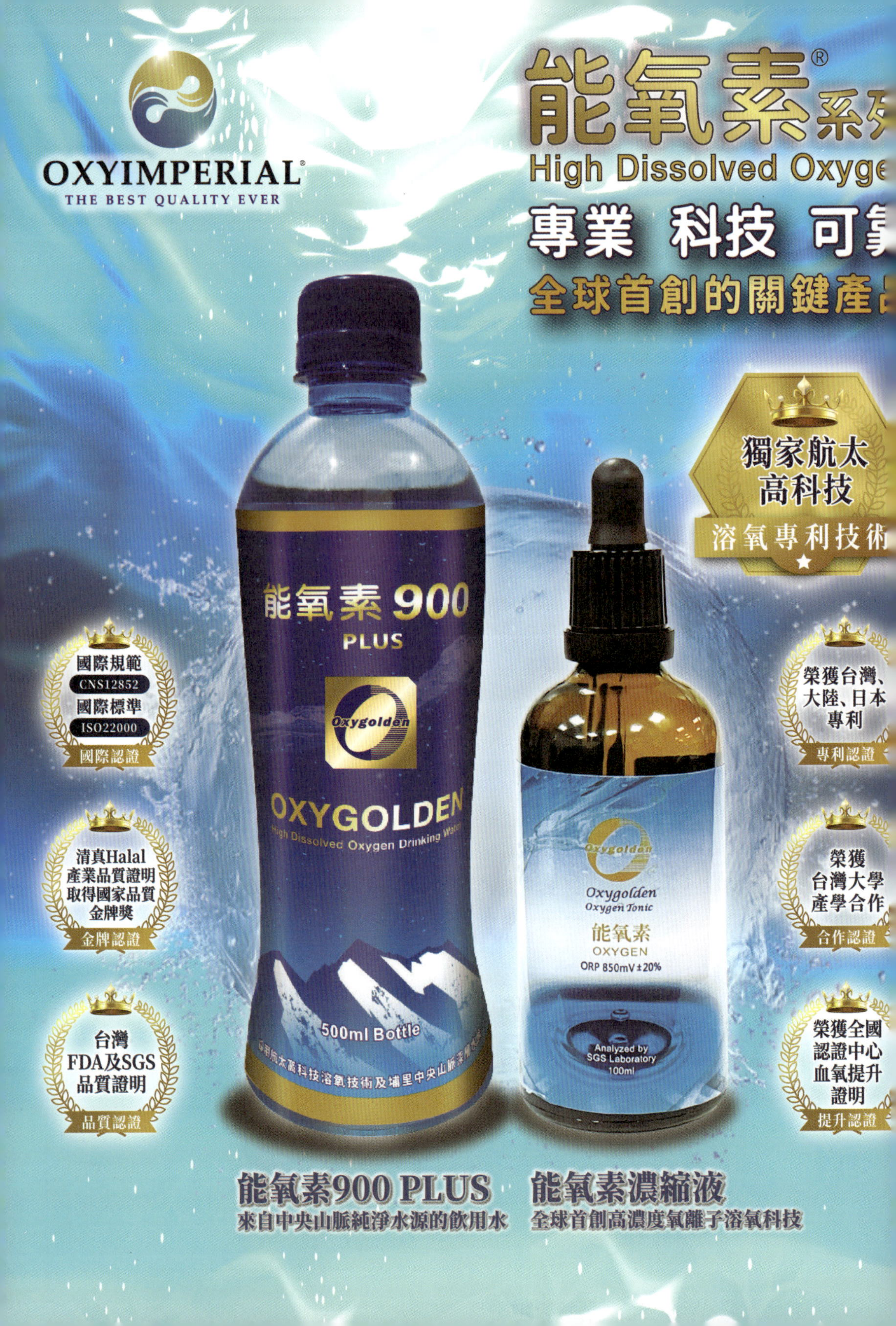
OXYIMPERIAL®
THE BEST QUALITY EVER
能氧素®系
High Dissolved Oxyg
專業 科技 可
全球首創的關鍵產
獨家航太
高科技
溶氧專利技術
能氧素 900
PLUS
Oxygolden
OXYGOLDEN
High Dissolved Oxygen Drinking Water
500ml Bottle
Oxygolden
Oxygolden
Oxygen Tonic
能氧素
OXYGEN
ORP 850mV±20%
Analyzed by
SGS Laboratory
100ml
國際規範
CNS12852
國際標準
ISO22000
國際認證
清真Halal
產業品質證明
取得國家品質
金牌獎
金牌認證
台灣
FDA及SGS
品質證明
品質認證
榮獲台灣、
大陸、日本
專利
專利認證
榮獲
台灣大學
產學合作
合作認證
榮獲全國
認證中心
血氧提升
證明
提升認證
能氧素900 PLUS
來自中央山脈純淨水源的飲用水
能氧素濃縮液
全球首創高濃度氧離子溶氧科技

氧的奇蹟
——開啟氧療新時代

作　　者　林哲安、陳興漢、高明見
內容授權　財團法人國際醫學科學研究基金會
圖書策劃　群富健康生活事業
發 行 人　曾憲群
出版總監　柯延婷
執行編輯　蔡青容
封面協力　L.MIU Design
內頁編排　邱惠儀
E-mail　cxwc0801@gmail.com
網　　址　https://www.facebook.com/CXWC0801
總 代 理　旭昇圖書有限公司
地　　址　新北市中和區中山路二段 352 號 2 樓
電　　話　02-2245-1480（代表號）
印　　製　鴻霖印刷傳媒股份有限公司
定　　價　新台幣 680 元
初版一刷　2024 年 12 月

ISBN　978-626-98393-1-5

氧的奇蹟：開啟氧療新時代 / 林哲安、陳興漢、高明見著. -- 臺北市：匠心文化創意行銷有限公司, 2024.12

面：　公分

ISBN　978-626-98393-1-5（平裝）

1. CST：空氣療法　2. CST：氧　3. CST：健康法

418.962　　113003871